● 全科医学系列教材 ●

丛书主编：单　鸿

丛书副主编：夏瑾瑜　薛　青　李中和

ACCESSORY EXAMINATION OF GENERAL PRACTICE MEDICINE

全科医学辅助检查

尚斌芳 ◎ 主编

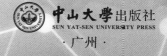

·广州·

版权所有　翻印必究

图书在版编目（CIP）数据

全科医学辅助检查/尚斌芳主编. —广州：中山大学出版社，2022.5
（全科医学系列教材/单鸿主编）
ISBN 978 – 7 – 306 – 07410 – 2

Ⅰ. ①全… Ⅱ. ①尚… Ⅲ. ①临床医学—医学检验—教材 Ⅳ. ①R446.1

中国版本图书馆 CIP 数据核字（2022）第 026049 号

QUANKE YIXUE FUZHU JIANCHA

出　版　人：	王天琪
项目策划：	徐　劲
策划编辑：	鲁佳慧
责任编辑：	谢贞静
封面设计：	曾　斌
责任校对：	吴茜雅
责任技编：	靳晓虹
出版发行：	中山大学出版社
电　　话：	编辑部 020 – 84111996，84113349，84111997，84110779
	发行部 020 – 84111998，84111981，84111160
地　　址：	广州市新港西路 135 号
邮　　编：	510275　　传　真：020 – 84036565
网　　址：	http://www.zsup.com.cn　E-mail：zdcbs@ mail.sysu.edu.cn
印　刷　者：	佛山市浩文彩色印刷有限公司
规　　格：	787mm×1092mm　1/16　21 印张　530 千字
版次印次：	2022 年 5 月第 1 版　2022 年 5 月第 1 次印刷
定　　价：	99.80 元

如发现本书因印装质量影响阅读，请与出版社发行部联系调换

丛书编委会

主 编：单 鸿

副主编：夏瑾瑜 薛 青 李中和

编写人员（以姓氏笔画为序）：

于翠香 王 成 王建英 田 琳 孙 辽
李中和 李绍林 李啸峰 张 雷 陈 剑
陈红涛 陈新野 林岫芳 尚斌芳 罗礼云
单 鸿 夏瑾瑜 黄燕霞 曹庆东 赖开兰
薛 青 戴英波

本书编委会

主　　编：尚斌芳

副 主 编：李绍林　陈红涛　林岫芳

编写秘书：刘天民（兼）

编写人员（以姓氏笔画为序）：

王　颖　方义杰　孔　梅　卢昊柱　卢慧芳

田素伟　邝昊宇　朱　晔　刘天民　刘桂超

江冠民　许泽清　苏中振　李　葳　李文娟

李坤炜　李春娜　李颖勤　杨松林　何星华

陆文靖　陈柏荣　陈炳辉　陈晓波　罗礼云

罗顺葵　俞　文　洪仲思　殷月兰　唐文仪

唐彩华　黄　茵　彭　湖　覃愉娟　谢　青

谢　锋

全科医学系列教材

序 一

"共建共享、全民健康"是建设健康中国的战略主题。其核心是以人民健康为中心,坚持以基层为重点,以改革创新为动力,预防为主,中西并重。我国于20世纪80年代后期引进全科医学的理念,并一直致力于全科医学教育体系、医疗服务模式和全科医学人才培养模式的建设。国务院办公厅于2020年颁发的《关于加快医学教育创新发展的指导意见》对全科医学学科建设提出了明确的要求:系统规划全科医学教学体系,3年内推动医学院校普遍成立全科医学教学组织机构,加强面向全体医学生的全科医学教育,建设100个左右国家全科医学实践教学示范基地,加强师资培训,推进毕业后医学教育基地认证和继续医学教育学分认证,将住院医师规范化培训结业考核通过率、年度业务水平测试结果等作为住院医师规范化培训基地质量评估的核心指标。

加强党的全面领导是新时期教材建设工作的根本遵循。教材是解决培养什么人、怎样培养人、为谁培养人这一根本问题的重要载体,是国家意识在教育领域的直接体现。全科医学教材建设更要面向党和国家对健康事业发展的需求。

为了加快培养以岗位胜任力为导向的全科医生队伍,夯实全科住院医师医学理论基础,强化评判性临床思维和培养临床实践能力,在全科医学毕业后教育的不断实践基础上,来自临床实践与教学一线的教材编写团队,在单鸿教授的带领下,根据全科领域的发展现状及国家对全科医生培养的长远要求,不断总结经验,紧扣全科专业住院医师规范化培训的内容与标准,形成理论、实践教学与临床实际有效衔接的课程体系。在全科医学教育教材相对匮乏的当下,有针对性地组织编写这套全科医学系列教材,这一工作值得推荐。

中国工程院院士、教授、主任医师

2021年10月

序 二

以生物医学和前沿技术为支持的专科医学是现代临床医学的主体，体现"以疾病为中心"的指导思想；"以人为本"和"以健康为中心"的理念则是当下社会经济发展与进步的必然。于是，全科医学应运而生，乘势而起。

全科医学从"全科医生"（general practitioner，GP）而来，后演变为"家庭医生"（family physician）和"家庭医学"（family medicine）。1972年，世界家庭医生组织（The World Organization of National Colleges，Academies and Academic Association of General Practitioners/Family Physicians，WONCA）成立，系统地提出了全科医学的学科概念。我国著名的医学教育家陈竺院士、曾益新院士、付小兵院士及杨秉辉教授等是全科医学理念最早的传播者、设计者与先行者。全科医学历经30多载的建设发展，已形成具有鲜明中国特色理论、教育、实践相融合的学科体系，面向人民的生命健康，风帆劲起正当时。

全科医学（general practice medicine，GPM）是现代生物医学、工程与信息科学、社会科学的前沿交叉与高度融合的学科，是现代临床医学的重要组成部分。"以人民健康为中心"是该学科的核心思想，用以指导医生为个人、家庭及社会提供连续性、综合性与专业性的医疗与健康保障服务。

医学教育是卫生健康事业发展的重要基石。在实施健康中国战略的新任务的过程中，我国全科医学教育存在人才培养结构亟须优化、培养质量亟待提高、创新能力有待提升等问题。为加快全科医学教育的创新发展，本教材编写团队以科学规划全科医学教育、培养服务基层群众的全科医学人才作为抓手，充分发挥广东省全科师资培训基地、广东省重点全科住院医师规范化培训基地的引领示范作用，在积极承担广东省骨干全科师资及全科医生培训任务的实践基础上，认真总结经验，针对全科医生规范化培训特点，组织编写了全科医学系列教材，包括《全科医学慢性病管理》《全科医学临床思维》《全科医学社区护理》《全科医学辅助检查》《全科医学临床操作》五个分册，重点在于提升全科住院医师规范化培训内涵建设及培训质量，加强岗位胜任力培养。后续还将编写关于社区感染防控、智慧医疗方面的两个分册，以完善全科医学系列教材的设置，初步形成具有理论引领与实用操作并重的专业特色教材。

本系列教材的特点是紧扣全科规范化培训大纲和最新基层防治指南，图文并茂，将严谨、规范、实用结合在一起。

各位编委历时3年，在完成繁重的临床、教学工作之余，尽心尽力，博采众长，倾囊相授，顺利完成了本书的编写工作。衷心感谢来自中山大学孙逸仙纪念医院的熊小强主任医师、金小岩副主任医师、张璟璐副主任医师，中山大学附属第三医院张扣兴主任医师、周凤丽副主任医师、董睿敏副主任医师，中山大学附属第一医院刘敏主任、陈妙虹副主任护师，中山大学护理学院张利峰副教授，华中科技大学同济医学院附属同济医院王良教授，南方医科大学深圳医院陈龙副主任医师、张楠楠副主任医师，深圳市宝安人民医院（集团）吴华主任医师对教材提出的宝贵意见和建议。在编写过程中，中山大学附属第五医院全科医学办公室的老师们进行了大量的素材、图片、表格处理，以及稿件校正、查实文献出处等工作，也一并致以感谢！

由于编者学识和经验有限，本系列教材仍会有许多不足之处，希望各位读者及专家予以批评指正。

丛书主编、教授、主任医师

2021年10月

前　言

为落实《"健康中国2030"规划纲要》要求，中山大学附属第五医院作为首个广东省全科医师师资培训基地，依托中山大学医科雄厚的医学教育资源，顺应基层医疗机构的用人需求，加快培养大批优秀全科医学带教师资，最终为基层培养掌握专业知识和技能，能独立开展工作，以人为中心、以维护和促进健康为目标，向个人、家庭与社区居民提供综合性、协调性、连续性的基本医疗卫生服务的合格全科医师，做好人民的健康"守门人"。为此，编者组织临床相关专业的骨干师资在坚持临床医教研工作之余，基于临床实践编写本书。

辅助检查是全科医师临床正确诊断的重要依据，也是评估全科医师培训质量的理论和实践技能考核的必考项目。本书是根据国家《住院医师规范化培训内容与标准（试行）》规定的培训病种和病例数要求编写而成。

全科医师需要借助有临床价值的检验结果，对患者做出正确诊断和及时治疗，并将检验结果作为疗效观察、预后预测及疾病预防的重要信息。对检验项目的选择和检验结果的判读是全科医师的基本能力。本书临床检验部分依次介绍了临床检验的基本知识、常见检验项目的参考区间和临床意义，并以典型的临床病例为切入点，详细介绍检验指标在常见疾病诊疗过程中的重要作用，致力于培养全科医师的临床思维推理和演练能力。

掌握基础影像学检查方法，准确解读临床常见疾病的影像学征象，快速判断识别危急重症的病例影像学表现，是全科医师必备的基本技能。本书临床影像检查部分简要介绍了放射、超声与核医学等影像学检查的原理，范围涵盖内科、外科、妇产科、儿科、耳鼻喉科及眼科等全科相关学科的常见疾病，以临床常见症状进行分类，以真实病例图像进行分析，涵盖头颈、心胸、腹部及骨肌系统常见病、多发病的影像学检查及征象解读。本书妇儿影像学检查的技术选择、高危影像学表现的判读、常见影像学征象专业术语的解析等内容可为全科医师在工作中学习、查找并正确地选择影像学检查方法，以及准确地判读影像报告提供便利参考。

心电图判读是国家住院医师规范化培训的重要基本技能之一。快速、准确地判读心电图（尤其是高危心电图识别）既是全科医师在基本医疗卫生服务实践中必备的技能，也是双向转诊医疗机构的医疗文件的重要内容。而在疾病的诊断、治疗、预防和管理中，床旁心电图检查方便易行，不可或缺。本书临床心电检查部分根据住院医师规范化培训内容与标准（2019年修订版）——全科培训细则的要求，通过精炼的文字、清晰的图片，从心脏解剖结构与心电生理基础、体表心电图阅读及其临床应用、正常心电图与常见心律失常解析、高危心电图识别等方面，对来自临床实践积累的案例进行了全面、翔实的解析，具有较强的实用性和可读性。

本书的编写得到了中山大学附属第五医院领导的支持和帮助，在此致以诚挚的感谢！感谢各位编者对本书的无私付出，感谢他们在繁忙的临床工作之余抽出宝贵的个人时间编写本书。感谢中山大学附属第五医院在培全科医师给予本书宝贵的反馈意见。感谢中山大学附属第一医院的刘敏主任、华中科技大学同济医学院附属同济医院的王良教授、中山大学附属第三医院的董睿敏副主任医师为本书提出的宝贵意见。

　　本书可作为全科医学专业住院医师、全科医师师资培训或其他基层医疗机构专业技术人员学习的参考资料。虽然全体编者尽全力完善此书，但限于编者学术水平和编写经验的不足，书中欠妥之处在所难免，在此期望读者不吝赐教，以便再版时予以修正。

2021 年 6 月

目 录

第一编 临床检验

第一章 临床检验基础知识 ········· 3
  第一节 正确填写检验申请单 ········· 3
  第二节 解读检验报告单 ········· 4
  第三节 影响检验结果的常见因素 ········· 6
  第四节 各类标本的采集方法 ········· 8
  第五节 检验危急值的处理 ········· 12
  第六节 检验报告单的互认 ········· 13

第二章 实验室检验项目参考区间与临床意义 ········· 15
  第一节 临床三大常规检验项目 ········· 16
  第二节 出血与血栓性疾病检验 ········· 20
  第三节 电解质、无机离子与酸碱平衡检验 ········· 21
  第四节 泌尿系统疾病检验 ········· 22
  第五节 消化系统疾病检验 ········· 25
  第六节 心脑血管系统疾病检验 ········· 27
  第七节 内分泌系统疾病检验 ········· 30
  第八节 风湿免疫性疾病检验 ········· 35
  第九节 感染性疾病检验 ········· 36
  第十节 肿瘤标志物检验 ········· 39

第三章 临床检验典型病例分析 ········· 41
  第一节 泌尿系统临床病例分析 ········· 41
  第二节 消化系统临床病例分析 ········· 43
  第三节 心血管系统临床病例分析 ········· 45
  第四节 内分泌系统临床病例分析 ········· 47

第五节　血液系统临床病例分析 ··· 53

第六节　感染性疾病临床病例分析 ·· 57

第二编　临床影像学检查

第四章　影像学概论 ·· 65

第一节　X线检查基本原理 ··· 65

第二节　CT检查基本原理 ·· 65

第三节　磁共振成像检查基本原理 ·· 66

第四节　超声检查基本原理 ·· 67

第五节　核医学检查基本原理 ··· 69

第五章　临床影像学检查方法选择及征象解读 ································ 71

第一节　头颈部影像学检查及征象解读 ·· 71

第二节　心胸部影像学检查及征象解读 ······································· 101

第三节　腹部影像学检查及征象解读 ·· 125

第四节　脊柱四肢关节影像学检查及征象解读 ······························ 157

第六章　妇儿影像学检查 ·· 181

第一节　婴幼儿影像学检查及征象解读 ······································· 181

第二节　学龄儿童影像学检查及征象解读 ···································· 186

第三节　孕产妇影像学检查及征象解读 ······································· 189

第七章　比较影像学 ·· 193

第一节　X线检查的优缺点及临床适应证 ····································· 193

第二节　CT检查的优缺点及临床适应证 ······································ 194

第三节　磁共振检查的优缺点及临床适应证 ································· 195

第四节　超声检查的优缺点及临床适应证 ···································· 196

第五节　核医学检查的优缺点及临床适应证 ································· 197

第八章　常见高危影像学表现 ··· 199

第一节　中枢神经系统高危影像 ·· 199

第二节　心脏大血管高危影像 ·· 202

第三节　肺部高危影像 ·· 207
　　第四节　腹盆部高危影像 ·· 210
　　第五节　脊柱及四肢高危影像 ·· 216

第九章　常见影像学征象、病例分析及复习思考题 ···················· 218
　　第一节　常见影像学征象分析 ·· 218
　　第二节　病例分析 ·· 247
　　第三节　复习思考题 ·· 255

第三编　临床心电检查

第十章　心脏解剖结构与心电生理基础 ································ 261
　　第一节　心脏解剖结构 ·· 261
　　第二节　心电生理基础 ·· 264

第十一章　体表心电图阅读 ·· 265
　　第一节　体表心电图各波及波段的组成及意义 ·························· 265
　　第二节　心电轴的意义 ·· 270
　　第三节　体表心电图阅读步骤 ·· 271

第十二章　体表心电图的临床应用 ···································· 273
　　第一节　基础心电图解析 ·· 273
　　第二节　常见心律失常解析 ·· 281
　　第三节　高危心电图识别 ·· 290

第十三章　临床案例分析 ·· 299

中英文名词对照表 ·· 316

第一编 临床检验

第一章 临床检验基础知识

临床检验主要运用物理、化学和生物学等检测方法，对来自患者的各种临床标本进行检测与分析，以获取反映机体生理状态、病理变化等的客观资料。临床医师需要借助各种辅助检查（包括临床检验）结果对疾病做出正确诊断和及时治疗。因此，检验结果可作为疗效观察、预后推测及疾病预防的参考依据。全科医师应了解临床检验的基本知识，掌握常见疾病的检验项目、参考区间（参考值）及临床意义。

第一节 正确填写检验申请单

临床常用的检验申请单包括纸质版、电子版两种形式。一张合格的检验申请单所含的必要信息包括患者身份识别信息（姓名、年龄、性别或其他有效识别身份的编号）、临床诊断或症状、就诊科室、ID号、病床号等临床信息，以及标本类型、标本采集时间、申请的检验项目、申请医师签名及申请日期等。电子版检验申请单还应含有唯一性条形码标识。

检验申请单填写要求及注意事项见表1-1。

表1-1 检验申请单填写要求及注意事项

内容	填写要求	注意事项	检验事例分析
患者身份识别	身份识别标志不得少于两类，最佳选择为患者姓名与ID号。必要时可增加其他身份识别标志	多种检验项目（如红细胞计数、血红蛋白、血钙、碱性磷酸酶等）参考区间与年龄、性别相关，常见因使用他人医保卡就医导致检验申请单上基本信息与患者本人不符而发生结果误判的情况	新生儿的检验结果套用成人参考区间，会误导临床医师做出错误的判读

续表 1-1

内容	填写要求	注意事项	检验事例分析
患者相关临床资料	患者就诊科室信息及临床诊断应准确无误。未确诊的疾病可填写倾向性诊断并标注"？"	检测结果与临床诊断相符，有利于检验人员准确、快速地发出检验报告，特别是那些异常检验结果。当检验结果与临床诊断不符时，检验人员应及时与临床科室人员沟通，分析原因，准确、及时发出正确的检验报告	孕妇甲状腺功能检测项目的参考区间与正常成年女性有显著差异，若在检验申请单上注明患者孕期，其信息会给检验人员提供参考
申请检验项目	选择检验项目应遵循以下原则：经济性、针对性、时效性及有效性	临床医师应了解不同检验项目的临床意义及应用指征，根据患者的病情和诊疗需要选择检验项目，避免漏检或过度检验	患者因"发热"就诊时，临床医师除了申请血常规，还可选择C反应蛋白、降钙素原、血清淀粉样蛋白A等项目，以区分是细菌感染还是病毒感染
是否急诊检验	因病情需要，行急诊检验时，需要将"ST"或"急查"字样明确标注于检验申请单上	各医院应确定本院的检验急查项目，临床医师应严格把握急查指征	常规检验申请使用急查标识，会占用实验室急查通道，导致急诊检验报告发出时间延长，影响临床医师对危重患者的诊疗和抢救

第二节　解读检验报告单

一份检验报告单所含的信息至少包括以下内容：
（1）清晰明确的检验标识。
（2）提供检验报告单的实验室名称。
（3）患者的姓名及其他唯一性身份标识。
（4）年龄、性别、临床诊断及就诊科室等临床信息。
（5）检验标本的流转信息，如采集临床标本、实验室接收标本及检验报告单发布的日期和时间等。
（6）检验标本的来源/类型。
（7）检验项目及其结果、参考区间（参考值）、检验方法、异常结果（高于或低于参考区间）的提示。

（8）结果备注（若有需要）。

（9）检验者及审核者签名。

检验报告单解读基本步骤见表1-2。

表1-2 检验报告单解读基本步骤

解读步骤	备注
1. 确认患者信息是否正确	姓名、年龄、性别及其他临床身份识别信息
2. 确认标本类型与标本采集、接收、检测及报告时间	检验结果反映患者标本采集时的生理状况，具有时效性
3. 查看检验结果	（1）定量结果包含数值与单位。 （2）定性结果一般分为阳性、弱阳性和阴性。 （3）描述性结果为一段描述性的文字，如"可见革兰氏阴性双球菌"
4. 查看参考区间（参考值）	参考区间（reference interval）为健康人群中检验指标95%测量值的分布范围，是疾病诊断与疗效评估的标准
5. 判读结果是否异常	每份检验报告上不同指标的检验结果都有对应的参考区间，当检验结果不在参考区间内时，会做适当的标注（一般用向上或向下的箭头进行标识）

注意事项：

（1）目前我国部分常用检验项目的参考区间采用统一标准，如血细胞分析、临床常用生化检验项目的参考区间（中华人民共和国卫生行业标准WS/T 405—2012、WS/T 404—2012）等。然而，因检测方法及试剂不同，仍有诸多检验项目的参考区间缺乏统一标准。因此，临床医师在采纳其他医疗机构的检验结果作为诊断依据时需要留意报告单位的参考区间。

（2）参考区间针对的是95%的健康人群的统计值，仍有5%左右的健康人群的检验结果在参考区间之外，因此临床医师在采纳检验结果进行疾病诊断时一定要结合受检者的具体情况进行综合判断。

（3）临床医师对检验结果有疑异时需要及时与实验室沟通，通常实验室的血液检验样本会保存5～7天以供复查。

（4）临床医师在采纳检验结果作为诊断依据时要结合患者的临床表现及其他检查结果进行综合判断，任何一种检验方法的敏感性与特异性均无法达到100%，因此，进行疾病诊疗时不能过度依赖实验室检验结果。

第三节 影响检验结果的常见因素

由于影响检验结果的因素较多（表1-3），因此临床医师在申请检验项目时，应向患者予以指导说明。

表1-3 影响检验结果的常见因素

影响因素	对检验结果的影响	解决方案
运动与情绪	高强度运动可致体内代谢发生变化，引起血液中部分成分的浓度发生改变，如乳酸、肌酸激酶、天冬氨酸转氨酶、乳酸脱氢酶、碱性磷酸酶、葡萄糖、肌酸激酶同工酶、肌红蛋白等在剧烈运动后增高。 情绪紧张和激动均能影响神经-内分泌功能，使乳酸等水平增高	采血前1天内忌高强度运动。采血当天避免情绪激动。采血前宜静息至少5 min，若需要运动后采血，谨遵医嘱
体位	体位能影响水分在血管内外的分布，从而影响被测血液成分的浓度，体位（站立、坐位、卧位）改变可以引起某些检验指标的显著变化，如站立5 min可使血脂浓度升高5%，站立15 min可升高16%，故采血前应至少静坐5 min	采血时，除必须卧床的患者外，通常采用坐位采血。特殊检验项目遵医嘱
饮食方面	（1）空腹时间过长（超过16 h），体内内分泌、神经系统会出现适应现象，导致蛋白质、胆红素等检测指标的变化。 （2）饮水过多或过少可使血液稀释或浓缩。 （3）饮用含咖啡因的饮料可使儿茶酚胺增高。 （4）餐后激素代谢可出现波动，导致血糖、血钾、碱性磷酸酶及甘油三酯增高，无机磷降低。 （5）高蛋白饮食可使血清尿素、血氨、尿酸增高。 （6）高脂饮食可引发乳糜微粒血症	一般要求禁食8～12 h，于空腹状况下进行血液标本的采集；采血最佳时段为上午7:00—9:00；空腹期间可少量饮水。急诊或特殊采血除外
饮酒	（1）饮酒可使乳酸、尿酸等增高。 （2）长期饮酒会导致甘油三酯、天冬氨酸转氨酶、丙氨酸转氨酶、γ-谷氨酰转肽酶等增高	采血前24 h内不宜饮酒

续表1-3

影响因素	对检验结果的影响	解决方案
吸烟	(1) 长期吸烟可使癌胚抗原、铅、镉等指标升高，而血管紧张素转换酶、催乳素、β-胡萝卜素、磷酸吡哆醛、硒、高密度脂蛋白胆固醇等通常降低。 (2) 吸1～5支烟后1h内产生的短期效应会导致检验结果发生变化（包括使血浆肾上腺素、皮质醇、醛固酮、生长激素、癌胚抗原、游离脂肪酸及游离甘油三酯增高，免疫球蛋白降低）	戒烟
药物	(1) 某些甲状腺素类制剂能使血糖浓度增高和胆固醇浓度降低。 (2) 咖啡因可使血糖和胆固醇增高。 (3) 氯贝丁酯可使甘油三酯和乳酸脱氢酶降低。 (4) 口服避孕药可使甲状腺结合球蛋白、转铁蛋白、铁、甘油三酯等指标升高，而白蛋白和锌降低。 (5) 血、尿中所含的高浓度维生素C可干扰检测结果	在标本采集前，最好暂时中断各类药物治疗。若某种药物不可停用，则应了解其对检验结果可能产生的影响
昼夜节律	某些激素的分泌有明显的时间节律变化：促甲状腺激素水平峰值见于深夜；生长激素的水平在清晨最低，睡眠中升高，入睡1h时达到峰值；皮质醇呈昼夜节律性变化，峰值见于清晨6—8时，谷值见于午夜12时	对同一患者连续监测某些检验项目指标时，建议选择固定时间采血
妊娠期	在妊娠期的不同阶段，孕妇体内激素、血容量、肾小球滤过率等会发生变化，导致其许多检验项目的结果与其他健康成年人的有明显差异，形成独特的"妊娠参考区间"。妊娠期白细胞计数常轻度增加，尤其在分娩前30天内，常在 $(12.0 \sim 17.0) \times 10^9/L$ 范围内波动，分娩时可高达 $34.0 \times 10^9/L$。甲状腺功能（相关检验项目为游离三碘甲状腺原氨酸、游离甲状腺素、促甲状腺激素）在孕早期、孕中期、孕晚期的参考区间与正常成年女性的有显著差异	判读妊娠期患者的检验报告单时，需要注意参考区间的适用性，必要时可咨询实验室检验人员或妇产科医师
生理周期	性激素检测项目（黄体生成素、促卵泡激素、催乳素、睾酮、孕酮、雌二醇）在女性不同生理周期的参考区间不同。癌抗原125在月经期显著升高	判读女性性激素检验报告单时，需要先确认患者采血时间段的生理周期

第四节　各类标本的采集方法

一、血液标本采集

（1）标本采集前核对患者检验申请单信息，根据检验项目选择采血试管。

（2）静脉血标本采集依据中华人民共和国卫生行业标准《静脉血液标本采集指南》WS/T 661—2020 推荐的顺序采血。血标本采集材料如下：

  A. 血培养瓶。
  B. 柠檬酸钠抗凝采血管。
  C. 血清采血管，包括含有促凝剂和/或分离胶。
  D. 含有或不含分离胶的肝素抗凝采血管。
  E. 含有或不含分离胶的乙二胺四乙酸（EDTA）抗凝采血管。
  F. 葡萄糖酵解抑制采血管。

（3）采血时应避免在手术同侧手臂、水肿/血肿部位、输液/输血同侧手臂、瘢痕部位和动静脉瘘管或任何导管同侧手臂抽血。

常用检验项目采血管的选择见表 1-4。

表 1-4　常用检验项目采血管的选择

采血管	抗凝剂	注意事项	检验项目
蓝色	1∶9 柠檬酸钠	须颠倒混匀 8 次且采血量为 2 mL	凝血功能
黑色	1∶4 柠檬酸钠	须颠倒混匀 8 次且采血量为 2 mL	红细胞沉降率
紫色	EDTA	须颠倒混匀 6~8 次	血常规、交叉配血、基因检测等
绿色	肝素锂或肝素钠	根据实验需要，选择不同类型的肝素	血流变
红色/黄色	无抗凝成分	血凝块形成时间约为 30 min	免疫、生化
灰色	氟化钠	不能用于其他化学检查	测血糖专用（用于标本不能及时送检时）

二、尿液标本采集

（1）常用尿液检验标本包括晨尿、随机尿及 24 h 尿这三类。

常用尿液标本采集方法及临床应用见表 1-5。

表1-5 常用尿液标本采集方法及临床应用

标本	采集方法	临床应用
晨尿标本	使用清洁、干燥、有盖的一次性容器。医生或护理人员应告知患者留取中段尿液，避免留取前段尿液，同时防止混入粪便、经血、阴道分泌物等。对于女性患者，应嘱其用湿消毒纸巾对外阴部进行清洁，防止尿液中混入阴道分泌物，同时标本采集应避开女性经期。男性患者要避免尿液中混入前列腺液和精液，避免从尿布（尿不湿）、便池中采集标本	为较浓缩和酸化的尿液标本，尿液中血细胞、上皮细胞及管型等有形成分相对集中且保存得较好，推荐用于尿常规、早期妊娠试验、尿蛋白电泳、尿渗透压等检验项目
随机尿标本	采集方法同晨尿标本	适用于门诊、急诊患者。此标本方便留取，但易受饮食、运动、用药等因素的影响，可导致病理临界浓度的物质和有形成分漏检，可能出现如青霉素、维生素C类药物及饮食性尿糖等的干扰
24 h 尿标本	预先备好一个3～5 L容量的干燥、洁净、有盖广口容器，患者于当日早晨8时将尿全部排净弃去后，将此后24 h内所排尿液全部留于容器中（包括次晨8时所排的最后一次尿），测量尿液总量并记录，将全部尿液充分混匀后，吸取约10 mL尿液，置于另一个干燥、洁净、有盖容器内及时送检。为防止细菌生长，不同的检测项目在首次留尿后添加相应的防腐剂（表1-6）	由于尿液中的一些溶质（如肌酐、总蛋白、糖、尿素、电解质及激素等）在一天中不同时间段的排泄浓度不同，因此，为了准确定量必须收集24 h尿液。此项目适用于尿液化学成分（如蛋白、肌酐、电解质、激素等）的检测

常用尿液标本防腐剂的选择见表1-6。

表1-6 常用尿液标本防腐剂的选择

防腐剂名称	说明	用途
40%甲醛溶液	对细胞、管型等有形成分保存较好，但对尿蛋白、尿糖等的测定有干扰。用量为5 mL/L尿液	管型、细胞检查
甲苯或二甲苯	具备稳定尿液内化学成分的功能，能够有效抑制细菌生长。用量为5 mL/L尿液	尿糖、尿蛋白等化学成分的检验
浓盐酸	不能用于常规筛查。可破坏有形成分，沉淀溶质，杀菌。用量为10 mL/L尿液	尿17-酮类固醇、17-羟类固醇、儿茶酚胺、香草扁桃酸等激素的定量测定
麝香草酚	保护有形成分，干扰蛋白沉淀试验，抑制细菌和霉菌生长。用量为1 g/L尿液	有形成分检查

(2) 尿液标本采集注意事项。

A. 中段尿培养。在采集标本前，先用肥皂和清水清洁尿道口及周围部位后再排尿，弃去前段尿液（约几毫升），留取中段或近后段的尿液（大于 5 mL）装于无菌杯内送检。

B. 尿液标本留取后应及时送检，送检时间最好不超过 0.5 h，最长不可超过 2 h。送检时间长会导致细菌滋生、尿素分解（尿 pH 升高）、有形成分破坏（管型分解、红细胞溶解）、葡萄糖降解（使病理性糖尿消失）、病理性蛋白与菌体蛋白相互干扰、尿酮体挥发等。长时间光线照射会引起尿液中的尿胆原和尿胆红素分解。

三、粪便标本采集

粪便标本采集方法因检验项目不同有所差别：

(1) 粪便常规检验：尽可能留取新鲜自然排出的、内含异常成分（包括脓血、黏液等）的粪便及时送检。冬季，为防止阿米巴滋养体死亡，应对标本进行保温并迅速送检。

(2) 粪便标本用于微生物培养：待患者排出粪便后，直接用无菌竹签等挑取粪便中含有黏液、血液的部分装入无菌容器内（标本量不少于 3 g），迅速送检。

(3) 粪便隐血试验：在检验前 3 日内禁食动物内脏或血及维生素 C 等干扰试验的食物或药物。

四、脑脊液标本采集

(1) 由临床医师规范操作穿刺采集。标本中避免混入血液。

(2) 需要将标本分装在 3 个无菌容器内，各容器分装量为 1～2 mL。3 份标本依次用于微生物培养、生化检验及常规检验。

(3) 标本应立即送检，通常在 60 min 内。若放置过久可导致检验结果产生误差：①细胞破坏，细胞计数与分类结果不准；②葡萄糖分解，导致糖结果降低（若要保存较长时间，应加入氟化钠抗凝）；③病原菌破坏或溶解，降低细菌检出率。

五、骨髓标本采集

临床医师进行骨髓穿刺，并完成骨髓标本的采集。细胞学检查时应将取材量控制在 0.2 mL 以内，用于制备 6～8 张骨髓涂片。同时，另取外周血制备 2 张以上的血涂片。做骨髓有核细胞计数、免疫分型、染色体检查时，应将抽出的骨髓置于肝素抗凝管中，充分混匀后送检。

六、痰液标本采集

(一) 自然咳痰法采集标本

(1) 患者应在标本采集前先清洁口腔，清除口腔大部分细菌。

(2) 采集晨痰（早晨第一口痰）为佳，以提高病原菌检出率。

(3) 指导患者深咳，以排出真正来自下呼吸道的痰液（非鼻后液）。

（4）标本应装于有密封瓶盖的无菌痰杯内，避免污染。

（二）吸痰法采集痰标本

（1）对于有痰而又不易咳出的患者，医师宜用吸痰法获得标本。

（2）合格标本镜检时鳞状上皮细胞应≤10个/低倍视野，白细胞应≥25个/低倍视野。

（三）支气管肺泡灌洗液、支气管刷洗物、气管抽吸物的采集

（1）将抽吸物或洗出物（为液态物或量较多不易干涸时）置入痰杯内送检。

（2）如果刷出物呈固态，则装入含无菌生理盐水的容器中送检。

七、鼻、咽分泌物标本采集

（一）鼻腔擦拭液采集

方法：用专用棉拭子插入鼻腔中，摩擦鼻甲数次，完成黏膜表皮的采集。

（二）咽喉擦拭液采集

方法：用专用棉拭子自口腔插入咽喉内，围绕咽后壁与上颚扁桃体的发红处，摩擦数次，完成黏膜表皮的采集。采集过程中，应避免棉拭子和唾液接触，并将采集到的标本立即送检。

八、阴道分泌物标本采集

在阴道窥器辅助下，临床医师用生理盐水将无菌棉拭子浸湿，于阴道后穹隆处进行标本采集。完成采样后及时送检，若无法及时送检，须将标本保温送检，否则可影响滴虫动力而造成漏检。

九、前列腺液标本采集

检查前嘱患者先排尿。临床医师进行前列腺按摩并采集标本：医师先将润滑剂涂在自己右手食指上，再置于肛门外缓缓插入，直至食指尽量插入直肠内，找到前列腺的准确位置，均匀、适度施力，先由上至下按摩前列腺左、右叶各2～3次，然后由中线至肛门口进行2～3次按压，挤压会阴部尿道，白色前列腺液便从尿道口流出。若流出的前列腺液量少，在舍弃首滴的前提下将剩余部分直接滴在洁净玻片上；若量多，则收集在洁净、干燥的试管内。若做细菌培养，须先对尿道口进行清洁处理，再将前列腺液收集至无菌试管内，立即送检，以防干涸。

十、精液标本采集

进行标本采集前，需先禁欲3～5 d，可选择手淫法或其他方法（电子按摩法、体外排精法等）采集标本，其中手淫法最为理想。直接把一次射出的全部精液直接排入洁净、干燥的一次性广口容器内，不可储存于避孕套中。取样后30 min内将标本保温送至实验室。

十一、生殖道分泌物采集

（一）男性拭子的采集

方法：采样前 2 h 内不能排尿，采样时先清洁尿道口，将男性尿道拭子伸入尿道 1～2 cm，旋转 3～5 次后，放入收集管中，密闭送检。

（二）女性拭子的采集

方法：借助阴道窥器扩阴，先用棉拭子将宫颈口过多的分泌物擦去，然后把用于取样的女性拭子探至宫颈，经由上皮交界部位，待不见拭子头时，旋转 10～20 s，最后把拭子取出并置于收集管中，密闭送检。

十二、浆膜腔积液标本采集

浆膜腔积液标本由临床医师在无菌条件下实施穿刺后收集。采集后的标本应分装于 3 个无菌容器中，3 份标本依次用作微生物检验、生化免疫检验、常规检验。

第五节 检验危急值的处理

危急值是指某类（或某项）异常检验结果，而当出现此类异常检验结果时，预示着患者可能处于生命危险的边缘。此时，临床医师应迅速对患者实施积极治疗或干预，否则将危及患者生命。

2007 年以来，国家卫生部（现为国家卫生健康委员会）在患者安全目标中新增了"危急值报告"项目，规定各级医疗部门基于实际情况，制定对自身医疗机构适用的危急值项目及危急值报告制度，并明确规定该项目须包括血钙、血钾、血糖、血气、白细胞计数、血小板计数、凝血酶原时间、活化部分凝血活酶时间等内容。对于危急值项目与报告范围，各医疗单位及临床科室在要求方面可能有所不同，因此医疗机构在制定本单位检验危急值项目时，须由临床医师和实验室工作人员共同制定，并定期评估以保证该值的有效性，从而保障患者的生命安全。

临床医师在接收危急值报告后，应迅速判断此危急值结果同临床症状是否相符，若相符，须立即报告上级医师或科主任，积极采取医疗措施；若不符，应尽快与实验室沟通并做好相关记录，必要时重新留取标本进行复查。表 1-7 是某三甲医院的检验危急值，以供参考。

表1-7 某三甲医院检验危急值

项目分类	项目名称	英文缩写	单位	危急值	专科危急值
血常规	白细胞	WBC	$\times 10^9/L$	<2.0 或 >30.0	—
	血红蛋白	HGB	g/L	<50 或 >200	新生儿<90
	血小板	PLT	$\times 10^9/L$	≤50 或 ≥1000	
凝血功能	血浆活化部分凝血活酶时间	APTT	s	>70	
	国际标准化比值	INR	—	≥4	—
生化项目	钾离子	K^+	mmol/L	<2.5 或 >6.0	
	钠离子	Na^+	mmol/L	<120 或 >160	
	钙离子	Ca^{2+}	mmol/L	<1.5 或 >3.5	内分泌科<1.5 或 >3.75
	葡萄糖	Glu	mmol/L	<2.5 或 >22.2	新生儿<2.2 或 >16.1
	总胆红素	Tbil	μmol/L	—	新生儿>400
血气分析	酸碱度	pH	—	<7.2 或 >7.55	
微生物项目	血液、脑脊液、心包液的涂片镜检	—	—	见到细菌或真菌	
	血液、脑脊液、心包液的细菌或真菌培养	—	—	阳性	—

第六节 检验报告单的互认

目前，国家卫生健康委员会正在积极推广同级医疗机构检查结果互认工作，各省市相继出台相关的政策文件。如根据广东省卫生健康委员会2013年出台的《关于实施全省三级医疗保健机构医学检验、影像检查结果互认工作的通知》（粤卫办〔2013〕7号），下述检验项目结果可在各三甲医院之间互认。

（1）临床生化：总蛋白、白蛋白、球蛋白、丙氨酸转氨酶、天冬氨酸转氨酶、乳酸脱氢酶、碱性磷酸酶、γ-谷氨酰转肽酶、总胆固醇、甘油三酯、高密度脂蛋白胆固醇、低密度脂蛋白胆固醇、钙测定、磷测定、镁测定、铁测定。

（2）临床免疫：肿瘤标志物［甲胎蛋白（AFP）、癌胚抗原（CEA）定量测定］、前列腺特异性抗原（PSA）、乙肝两对半（肝功能异常时和术前检查除外）、丙肝抗体（肝功能异常时和术前检查除外）、甲肝抗体 IgM（肝功能异常时除外）。

（3）临床微生物：细菌分型。

（4）临床体液、血液与各种涂片细胞学测定。检查结果的互认需要建立在操作准确、涂片质量达标、诊断明确且临床意见统一的基础上。

临床医师应根据患者的实际病情来判断是否采信其他医疗机构的检验结果，必要时可要求本院检验科提供帮助。若发生下述任一情形，可根据实际情况判定为非互认项目或不受互认限制。

A. 因病情变化，已有检验结果难以提供参考价值的（如与疾病诊断不符合等）。

B. 检验结果在疾病发展过程中变化幅度较大的。

C. 检验项目意义重大的（如手术等重大医疗措施前）。

D. 检验结果与病情明显不符的。

E. 急诊、急救等抢救生命的紧急状态下。

F. 患者或其亲属要求做进一步检查的。

G. 其他符合诊疗需要的不可预测情况。

（陈红涛　邝昊宇）

第二章

实验室检验项目参考区间与临床意义

全科医师需要掌握常见疾病的检验项目、参考区间及其临床意义。需要掌握的检验项目包括三大常规（血、尿、粪便）检验项目、红细胞沉降率、出血与血栓性疾病检验项目、电解质和无机离子、动脉血气分析及表2-1所示的人体各系统检验项目。

表2-1 需要掌握的人体各系统具体检验项目

检验项目分类	具体检验项目名称
泌尿系统检验项目	尿素、肌酐、尿酸、尿微量白蛋白
消化系统检验项目	肝胆功能：丙氨酸转氨酶、天冬氨酸转氨酶、乳酸脱氢酶、γ-谷氨酰转肽酶、碱性磷酸酶、总胆红素、直接胆红素、总蛋白、白蛋白、总胆汁酸。 胰腺功能：血淀粉酶、尿淀粉酶
心脑血管系统血液检验项目	天冬氨酸转氨酶、乳酸脱氢酶、α-羟基丁酸脱氢酶、肌酸激酶、肌酸激酶同工酶、肌钙蛋白、B型脑钠肽前体、血脂（甘油三酯、总胆固醇、高密度脂蛋白胆固醇、低密度脂蛋白胆固醇）
内分泌系统血液检验项目	甲状腺功能：游离三碘甲状腺原氨酸、游离甲状腺素、促甲状腺激素、三碘甲状腺原氨酸、甲状腺激素。 糖代谢：葡萄糖、糖化血红蛋白、胰岛素。 性激素：黄体生成素、促卵泡激素、催乳素、睾酮、孕酮、雌二醇。 其他：生长激素、总β人绒毛膜促性腺激素
风湿免疫性疾病血液检验项目	类风湿性关节炎：抗链球菌溶血素O测定、类风湿因子、抗环状胍氨酸多肽抗体。 自身免疫性疾病：抗核抗体与抗dsDNA抗体
肝炎病毒疾病血液检验项目	乙肝病毒抗原及抗体、丙肝病毒抗体、甲肝病毒IgM抗体
感染性疾病血液检验项目	C反应蛋白、降钙素原、人类免疫缺陷病毒抗体、EB病毒Rta蛋白IgG抗体、EB病毒VCA IgA抗体、结核分枝杆菌IgG抗体、梅毒螺旋体颗粒凝集试验、梅毒甲苯胺红不加热血清试验、肥达反应、外斐反应。 产前感染相关疾病检测：巨细胞病毒IgG/IgM、单纯疱疹病毒1/2型IgG、风疹病毒IgG/IgM、弓形虫IgG/IgM

续表 2-1

检验项目分类	具体检验项目名称
肿瘤标志物血液检验项目	癌胚抗原、甲胎蛋白、癌抗原 72-4、神经元特异性烯醇化酶、癌抗原 19-9、癌抗原 125、癌抗原 15-3、总前列腺特异性抗原、总 β 人绒毛膜促性腺激素

第一节 临床三大常规检验项目

临床上将血常规、尿常规和粪便常规称为三大常规检验项目（表 2-2 至表 2-4）。

表 2-2 血常规参考区间和临床意义

检验项目	英文缩写	参考区间	临床意义
红细胞计数	RBC	男：$(4.30 \sim 5.80) \times 10^{12}/L$。 女：$(3.80 \sim 5.10) \times 10^{12}/L$。 新生儿：$(6.0 \sim 7.0) \times 10^{12}/L$。	增高：生理性（高原地区居民、新生儿、剧烈运动/重体力劳动健康人）、真性红细胞增多症、缺氧、脱水。 降低：生理性（婴幼儿、妊娠中后期孕妇、造血功能减退的老年人）、各类贫血、失血
血红蛋白	HGB	男：130～175 g/L。 女：115～150 g/L。 新生儿：170～200 g/L	同上
血细胞比容	HCT	男：0.400～0.500。 女：0.350～0.450	同上
平均红细胞体积	MCV	82～100 fL	增高：巨幼细胞贫血、酒精性肝硬化、获得性溶血性贫血、甲状腺功能减退。 降低：慢性感染、地中海贫血、慢性失血、缺铁、慢性肝肾疾病
平均红细胞血红蛋白含量	MCH	27～34 pg	增高：各类贫血、网织红细胞增多症、甲状腺功能减退。 降低：同 MCV 降低一致

续表 2-2

检验项目	英文缩写	参考区间	临床意义
平均红细胞血红蛋白浓度	MCHC	316～354 g/L	增高：烧伤、呕吐、腹泻、慢性一氧化碳中毒。 降低：小细胞低色素性贫血
红细胞体积分布宽度变异系数	RDW-CV	11.6%～14.6%	增高：红细胞大小不均
白细胞计数	WBC	成人：(3.50～9.50)×10^9/L。 新生儿：(15.0～20.0)×10^9/L	增高：急性感染、组织损伤、急性大出血、急性中毒、肿瘤。 降低：血液系统疾病、感染、自身免疫性疾病、慢性理化损伤、脾功能亢进
中性粒细胞计数 中性粒细胞百分率	NEU NEU%	(1.80～6.30)×10^9/L 40%～75%	增高：急性化脓性感染、粒细胞白血病、急性大出血、急性中毒、溶血。 降低：某些感染、中毒、放疗、化疗、白血病、再生性障碍性贫血等
淋巴细胞计数 淋巴细胞百分率	LYM LYM%	(1.10～3.20)×10^9/L 20.0%～50.0%	增高：病毒或细菌的急、慢性感染、血液系统疾病。 降低：放射线、激素治疗
单核细胞计数 单核细胞百分率	MONO MONO%	(0.10～0.60)×10^9/L 3.0%～10.0%	增高：某些感染、血液系统疾病
嗜酸性粒细胞计数 嗜酸性粒细胞百分率	EOS EOS%	(0.02～0.52)×10^9/L 0.4%～8.0%	增高：过敏性疾病、血液系统疾病、传染病。 降低：激素治疗、术后重度组织损伤、伤寒、副伤寒
嗜碱性粒细胞计数 嗜碱性粒细胞百分率	BASO BASO%	(0～0.06)×10^9/L 0%～1.0%	增高：部分血液系统疾病、甲状腺功能减退、变态反应、黏液性水肿
血小板计数	PLT	(125～350)×10^9/L	增高：各类血小板增多症、急性大出血、急性溶血、急性化脓性感染、脾切除术后。 降低：血液系统疾病、药物影响、脾功能亢进、血小板减少性紫癜、弥散性血管内凝血（DIC）

续表 2-2

检验项目	英文缩写	参考区间	临床意义
血小板分布宽度	PDW	10～30 fL	血小板体积异质性参数
网织红细胞计数 网织红细胞百分比	RET RET%	(24～84)×10⁹/L 0.5%～1.5%	增高：贫血、失血、白血病、肿瘤。 降低：再生障碍性贫血
红细胞沉降率	ESR	男：0～15 mm/h。 女：0～20 mm/h	增高：生理性（12岁以下儿童，60岁以上老人，女性月经期、妊娠期）、贫血、各类炎症性疾病、恶性肿瘤、组织损伤等

表 2-3 尿常规参考区间和临床意义

检验项目	英文缩写	参考区间	临床意义
尿液颜色	UCO	淡黄色	尿浓缩或因服用某些药物显示为深黄色尿；胆红素尿显示为浓茶样深红色尿；血红蛋白尿与血尿显示为红色尿；卟啉尿显示为紫红色尿；脓尿与乳糜尿可呈乳白色尿
尿酸碱度	pH	4.5～8.5	食肉多者偏酸性，常食蔬菜水果者显碱性。脓血尿、泌尿道感染、久置腐败尿的 pH 均在 7.0 以上；若服用酸性药物（如氯化铵等）、酸中毒，则 pH 在 7.0 以下
尿蛋白	U-PRO	阴性	分为短暂性蛋白尿，如功能性（如发热、运动、充血性心力衰竭等）和体位性（仅见于直立性体位）蛋白尿，或持续性蛋白尿，如肾前性（可有血红蛋白尿、肌红蛋白尿等）、肾性（IgA 肾病、肾毒性药物所致小分子蛋白尿和进展性肾病等）和肾后性（尿路感染、前列腺或膀胱疾病和阴道分泌物污染等）蛋白尿
尿白细胞酯酶	U-LEU	阴性	阳性提示尿路炎性反应，包括前列腺炎、尿道炎等下尿道炎性反应或肾盂肾炎等肾脏炎性反应
尿潜血	ERY	阴性	阳性见于急性膀胱炎、慢性肾盂肾炎等泌尿道出血的肾病及各种原因引起的溶血性黄疸等
尿亚硝酸盐	NIT	阴性	阳性见于革兰氏阴性杆菌（包括大肠杆菌、绿脓杆菌及副大肠杆菌等）所致泌尿道感染
尿葡萄糖	U-GLU	阴性	阳性见于糖尿病、肾性糖尿病、甲状腺功能亢进等
尿胆红素	BIL	阴性	阳性见于梗阻性黄疸、肝实质性黄疸等
尿胆原	UBG	阴性或弱阳性	阳性多见于溶血性疾病及肝实质性病变，如肝炎

续表2-3

检验项目	英文缩写	参考区间	临床意义
尿酮体	U-KET	阴性	糖尿病酮症酸中毒者该项显示阳性；非糖尿病性酮尿见于孕期、新生儿/婴儿急性发热、高强度运动、长期饥饿等
尿比重	SG	1.003～1.030	增高见于脱水、急性肾炎、心力衰竭、高热等；降低见于尿崩症、慢性肾小球肾炎、肾功能不全等
白细胞	U-WBC	未见	增多见于泌尿系统发生炎性反应
红细胞	U-RBC	未见	增多见于肾小球肾炎、恶性肿瘤、结核或泌尿系结石

> **知识点拓展**
>
> 在病理状态下尿常规镜检时部分标本可见管型，管型分类如下：
> （1）透明管型：偶见于正常人清晨浓缩尿中；在轻度或暂时性肾功能或循环功能改变（如剧烈运动、长期发热、心功能不全等）时可增多。
> （2）颗粒管型：可见于肾实质性病变，如肾小球肾炎。
> （3）红细胞管型：常见于急性肾小球肾炎等。
> （4）白细胞管型：常见于急性肾盂肾炎等。
> （5）脂肪管型：可见于慢性肾炎肾病型及类脂性肾病。
> （6）蜡样管型：见于晚期慢性肾小球肾炎与肾淀粉样变，提示肾脏已发生重度且长期病变。

表2-4 粪便常规参考区间和临床意义

检验项目		参考区间	临床意义
性状		成型，软	球形硬便可见于便秘。黏液稀便可见于肠壁受刺激或发炎时，如肠炎、痢疾和急性血吸虫病等；黏液脓性血便多见于细菌性痢疾；稀汁状便多见于急性肠胃炎
颜色		棕黄色，婴儿呈黄色或金黄色	柏油状便见于上消化道出血等；红色便见于下消化道出血，食用西红柿、西瓜等；灰白色便见于胆汁分泌不足或减少、阻塞性黄疸；绿色便见于摄入内含胆绿素或叶绿素的食物
隐血试验		阴性	阳性见于消化道出血、胃肠道肿瘤等
显微镜镜检	白细胞：无或偶见		增多见于肠道细菌性炎症
	红细胞：无		增多见于肠道下段炎症、出血
	巨噬细胞：无		增多见于细菌性痢疾、出血性肠炎等
	寄生虫虫卵、原虫：无		可见于肠道寄生虫感染、原虫感染

第二节　出血与血栓性疾病检验

出血与血栓性疾病检验项目见表 2-5。

表 2-5　出血与血栓性疾病检验项目参考区间和临床意义

检验项目	英文缩写	参考区间	临床意义
凝血酶原时间	PT	9.4～12.5 s	延长：先天性凝血因子Ⅱ缺乏症、Ⅴ缺乏症、Ⅶ缺乏症、Ⅹ缺乏症；获得性凝血因子缺乏，如肝脏疾病、弥散性血管内凝血（DIC）、抗凝药物应用、原发性纤维蛋白溶解（简称"纤溶"）症、维生素K缺乏症等。 缩短：先天性凝血因子Ⅴ增多症、血栓前状态、长期口服避孕药等
活化部分凝血活酶时间	APTT	25.1～36.5 s	延长：抗凝药物干预、内源性凝血途径凝血因子缺乏、特殊抑制物、抗凝药物等。 缩短：妊娠高血压综合征、高凝状态等
凝血酶时间	TT	10.3～16.6 s	延长：抗凝血酶增高、肝素增多或类肝素抗凝物质存在、低纤维蛋白原血症及纤维蛋白（原）降解产物增高等。 缩短：小凝块或钙离子存在
国际标准化比值	INR	0.80～1.15	国际上统一用 INR 来监测口服抗凝剂的用量
纤维蛋白原	FIB	2.38～4.98 g/L	增高：恶性肿瘤、高凝状态、术后、急性感染、休克或烧伤等。 降低：肝病、恶性贫血、DIC 纤溶期与消耗性低凝血期、原发性纤维蛋白原缺乏症
D-二聚体	D-Dimer	0～243 μg/L	增高：高凝状态、继发性纤溶症、DIC 或血栓性疾病等

第三节 电解质、无机离子与酸碱平衡检验

电解质、无机离子与酸碱平衡检验项目见表2-6、表2-7。

表2-6 电解质与无机离子检验项目参考区间和临床意义

检验项目	英文缩写	参考区间	临床意义
钾	K	3.5~5.3 mmol/L	高钾血症常见于：①肾脏功能障碍使排钾减少；②释放性高钾血症；③组织缺氧，如急性哮喘发作、急性肺炎、呼吸障碍等；④皮质功能减退，如艾迪生病。 低钾血症常见于：①钾摄入量不足；②钾丢失过多，如呕吐、腹泻；③肾脏疾病：急性肾功能衰竭多尿期；④皮质功能亢进
钠	Na	137~147 mmol/L	增高：严重脱水症、呕吐、腹泻等。 降低：慢性肾功能不全、肾炎、胃肠道钠流失（腹泻、呕吐）等
氯	Cl	99~110 mmol/L	高氯血症：常见于高钠血症、失水多于失盐、氯化物相对含量增高、水流失量>盐流失量、高氯血症代谢性酸中毒及过量注射生理盐水等。 低氯血症：主要因为氯化钠异常流失，如重度腹泻、呕吐，胆汁、胰液或胃液不足；氯化钠的摄取长期受限，如艾迪生病等
二氧化碳总量	TCO_2	22~29 mmol/L	用于判断机体是否存在酸碱平衡失调： 增高：呼吸性酸中毒、代谢性碱中毒。 降低：呼吸性碱中毒、代谢性酸中毒
钙	Ca	2.11~2.52 mmol/L	增高：多发性骨髓瘤、甲状旁腺功能亢进和结节病等。 降低：维生素D缺乏症、婴儿手足搐搦症等
无机磷	P	0~14岁：1.29~2.26 mmol/L。 ≥15岁：0.85~1.51 mmol/L	增高：甲状旁腺功能减退、肾功能不全或衰竭、尿毒症或肾炎晚期、维生素D过多、多发性骨髓瘤等。 降低：甲状旁腺功能亢进、佝偻病、肾小管变性病变、糖利用增加等

表2-7 动脉血气分析检验参考区间和临床意义

检验项目	英文缩写	参考区间	临床意义
酸碱度	pH	7.35~7.45	<7.35为酸血症，>7.45为碱血症。但酸碱度正常时并不能完全排除无酸碱紊乱
氧分压	PO_2	83~108 mmHg	机体是否缺氧的敏感指标：<55 mmHg提示存在呼吸衰竭症状；<30 mmHg可危及生命
二氧化碳分压	PCO_2	35~45 mmHg	反映呼吸性酸碱中毒的指标：>45 mmHg为高碳酸血症，<35 mmHg为低碳酸血症
血氧饱和度	SO_2	93%~98%	体现组织供氧情况，与氧分压成正相关
实际碳酸氢盐	AB	22~27 mmol/L	AB与SB两个指标联合分析，更有参考价值
标准碳酸氢盐	SB	22~26 mmol/L	AB>SB为呼吸性酸中毒；AB<SB为呼吸性碱中毒；AB和SB同时增高为代偿性碱中毒；AB和SB同时降低为代偿性酸中毒
碱剩余	BE	-3~+3 mmol/L	>3 mmol/L提示代谢性碱中毒；<-3 mmol/L提示代谢性酸中毒
缓冲碱	BB	45~55 mmol/L	增高：代谢性碱中毒或呼吸性酸中毒。降低：代谢性酸中毒或呼吸性碱中毒

第四节 泌尿系统疾病检验

泌尿系统疾病检验项目见表2-8。

表2-8 泌尿系统疾病检验项目参考区间和临床意义

检验项目	英文缩写	参考区间	临床意义
尿素	UREA	男性：20~59岁，3.1~8.0 mmol/L；≥60岁，3.6~9.5 mmol/L。女性：20~59岁，2.6~7.5 mmol/L；≥60岁，3.1~8.8 mmol/L	生理性因素：增高见于高蛋白饮食后；降低见于妊娠期。病理性增高：可用于鉴别肾前性和肾后性氮质血症；肾功能衰竭晚期尿毒症的诊断；反映血液透析患者蛋白质降解和代谢状况

续表 2-8

检验项目	英文缩写	参考区间	临床意义
肌酐	Cr	男性：57～111 μmol/L。 女性：41～81 μmol/L	增高：见于各种原因引起的肾小球滤过率功能减退，如急慢性肾衰竭等
尿酸	UA	0～14 岁：100～440 μmol/L。 男性：≥15 岁，180～450 μmol/L。 女性：≥15 岁，150～350 μmol/L	增高：痛风、多发性骨髓瘤、真性红细胞增多症、肾脏疾病、白血病等
尿微量白蛋白	U-MALB	0～25 mg/L	可早期发现肾脏功能异常及之后的病变监控，早期发现系统性红斑狼疮、高血压与糖尿病等疾病引起的肾脏病变

> **知识点拓展**
>
> （1）胱抑素 C（CysC）。参考区间：0.51～1.09 mg/L。其在特异性与敏感性方面，较血清肌酐更具优势，是较为理想的反映肾小球滤过率（GFR）的内源性标志物；增高提示肾小球滤过功能受损、糖尿病肾病、高血压肾病等。
>
> （2）β_2 微球蛋白（β_2 MG）。参考区间：1.0～3.0 mg/L。其增高见于使肾小球滤过功能减退的各类原发性（或继发性）肾小球病变，如系统性红斑狼疮活动期、长期血液透析、自身免疫性疾病、慢性淋巴细胞白血病、肾移植排斥反应初期、多发性骨髓瘤等。
>
> （3）总铁结合力（TIBC）。参考区间：45～75 μmol/L。其增高见于急性肝炎、缺铁性贫血等；降低见于血色素沉着症、尿毒症、肝硬化及肾病等。
>
> （4）尿渗透压（OSM）。参考区间：600～1 000 mOsm/（kg·H_2O）。其增高见于高热、肾淤血、脱水、急性肾炎、心力衰竭及腹泻等；降低见于急性肾小管功能不全、多囊肾、慢性肾功能衰竭及尿崩症等肾浓缩机能重度受损类疾病。
>
> （5）尿 β_2 微球蛋白（U-β_2MG）。参考区间：<0.2 mg/L。其增高见于肾小管重吸收功能受损、恶性肿瘤（如肺癌、原发性肝癌等）、自身免疫性疾病（如溶血性贫血、系统性红斑狼疮）、糖尿病肾病及慢性肝炎；有助于鉴别肾小球或肾小管病变，鉴别尿路感染。
>
> （6）尿 N-乙酰-β-D 氨基葡萄糖苷酶（NAG）。参考区间：0.3～12.0 U/L。其是反映肾小管损伤的敏感性指标，由急慢性肾炎所致的肾病综合征、肾衰竭、中毒性肾病、休克、流行性出血热等疾病会导致尿 NAG 增高。
>
> （7）尿视黄醇结合蛋白（U-RBP）。参考区间：0～0.7 mg/L。其有助于诊断与观察肾脏病变，增高表明近端肾小管受损及功能异常。引起尿视黄醇结合蛋白增高的主要肾脏疾病有：①肾小管性肾炎；②重金属或肾毒性药物引起的肾小管中毒；③肾小球肾病和肾血管疾病合并肾小管损伤也可能引起尿视黄醇结合蛋白增高。

(8) 尿 α_1 微球蛋白（α_1-MG）。参考区间：1.0～5.0 mg/L。其用于诊断早期肾近曲小管损伤：对于肾炎、早期糖尿病肾病患者或服用肾毒性药物的患者，尿 α_1-MG 增高提示发生肾小管损伤；对于尿路感染患者，其增高表明感染已累及肾脏。尿 α_1-MG 降低见于肝病患者，提示重度肝功能损害。

(9) 尿转铁蛋白（U-TF）。参考区间：0～2.12 mg/L。其是反映早期肾小球损伤的指标之一。

(10) 24 小时尿总蛋白（24 h U-TP）。参考区间：0～140 mg/24 h。其增高见于：①肾动脉硬化、急慢性肾炎、肾病综合征、肾结石、肾盂肾炎、肾结核、狼疮性肾炎等肾脏病变；②肾循环障碍，如充血、贫血、心功能不全等；③休克、脱水、感染、中毒、功能性蛋白尿、肾脏移植及慢性淋巴细胞白血病等。

(11) 24 小时尿肌酐（24 h U-Cr）。参考区间：8 800～17 600 μmol/24 h。其降低见于急慢性肾功能不全，并用于对具有肾脏毒性风险的药物其治疗过程的监控。

(12) 24 小时尿尿素（24 h U-UREA）。参考区间：430～720 mmol/24 h。其间接反映肾脏病患者的蛋白质代谢及肾脏排泄水平。

(13) 24 小时尿尿酸（24 h U-UA）。参考区间：2 400～5 400 μmol/24 h。其升高见于内源性尿酸合成增加，如痛风发作期、尿酸性结石等；降低见于急性重症肝炎、肾小球滤过功能受损。

(14) 24 小时尿钾（24 h U-K）。参考区间：25～100 mmol/24 h。其增高见于皮质功能亢进、使用利尿药后、碱中毒等；降低见于皮质功能减退、酸中毒等。

(15) 24 小时尿钠（24 h U-Na）。参考区间：130～260 mmol/24 h。其增高见于重度肾盂肾炎、利尿剂的应用、急性肾小管坏死、碱中毒、肾功能衰竭、食用咖啡因等；降低见于进食含钠过少的食物，摄入皮质类固醇、肾上腺素等药物，以及库欣综合征、原发性醛固酮增多症、慢性肾功能衰竭晚期、吸收功能障碍、腹泻等。

(16) 24 小时尿氯（24 h U-Cl）。参考区间：170～250 mmol/24 h。其临床意义同 24 小时尿钠。

(17) 24 小时尿钙（24 h U-Ca）。参考区间：2.5～7.5 mmol/24 h。其增高见于甲状旁腺功能亢进、骨癌、维生素 D 摄入过量、特发性高钙尿症及骨肉瘤转移等；降低见于甲状旁腺功能减退、维生素 D 缺乏、佝偻病、尿毒症等。

(18) 24 小时尿磷（24 h U-P）。参考区间：16～48 mmol/24 h。其增高见于甲状旁腺功能亢进、甲状腺功能亢进、代谢性酸中毒、痛风、软骨病、肾小管疾病、肾功能衰竭、骨肿瘤等；降低见于甲状旁腺功能减退、维生素 D 缺乏（症）及肾功能不全等。

第五节 消化系统疾病检验

消化系统疾病检验项目见表 2-9。

表 2-9 消化系统疾病检验项目参考区间和临床意义

检验项目	英文缩写	参考区间	临床意义
丙氨酸转氨酶	ALT	男性：9～50 U/L。 女性：7～40 U/L	增高：急性肝炎、重症肝炎、阻塞性黄疸、肝癌、急性心肌梗死、急性胰腺炎等
天冬氨酸转氨酶	AST	男性：15～40 U/L。 女性：13～35 U/L	增高：常见于心肌疾病、急慢性肝炎、肝硬化、肝癌等
乳酸脱氢酶	LDH	120～250 U/L	增高：见于心肌梗死、肝炎、肿瘤、溶血，以及肌肉、肺及肾等的病变
γ-谷氨酰转肽酶	GGT	男性：10～60 U/L。 女性：7～45 U/L	增高：见于各种原因引起的肝脏疾病、肝内或肝外胆管阻塞、原发性或继发性肝癌、肝炎、肝硬化、脂肪肝等肝实质病变，重度饮酒及长期服用某些药物（如苯巴比妥、苯妥英等）
碱性磷酸酶	ALP	男性：≥20岁，45～125 U/L。 女性：20～49岁，35～100 U/L；≥50岁，50～135 U/L	常用于诊断骨骼代谢相关疾病、肝胆疾病。 增高：骨骼疾病、阻塞性黄疸、肾脏病变、肝炎及肝癌。 降低：维生素 D 过多、甲状旁腺功能减退
总胆红素	TB	男性：0～26 μmol/L。 女性：0～21 μmol/L	临床将黄疸分为溶血性黄疸、肝细胞性黄疸和梗阻性黄疸。胆红素检测对黄疸的诊断和鉴别诊断、黄疸程度及类型、黄疸原因的分析、预后评估等有重要的价值
直接胆红素	DB	0～8 μmol/L	同上
总蛋白	TP	65～85 g/L	增高：呕吐、腹泻、高热、多发性骨髓瘤、巨球蛋白血症等。 降低：水潴留、严重结核病、甲状腺功能亢进、长期发热、严重肝功能损伤、肾病综合征、大出血、溃疡性结肠炎等

续表2-9

检验项目	英文缩写	参考区间	临床意义
白蛋白	ALB	40～55 g/L	降低：大出血、肾病综合征、因重度烫伤引发的血浆大量丢失、肝纤维化、长期营养缺乏所致的蛋白质合成不足
总胆汁酸	TBA	0.5～10.0 μmol/L	增高：肝细胞损伤如急慢性肝炎、酒精肝、肝硬化、肝癌及肝内外胆管阻塞等疾病（包括胆道阻塞、胆汁性肝硬化、新生儿胆汁淤积、妊娠性胆汁淤积、胆石症、胆道肿瘤等）
血淀粉酶	AMY	35～135 U/L	增高：急性/慢性胰腺炎、肠腺炎、腮腺炎、唾液腺炎及胃穿孔等
尿淀粉酶	U-AMY	男性：0～491 U/L。女性：0～447 U/L	同上

知识点拓展

（1）碱性磷酸酶、总胆红素及直接胆红素参考区间与年龄、性别相关。

A. 碱性磷酸酶参考区间。男性：0～1个月为49～319 U/L，1个月～1岁为40～383 U/L，1～3岁为104～345 U/L，4～6岁为93～309 U/L，7～9岁为86～315 U/L，10～12岁为40～362 U/L，13～15岁为74～390 U/L，16～19岁为40～171 U/L。女性：0～1个月为36～406 U/L，1个月～1岁为124～341 U/L，1～3岁为108～317 U/L，4～6岁为96～297 U/L，7～9岁为69～325 U/L，10～12岁为51～332 U/L，13～15岁为36～162 U/L，16～19岁为36～119 U/L。

B. 总胆红素参考区间：1小时～1天为0～150 μmol/L，1～2天为22～193 μmol/L，2～3天为12～217 μmol/L，3～8天为1.7～216 μmol/L，8～1个月为3～24 μmol/L。

C. 直接胆红素参考区间：0～28天为0～26 μmol/L。

（2）α-L-岩藻糖苷酶（AFU）。参考区间：0～40 U/L。原发性肝癌通常见AFU大幅上升，慢性肝炎和肝硬化也可见AFU上升。AFU数值升降与孕妇妊娠周数呈正相关，待分娩或妊娠结束后该数值迅速降低。

（3）胆碱酯酶（CHE）。参考区间：男性为5 320～12 920 U/L，女性为4 260～11 250 U/L。其降低见于有机磷中毒、严重消耗性疾病、肝实质损害等。

（4）腺苷脱氨酶（ADA）。参考区间：4～24 U/L。其用于肝脏疾病和阻塞性黄疸的鉴别诊断，其他体液的腺苷脱氨酶测定有助于结核性疾病的诊断。

(5) 前白蛋白（PA）。参考区间：200～400 mg/L。其不但是反映肝功能、营养水平的指标，也是敏感的负性急性时相反应蛋白；降低见于恶性肿瘤、营养不良、重症肝炎、初期肝炎、急性炎性反应、创伤等；增高可见于霍奇金病等。

(6) 血氨（AMM）。参考区间：18～72 μmol/L。其增高见于肝性脑病、肝硬化后期的肝昏迷、肝衰竭、急性/亚急性重型肝炎及瑞氏（Reye）综合征等疾病，饮食中蛋白质摄入过多也可造成血氨过高；降低见于低蛋白饮食和严重贫血等。

(7) 血清转铁蛋白（TF）。参考区间：2.0～4.0 g/L。其增高见于急性肝炎、缺铁性贫血等；降低见于恶性肿瘤、肝硬化、溶血性贫血和慢性肝炎等。

(8) 总铁结合力（TIBC）。参考区间：40.8～76.6 μmol/L。其增高见于缺铁性贫血、急性肝炎等；降低见于肾脏病变、肝硬化、尿毒症和血色素沉着症等。

(9) 脂肪酶（LPS）。参考区间：13～60 U/L。其通常用来诊断急性胰腺炎；增高见于急性胰腺炎、胃肠穿孔、肝胆病变、肠梗阻、胰腺癌、慢性胰腺炎及酗酒等。

(10) 胃蛋白酶原Ⅰ（PGⅠ）参考区间：>70 ng/mL。胃蛋白酶原Ⅱ（PGⅡ）参考区间：0～20 ng/mL。PGⅠ、PGⅡ降低见于胃黏膜萎缩、慢性胃炎、消化性溃疡、胃癌等。PGⅠ、PGⅡ联合PGⅠ/PGⅡ比值（参考区间：>3）在筛查慢性胃炎、消化性溃疡、胃癌等疾病中更具有临床意义。

(11) 幽门螺杆菌尿素酶抗体（helicobacter pylori urease antibody）。参考区间：阴性。其阳性结果显示幽门螺杆菌感染。

第六节　心脑血管系统疾病检验

心脑血管系统疾病检验项目见表2-10、表2-11。

表2-10　心脑血管系统疾病血液检验项目参考区间和临床意义

检验项目	英文缩写	参考区间	临床意义
天冬氨酸转氨酶	AST	男性：15～40 U/L。女性：13～35 U/L	增高：见于心脏疾病、急慢性肝炎、肝硬化、肝癌等
乳酸脱氢酶	LDH	120～250 U/L	增高：见于心肌梗死、肝炎、肿瘤、溶血，以及肌肉、肺及肾等处病变
α-羟基丁酸脱氢酶	α-HBD	72～182 U/L	增高：见于心肌梗死、溶血性贫血等疾病；反映心肌细胞受损的程度

续表 2-10

检验项目	英文缩写	参考区间	临床意义
肌酸激酶	CK	男性：39~308 U/L 女性：26~192 U/L	通常用于与心肌及骨骼肌损伤相关的疾病诊断。增高：见于急性心肌梗死、脑血管意外、脑膜炎、甲状腺功能减退等疾病；在血清内含量显著增高通常发生在全身性肌肉疾病中，如各种类型的进行性肌萎缩，病毒、细菌等所致的肌肉感染
肌酸激酶同工酶	CK-MB	<25 U/L	增高：见于急性心肌梗死、肌肉损伤、卒中、横纹肌溶解症等疾病；用于心肌梗死面积评估，反映心肌细胞受损的程度
肌钙蛋白	CTn	≤0.022 9 μg/L	对于心肌损伤的诊断，具有相当高的特异性及敏感性，诊断急性冠状动脉综合征时为心肌损伤的首选标志物
氨基末端B型脑钠肽前体	NT-pro-BNP	0~75岁：0~125 pg/mL。≥75岁：0~450 pg/mL	增高：见于冠心病，急、慢性心力衰竭等疾病

知识点拓展

（1）肌红蛋白（MYO）。参考区间：23~112 μg/L。其增高见于心肌损伤、横纹肌溶解症等。这有助于观察急性心肌梗死病程中有无再发性梗死及梗死有无扩展。

（2）超敏C反应蛋白（Hs-CRP）。参考区间：0~1天为0~0.6 mg/L，1~28天为0~1.6 mg/L，>28天为0~5 mg/L。其可用于独立评估心脑血管疾病风险水平和预后。

（3）同型半胱氨酸（HCY）。参考区间：男性为5.46~16.20 μmol/L，女性为4.44~13.56 μmol/L。高水平的同型半胱氨酸是冠状动脉疾病、中风、阿尔茨海默病及深静脉血栓的独立风险因素。妊娠期高同型半胱氨酸血症可能会造成新生儿缺陷，如唐氏综合征、神经管畸形、足内翻及唇腭裂等。

（4）脂蛋白相关磷脂酶A2（LP-PLA2）。参考区间：0~659 IU/L。其可用于评估中老年群体冠心病风险水平；升高见于冠心病、缺血性卒中等。

（5）肾素（REN）。参考区间：卧位为2.8~39.9 μIU/mL，立位为4.4~46.1 μIU/mL。其用于原发性和继发性醛固酮增多症或减少症的诊断与鉴别诊断；对肾动脉狭窄及由此导致的高血压或肾血管性高血压的诊断起辅助作用。此外，其还可用于肾素分泌肿瘤的诊断和定位、盐皮质激素替代治疗的监测。

（6）醛固酮（ALD）。参考区间：卧位为0~236 pg/mL，立位为0~353 pg/mL。其增高见于原发性和继发性醛固酮增多症；降低见于低醛固酮血症。

表 2-11 血脂血液检验项目参考区间和临床意义

检验项目	英文缩写	参考区间	临床意义
甘油三酯	TG	0.40～1.88 mmol/L	增高：见于家族性高甘油三酯血症与家族性混合型高脂血症、糖尿病、甲状腺功能减退症、肾病综合征、口服避孕药、妊娠、酗酒等。 降低：见于无/低 β-脂蛋白血症、消化道和内分泌疾病、恶病质、癌症晚期等
总胆固醇	TC	理想范围：<5.18 mmol/L。 边缘增高：5.18～6.19 mmol/L。 增高：≥6.20 mmol/L	增高：见于家族性高胆固醇血症、肾病综合征、甲状腺功能减退症、糖尿病、妊娠等。 降低：见于无/低 β-脂蛋白血症、营养不良、慢性消耗性疾病、甲状腺功能亢进症等
高密度脂蛋白胆固醇	HDL-C	男：0.9～2.0 mmol/L。 女：1.08～2.28 mmol/L	与冠心病呈负相关，降低见于心脑血管疾病、肝炎、肝硬化等
低密度脂蛋白胆固醇	LDL-C	理想范围：<3.37 mmol/L。 边缘增高：3.37～4.12 mmol/L。 增高：<4.13 mmol/L	增高：见于高脂血症、急性心肌梗死、冠心病、肾病综合征、慢性肾功能衰竭和糖尿病等。 降低：见于慢性贫血、营养不良、骨髓瘤、严重肝脏疾病和创伤等

知识点拓展

（1）载脂蛋白 A1（ApoA1）。参考区间：1.00～1.60 g/L。其降低见于冠心病、脑血管疾病、载脂蛋白 A1 缺乏症。

（2）载脂蛋白 B（ApoB）。参考区间：0.6～1.1 g/L。其增高见于动脉粥样硬化、肾病综合征、控制中的糖尿病、活动性肝炎和肝功能低下等。

（3）脂蛋白 a［Lp（a）］。参考区间：0～300 mg/L。其为动脉粥样硬化的独立危险因子；增高见于急性心肌梗死、外科手术、急性风湿性关节炎、缺血性心脑血管疾病、肾病综合征等。

（4）载脂蛋白 E（ApoE）。参考区间：30～50 mg/L。ApoE 的基因具备多态性，参与脂蛋白代谢，与动脉粥样硬化和阿尔茨海默病等多种疾病相关。

第七节　内分泌系统疾病检验

内分泌系统疾病检验项目见表 2-12 至表 2-14。

表 2-12　甲状腺功能血液检验项目参考区间和临床意义

检验项目	英文缩写	参考区间	临床意义
游离三碘甲状腺原氨酸	FT3	成人：3.1~6.8 pmol/L。 12~20 岁：3.93~7.70 pmol/L	用于甲状腺功能的评估及甲状腺相关疾病的辅助诊断。 增高：见于甲状腺功能亢进、毒性弥漫性甲状腺肿（Graves 病）、初期慢性淋巴细胞性甲状腺炎（桥本甲状腺炎）等疾病；缺碘也会引起 FT3 浓度的代偿性升高。 降低：见于甲状腺功能减退、晚期桥本甲状腺炎、黏液性水肿及低 T3 综合征等疾病
游离甲状腺素	FT4	成人：12.0~24.3 pmol/L。 12~20 岁：12.6~21.0 pmol/L	临床应用同 FT3。 增高：见于甲状腺功能亢进、部分无痛性甲状腺炎、多结节甲状腺肿、初期桥本甲状腺炎及弥漫性毒性甲状腺肿等。 降低：见于甲状腺功能减退、晚期桥本甲状腺炎、黏液性水肿等疾病，FT4 的降低较 FT3 更为显著
三碘甲状腺原氨酸	T3	成人：1.2~3.1 nmol/L。 12~20 岁：1.40~3.34 nmol/L	鉴别诊断甲状腺功能亢进症或甲状腺功能减退症；可准确了解甲状腺合成及分泌甲状腺激素情况
甲状腺激素	T4	成人：66~181 nmol/L。 12~20 岁：76.1~170.0 nmol/L	评价甲状腺合成及分泌甲状腺激素的状况，反映甲状腺的功能，为相关疾病的诊断和治疗提供帮助
促甲状腺激素	TSH	成人：0.27~4.2 μIU/mL。 12~20 岁：0.51~4.30 μIU/mL	临床应用同 FT3 与 FT4。 增高：见于原发性甲状腺功能减退等疾病。 降低或检测不到：见于原发性甲状腺功能亢进，T3、T4 分泌增多等疾病

知识点拓展

（1）甲状腺功能检验项目应注意不同年龄段参考区间区别较大，尤其是未成年人和孕妇。

A. FT3 参考区间：新生儿为 2.65～9.68 pmol/L，6 天～3 个月为 3.00～9.28 pmol/L，4～12 个月为 3.30～8.95 pmol/L，1～6 岁为 3.69～8.46 pmol/L，1～6 岁为 7～11 岁为 3.88～8.02 pmol/L；孕早期为 3.8～6.0 pmol/L，孕中期为 3.2～5.5 pmol/L，孕晚期为 3.1～5.0 pmol/L。

B. FT4 参考区间：新生儿为 11.0～32.0 pmol/L，6 天～3 个月为 11.5～28.3 pmol/L，4～12 个月为 11.9～25.6 pmol/L，1～6 岁为 12.3～22.8 pmol/L，7～11 岁为 12.5～21.5 pmol/L；孕早期为 12.91～22.35 pmol/L，孕中期为 9.81～17.26 pmol/L，孕晚期为 9.12～15.71 pmol/L。

C. T3 参考区间：新生儿为 1.12～4.43 nmol/L，6 天～3 个月为 1.23～4.22 nmol/L，4～12 个月为 1.32～4.07 nmol/L，1～6 岁为 1.42～3.80 nmol/L，7～11 岁为 1.43～3.55 nmol/L；孕早期为 1.30～3.10 nmol/L，孕中期为 1.30～3.10 nmol/L，孕晚期为 1.30～3.10 nmol/L。

D. T4 参考区间：新生儿为 64.90～239.00 nmol/L，6 天～3 个月为 69.60～219.00 nmol/L，4～12 个月为 73.00～206.00 nmol/L，7～11 岁为 77.10～178.00 nmol/L；孕早期为 66.00～181.00 nmol/L，孕中期为 66.00～181.00 nmol/L，孕晚期为 66.00～181.00 nmol/L。

E. TSH 参考区间：新生儿为 0.70～15.20 μIU/mL，6 天～3 个月为 0.72～11.00 μIU/mL，4～12 个月为 0.73～8.35 μIU/mL，1～6 岁为 0.70～5.97 μIU/mL，7～11 岁为 0.60～4.84 μIU/mL；孕早期为 0.05～5.17 μIU/mL，孕中期为 0.39～5.22 μIU/mL，孕晚期为 0.60～6.84 μIU/mL。

（2）抗甲状腺球蛋白抗体（anti-Tg）。参考区间：0～115 IU/mL。其用于自身免疫性甲状腺疾病的辅助诊断；增高见于慢性淋巴性甲状腺炎等。

（3）抗甲状腺过氧化物酶抗体（anti-Tpo）。参考区间：0～34 IU/mL。其用于慢性淋巴性甲状腺炎、突眼性甲状腺肿的辅助诊断。

（4）甲状腺球蛋白（Tg）。参考区间：3.5～77.0 ng/mL。其用于甲状腺疾病的诊断及甲状腺全切除手术患者的病情监测（正常情况下，手术后此项指标应等于 0），以及亚急性甲状腺炎与假性甲状腺毒症的鉴别诊断。

（5）促甲状腺激素受体抗体（anti-TSHR）。参考区间：0～1.75 IU/L。其用于甲状腺疾病（如 Graves 病）的辅助诊断。

表 2-13　血糖及生长激素血液检验项目参考区间和临床意义

检验项目	英文缩写	参考区间	临床意义
葡萄糖	GLU	3.9～6.1 mmol/L	增高：见于糖尿病、内分泌疾病、胰腺系统疾病、重度肝脏疾病、应激性高血糖、药物影响等。 降低：见于胰岛素分泌过多、升高血糖的激素分泌不足等
糖化血红蛋白	HbAlc	4.0%～6.0%	反映过去 2～3 个月的葡萄糖均值，不受每日葡萄糖波动的影响，对于糖尿病发生有较好的预测能力
胰岛素	INS	空腹：2.6～24.9 μU/mL	降低：可导致糖尿病。 增高：常见于低血糖，可见于肝肾功能衰竭、胰岛细胞瘤或癌症等
生长激素	GH	女性：0～10 岁为 0.12～7.79 ng/mL；11～20 岁为 0.123～8.050 ng/mL；21～77 岁为 0.126～9.880 ng/mL。男性：0～10 岁为 0.094～6.290 ng/mL；11～20 岁为 0.077～10.800 ng/mL；21～79 岁为 0～2.47 ng/mL	GH 过量：见于巨人症和肢端肥大症。 GH 缺乏：导致儿童纵向生长相对骨龄较为迟缓；严重缺乏会导致成人出现肌力减退、骨量减少、胰岛素灵敏度下降、腹部肥胖和心血管危险因素升高

> **知识点拓展**
>
> （1）C-肽（C-P）。参考区间：空腹为 370～1 470 pmol/L。其用于胰岛素分泌异常患者的治疗监测；增高既见于高胰岛素血症的 β 细胞活性增强，也可由肾功能不全和肥胖导致，并与高血压、高脂蛋白血症存在一定联系；降低见于饥饿、假性低血糖症、低胰岛素血症、非胰岛素依赖型糖尿病、胰岛素依赖型糖尿病、艾迪生病和胰切除根治术后。
>
> （2）糖化血清蛋白（GSP）。参考区间：0～236 μmol/L。其反映患者 2～3 周前的血糖控制情况，可用于客观评估糖尿病患者 2～3 周内的血糖控制状况。
>
> （3）皮质醇（CORT）。参考区间：6：00—10：00 为 6.02～18.40 μg/dL；16：00—20：00 为 2.68～10.50 μg/dL。其用于肾上腺相关疾病辅助诊断及患者肾上腺功能的评估；降低见于原发性/继发性肾上腺功能减退；增高见于原发性/继发性肾上腺功能亢进。
>
> （4）促肾上腺皮质激素（ACTH）。参考区间：1.035～10.746 pmol/mL。ACTH 浓度增高或降低、昼夜节律消失，提示存在肾上腺皮质功能紊乱；ACTH 测定多与皮质醇检测共同进行，用于判断肾上腺功能紊乱的种类及病变部位（若 ACTH 和皮质醇同时增高，提示下丘脑、垂体病变或异源性 ACTH 综合征所致的肾上腺皮质功能亢进）；ACTH 兴奋试验适用于诊断原发性或继发性皮质功能减退。

(5) 肾素（REN）。参考区间：卧位为 2.8～39.9 μIU/mL，立位为 4.4～46.1 μIU/mL。其用于原发性和继发性醛固酮增多症的诊断与鉴别诊断；对肾动脉狭窄及此病导致的高血压或肾血管性高血压的诊断起辅助作用。此外，其还可用于对分泌肾素的肿瘤的诊断和定位、盐皮质激素替代治疗的监测。

(6) 醛固酮（ALD）。参考区间：卧位为 0～236 pg/mL，立位为 0～353 pg/mL。其增高见于原发性和继发性醛固酮增多症；降低见于低醛固酮症。

(7) 总I型前胶原氨基端前肽（PINP）。参考区间：男性为 9.06～76.24 ng/mL；女性绝经前为 15.13～58.19 ng/mL，绝经后为 16.27～73.87 ng/mL。其既是骨形成的标志，也是骨质疏松症患者及 Paget's 骨病患者疗效评估的指标。

(8) β-胶原特殊序列（β-Cross Laps）。参考区间：男性为 43～783 pg/mL，女性绝经前为 30～573 pg/mL，女性绝经后为 113～1 008 pg/mL。其用于辅助诊断骨质疏松症。

(9) 全型甲状旁腺激素（PTH）。参考区间：1.60～6.90 pmol/L。其用于评估甲状旁腺的分泌活性，可辅助诊断骨质疏松症。

(10) 骨钙素（OC）。参考区间：女性绝经前为 11～43 ng/mL，绝经后为 15～46 ng/mL；骨质疏松症患者为 13～48 ng/mL；男性 18～29 岁为 24～70 ng/mL，30～49 岁为 14～42 ng/mL，50～70 岁为 14～46 ng/mL。其用于鉴别诊断骨质疏松、原发性/继发性甲状旁腺功能亢进和 Paget's 等疾病。

(11) 降钙素（CT）。参考区间：男性为 0～9.52 pg/mL，女性为 0～6.4 pg/mL。其增高见于甲状旁腺功能亢进、高胃泌素血症、肾功能衰竭和慢性炎性等疾病。

表 2-14　性激素血液检验项目参考区间和临床意义

检验项目	英文缩写	参考区间	临床意义
黄体生成激素	LH	女性：卵泡期为 2.4～12.6 mIU/mL；排卵期为 14.0～95.6 mIU/mL；黄体期为 1.0～11.4 mIU/mL；绝经期为 7.7～58.5 mIU/mL。男性：1.7～8.6 mIU/mL	用于卵巢排卵的监测、卵巢功能早衰和绝经期等的辅助诊断。增高：见于多囊卵巢综合征、性腺发育不全（特纳综合征）、原发性性腺功能低下、卵巢功能早衰、卵巢切除术后、更年期综合征或绝经期女性。降低：见于下丘脑-垂体促性腺功能不足，如下丘脑性闭经、长期服用避孕药、使用激素替代治疗后

续表 2-14

检验项目	英文缩写	参考区间	临床意义
促卵泡激素	FSH	女性：卵泡期为 3.5～12.5 mIU/mL；排卵期为 4.7～21.5 mIU/mL；黄体期为 1.7～7.7 mIU/mL；绝经期为 25.8～134.8 mIU/mL。 男性：1.5～12.4 mIU/mL	增高：见于卵巢功能早衰、卵巢不敏感综合征及原发性闭经等。FSH > 40 mIU/mL，则对氯米芬类促排卵药物无效。 降低：见于雌孕激素治疗阶段、席汉综合征等
睾酮	T	男性：20～49 岁为 2.49～8.36 ng/mL，≥50 岁为 1.93～7.4 ng/mL。 女性：20～49 岁为 0.084～0.481 ng/mL；≥50 岁为 0.029～0.408 ng/mL	用于辅助诊断雄激素综合征、多囊卵巢综合征、性腺发育不足、染色体异常等
雌二醇	E2	女性：卵泡期为 12.4～233 pg/mL；排卵期为 41～398 pg/mL；黄体期为 22.3～341 pg/mL；绝经期为 <5～138 pg/mL。 男性：25.8～60.7 pg/mL	可通过测定雌二醇对正接受生育治疗的患者的疗效进行评估、监测，同时可确定体外受孕的排卵时间。 降低：见于卵巢功能低下、席汉综合征及卵巢功能早衰等
孕酮	Prog	男性：<0.05～0.149 ng/mL。 女性：卵泡期为 0.057～0.893 ng/mL；排卵期为 0.121～12.000 ng/mL；黄体期为 1.83～23.90 ng/mL；绝经期为 <0.050～0.126 ng/mL	排卵后期孕酮降低，见于黄体功能不全、排卵型功能失调性子宫出血等，先兆流产的预测，排卵期的检出和黄体期的估计
催乳素	PRL	男性：4.04～15.20 ng/mL。 女性：4.79～23.3 ng/mL	高泌乳素血症（男性和女性）被认为是男女不孕不育和性激素分泌紊乱的主要原因；催乳素测定可用于诊断经期不排卵、高泌乳素性闭经和乳漏、男子乳腺过度发育及精子缺乏等
总 β 人绒毛膜促性腺激素	β-HCG	0～5.3 mIU/mL	早期妊娠的常用诊断指标，异位妊娠诊断与胎盘功能判断，滋养细胞肿瘤诊断与治疗监测；增高可见于妊娠及生殖细胞、肝脏、卵巢、肺等部位发生肿瘤的患者

> **知识点拓展**
>
> 抗米勒管激素（AMH）是女性卵巢储备的评估指标。参考区间：女性在20～24岁为10.90～71.00 pmol/L，25～29岁为8.57～64.60 pmol/L，30～34岁为5.08～54.20 pmol/L，35～39岁为2.89～49.70 pmol/L，40～44岁为0.421～31.70 pmol/L，45～50岁为0.071～12.80 pmol/L；男性为5.50～103.00 pmol/L。

第八节 风湿免疫性疾病检验

风湿免疫性疾病检验项目见表2-15。

表2-15 风湿免疫性疾病血液检验项目参考区间和临床意义

检验项目	英文缩写	参考区间	临床意义
抗链球菌溶血素O测定	ASO	0～200 IU/mL	增高：见于溶血性链球菌感染、猩红热、链球菌性咽炎、丹毒、扁桃体炎，有助于诊断急性肾小球肾炎和风湿热；少数见于非链球菌感染
类风湿因子	RF	0～14 IU/mL	增高：见于类风湿性疾病、系统性红斑狼疮（SLE）、干燥综合征、亚急性心内膜炎、慢性活动性肝炎及混合型结缔组织病
抗环状胍氨酸多肽抗体	Anti-CCP	<8.0 U/mL	辅助临床早期诊断类风湿性关节炎
抗双链DNA抗体IgG	ds-DNA IgG	阴性：<100 IU/mL	为SLE的特异性抗体，其作为一项关键性血清学指标用于SLE的诊断，其浓度与SLE的活动性相关，是一个良好的疾病预后标志
抗核抗体IgG	ANA IgG	阴性	用于多种自身免疫性疾病，尤其是风湿病的辅助诊断

知识点拓展

（1）抗心磷脂抗体 IgA/IgG/IgM（ACA IgA/G/M）。参考区间：阴性。抗心磷脂抗体阳性是诊断抗磷脂综合征的血清学标准。除抗磷脂综合征外，其阳性也可见于其他自身免疫疾病如系统性红斑狼疮、干燥综合征、皮肌炎、硬皮病和 Behcet 综合征等。

（2）抗 β_2 糖蛋白 1 抗体 IgA/IgG/IgM（β_2-GP_1 IgA/G/M）。参考区间：阴性。其阳性是抗磷脂综合征的高度特异性血清学标记物，可用于抗磷脂综合征的辅助诊断。

（3）狼疮抗凝物（LA）比值。参考区间：0.9～1.2。其增高见于系统性红斑狼疮、自发性流产、血小板减少症及多发性血栓等。

（4）自身免疫性肝病 IgG 类抗体（autoimmune liver disease IgG）。参考区间：阴性。其用于自身免疫性肝病的辅助诊断。

（5）酸化溶血试验（Ham's test）。参考区间：阴性。其阳性见于阵发性睡眠性血红蛋白尿、自身免疫性贫血等。

第九节　感染性疾病检验

感染性疾病检验项目见表 2-16 至表 2-18。

表 2-16　肝炎病毒疾病血液检验项目参考区间和临床意义

检验项目		英文缩写	参考区间	临床意义
乙型肝炎检验	乙肝病毒表面抗原	HBsAg	阴性	阳性：见于急性乙型肝炎病毒感染潜伏期或早期；慢性乙型肝炎病毒携带者
	乙肝病毒表面抗体	HBsAb	阴性	阳性：注射过乙肝疫苗，有免疫力；既往乙肝病毒感染
	乙肝病毒 e 抗原	HBeAg	阴性	阳性是乙型肝炎病毒在体内复制的标志；定量分析 HBeAg，对评估感染乙型肝炎病毒患者其传染程度有帮助
	乙肝病毒 e 抗体	HBeAb	阴性	为一类非保护性抗体。阳性则预示患者传染性低，以及病毒复制力弱
	乙肝病毒核心抗体	HBcAb	阴性	为一类非保护性抗体。阳性是乙型肝炎病毒新近感染/既往感染的重要指标之一
丙肝病毒抗体		anti-HCV	阴性	阳性表明有急性或慢性丙型肝炎病毒感染
甲肝病毒 IgM 抗体		anti-HAV IgM	阴性	阳性表明甲型肝炎病毒急性感染

> **知识点拓展**
>
> （1）丁肝病毒抗体（anti-HDV）。参考区间：阴性。丁型肝炎病毒属于一类缺陷病毒，无法独立感染人体，在成熟过程中需要借助 HBsAg 作为外膜蛋白而装配成完整的病毒颗粒，其患病是与乙型肝炎病毒一同感染（也可为相继重叠感染）。其阳性表明有急性或慢性丁型肝炎病毒感染。
>
> （2）戊肝病毒 IgM 抗体（anti-HEV IgM）。参考区间：阴性。其是急性戊型肝炎病毒感染的血清学标志物。
>
> （3）戊肝病毒 IgG 抗体（anti-HEV IgG）。参考区间：阴性。其阳性表明有急性或慢性戊型肝炎病毒感染。

表2-17 感染性疾病血液检验项目参考区间和临床意义

检验项目	英文缩写	参考区间	临床意义
C反应蛋白	CRP	0.068～8.200 mg/L	增高：风湿病、急性炎性反应、恶性肿瘤及组织坏死等
降钙素原	PCT	<0.5 ng/mL	增高：细菌性脓毒血症，尤其是重症脓毒血症和感染性休克、急性重症胰腺炎等
人类免疫缺陷病毒抗体	anti-HIV	阴性	用于初筛试验，阴性可排除 HIV 感染，若阳性，应进行确认试验。若确认试验阳性，即确诊为 HIV 感染者或艾滋病患者
梅毒螺旋体颗粒凝集试验	TPPA	阴性	阳性说明曾经感染过梅毒，是否为现症感染需要结合 TRUST 的检查结果或结合临床进行诊断。一般用于梅毒抗体的初筛或复查
梅毒甲苯胺红不加热血清试验	TRUST	阴性	阳性表明梅毒现症感染，可用于监测临床治疗效果
EB 病毒 VCA 抗体 IgA	EB-VCA-IgA	阴性	阳性是 EB 病毒既往感染的指标之一，结果阳性要定期随访观察
EB 病毒 Rta 蛋白抗体 IgG	EB-Rta-IgG	阴性	阳性表明曾感染 EB 病毒，结果阳性并疑为鼻咽癌时，建议结合临床资料随访观察
结核分枝杆菌 IgG 抗体	TB-IgG	阴性	阳性提示结核分枝杆菌感染
肥达反应	WR	甲凝集价：<1∶80。 乙凝集价：<1∶80。 丙凝集价：<1∶80。 O901 凝集价：<1∶80。 H901 凝集价：<1∶80	为诊断伤寒和副伤寒的辅助血清学试验，单次检测效价增高不能定论，应在病程中逐周动态复查，若效价递增或恢复期效价增加≥4 倍者有诊断意义

续表 2-17

检验项目	英文缩写	参考区间	临床意义
外斐氏反应	WFR	OX2 凝集价：<1∶40。 OX19 凝集价：<1∶40。 OXK 凝集价：<1∶40	检测患者血清是否含立克次体抗体，对于相关急性传染病（包括恙虫病、流行性斑疹伤寒等）具备诊断价值，血清滴度≥1∶160 或双份血清效价呈 4 倍增长有诊断意义

> **知识点拓展**
> （1）血清淀粉样蛋白 A（SAA）。参考区间：<10 mg/L。其增高见于急性炎症、组织坏死、恶性肿瘤等。
> （2）EB 病毒 DNA（EBV-DNA）。参考区间：<5.00e+2 IU/mL。EB 病毒为传染性单核细胞增多症的病原体，此外，与鼻咽癌、非洲儿童恶性淋巴瘤的发生密切相关。鼻咽癌的活组织可检出 EB 病毒 DNA。
> （3）登革病毒 NS1 抗原（Dengue virus NS1 antigen）。参考区间：阴性。其阳性提示可能有急性登革病毒感染。
> （4）流行性出血热 IgM 抗体（anti-epidemic hemorrhagic fever IgM antibody）。参考区间：阴性。其阳性提示有汉坦病毒（流行性出血热病毒）感染。
> （5）结核感染特异性 T 细胞（T-SPOT TB）。参考区间：阴性。其阳性提示存在结核分枝杆菌感染。
> （6）Gene Xper MTB/RIF。参考区间：阴性。其阳性提示存在结核分枝杆菌感染，以及可判断是否对利福平耐药。
> （7）疟原虫（plasmodium）镜检。参考区间：未见。其可见表明存在各类疟原虫感染。
> （8）微丝蚴（microfilariae）镜检。参考区间：未见。其可见表明存在微丝蚴感染。
> （9）肺炎支原体 IgM 抗体（MP IgM antibody）。参考区间：阴性。其阳性表明存在肺炎支原体感染。
> （10）肠道病毒 71 型 IgM 抗体（EV71 IgM antibody）。参考区间：阴性。其阳性多见于手足口病。
> （11）柯萨奇病毒 A16 型 IgM 抗体（Coxsackie virus A16 antibody）。参考区间：阴性。其阳性多见于手足口病。
> （12）呼吸道病原体谱抗体 IgM（respiratory tract profile IgM antibody）。参考区间：阴性。其用于呼吸道感染性疾病的辅助诊断。感染率较高的呼吸道病原体有呼吸道合胞病毒、嗜肺军团菌、腺病毒、各类流感病毒、肺炎支原体等。

表2-18 产前感染/感染性疾病检验项目参考区间和临床意义

检验项目	英文缩写	参考区间	临床意义
巨细胞病毒 IgG/IgM	CMV IgG/IgM	阴性	用于辅助诊断巨细胞病毒感染及优生优育相关检查。CMV IgG 抗体阳性是既往感染的指标；CMV IgM 抗体阳性是近期感染的指标
单纯疱疹病毒 1/2 型 IgG	HSV-1/2 IgG	阴性	用于辅助评估免疫状态和辅助诊断单纯疱疹病毒感染及优生优育相关检查。HSV-1 或 HSV-2 均可诱发生殖器疱疹。约85%存在临床症状的初次生殖器单纯疱疹病毒感染是由 HSV-2 所致，其他由 HSV-1 所致
风疹病毒 IgG/IgM	RU IgG/IgM	阴性	用于临床急性风疹病毒感染的辅助诊断及优生优育相关检查。RU IgG 抗体阳性是既往感染的指标；RU IgM 抗体阳性是急性风疹病毒感染的诊断指标
弓形虫 IgG/IgM	TOX IgG/IgM	阴性	用于辅助诊断弓形虫感染及优生优育相关检查。TOX IgG 抗体阳性是既往感染的指标；TOX IgM 抗体阳性是诊断弓形虫的急性、新近或复发感染的指标

第十节 肿瘤标志物检验

肿瘤标志物检验项目见表2-19。

表2-19 肿瘤标志物血液检验项目参考区间和临床意义

检验项目	英文缩写	参考区间	临床意义
甲胎蛋白	AFP	0～7 ng/mL	原发性肝癌的辅助诊断。增高见于原发性肝癌、内胚层分化器官的良性疾病、生殖细胞瘤的鉴别等
癌胚抗原	CEA	0～5.00 ng/mL	为非器官特异性肿瘤相关抗原；增高见于大肠癌、胰腺癌、胃癌、甲状腺髓样癌、小细胞肺癌、乳腺癌、良性肿瘤、糖尿病及孕期女性等
癌抗原72-4	CA72-4	0～6.9 U/mL	用于胃癌和卵巢癌的疗效监测；增高可见于胰腺癌、肝硬化、肺部疾病、胃肠道良性功能紊乱、风湿病、乳腺病、妇科病（如卵巢囊肿及其他卵巢良性疾病）等
癌抗原19-9	CA19-9	0～27.0 U/mL	增高见于结直肠癌、胰腺癌、胆管癌和胃癌等

续表 2-19

检验项目	英文缩写	参考区间	临床意义
癌抗原 125	CA125	0～35.0 U/mL	既是诊断卵巢癌及其复发最敏感的指标，也是上皮性卵巢癌与子宫内膜癌的良好肿瘤标志物；可用于卵巢包块的良恶性鉴别
癌抗原 15-3	CA15-3	0～25 U/mL	是诊断乳腺癌的标志物。用于判断其进展与转移，并监测其治疗与复发；增高见于乳腺癌、卵巢癌、支气管肺癌、胰腺癌和结直肠癌、良性疾病等
神经元特异性烯醇化酶	NSE	0～16.3 ng/mL	小细胞支气管癌监测的首选标志物；用于小细胞肺癌、神经母细胞瘤和甲状腺髓质癌的鉴别诊断、疗效评价和复发预测；NSE 增高也见于良性肺病和恶性神经-内分泌疾病
总前列腺特异性抗原	TPSA	0～4.0 ng/mL	前列腺癌监测首选指标；广泛应用于前列腺癌的检查和治疗监测
总 β 人绒毛膜促性腺激素	β-HCG	0～5.3 mIU/mL	诊断早期妊娠的常用指标；异常妊娠诊断与胎盘功能判断；滋养细胞肿瘤诊断与治疗监测
细胞角蛋白 19 片段	CYFRA 21-1	0～3.3 ng/mL	为非小细胞肺癌的检测指标

知识点拓展

（1）游离前列腺特异性抗原（f-PSA）。参考区间：0～0.92 ng/mL。其在辅助鉴别诊断前列腺良恶性疾病，以及前列腺癌的筛查、辅助诊断、疗效监测及复发预测等方面具有重要价值。

（2）铁蛋白（Fer）。参考区间：女性为 13～150 ng/mL，男性为 30～400 ng/mL。其用于缺铁性贫血、慢性感染性贫血及地中海贫血等疾病的辅助诊断；若存在高浓度铁蛋白，提示存在肿瘤高发风险。

（3）胃泌素释放肽前体（ProGRP）。参考区间：≤63 pg/mL。其是小细胞肺癌诊断的重要指标；其特异性和敏感性均高于其他肺癌相关指标如神经元特异性烯醇化酶、细胞角蛋白 19 片段等；在小细胞肺癌诊断、复发转移判断、疗效监测及预后评价中有重要的指导价值。

（4）人附睾蛋白 4（HE4）。参考区间：31.82～105.10 pmol/L。其用于辅助评估绝经前和绝经后妇女盆腔肿瘤患上皮细胞型卵巢癌的风险，并可用于上皮细胞型卵巢癌的早期诊断。

（5）鳞状细胞癌相关抗原（SCC-Ag）。参考区间：≤2.7 ng/mL。其对宫颈鳞癌有较高的辅助诊断价值，常用于辅助诊断肺鳞癌、食管鳞癌，以及其他鳞癌（如头颈癌、外阴癌、膀胱癌、肛管癌等）。

（江冠民　孔梅）

第三章 临床检验典型病例分析

第一节 泌尿系统临床病例分析

病例一

患者，女，55岁，既往有肾结石病史，因"反复尿痛、尿急与尿频20年，腰痛、发热1天"就诊，无咳嗽、咳痰，无腹痛、腹胀，无肉眼血尿。查体：体温39 ℃，肾区叩痛。查血常规：白细胞 $18.1 \times 10^9/L\uparrow$，中性粒细胞计数 $9.5 \times 10^9/L\uparrow$，中性粒细胞百分率 $88\%\uparrow$。查尿常规：亚硝酸盐阳性，尿白细胞 10 个/HP；尿 N-乙酰-β-D 氨基葡萄糖苷酶（NAG）15 U/L↑。查 C 反应蛋白：71.9 mg/L↑。泌尿系统 CT 见双肾多发结石、肾脏萎缩。

【初步诊断】慢性肾盂肾炎急性加重。

【知识点】

（1）尿亚硝酸盐还原试验：尿内硝酸盐能被革兰氏阴性菌（大肠埃希菌等）还原成亚硝酸盐。其对判断尿路感染的敏感性 >70%，特异性 >90%。

（2）尿 NAG：由肾小管上皮细胞分泌，可用于判断肾小管是否损伤，若发生肾小管损伤，尿 NAG 升高。

（3）尿白细胞管型：管型内含有白细胞，由退化变性坏死的白细胞聚集而成，其出现提示上尿路感染。

（4）肾脏结构缩小、表面凹凸不平是诊断慢性肾盂肾炎的必备条件。

病例二

患者，男，25岁，既往体健，因"泡沫尿、双下肢水肿1周"就诊，无咽痛、发热、咳嗽、咳痰，无面部红斑、口腔溃疡、光敏反应、关节肿痛，无口干、眼干、皮肤紫癜。查体：血压145/90 mmHg，未触及浅表淋巴结肿大，腹部移动性浊音（+），双下肢中度凹陷性水肿。查尿常规：尿蛋白（+++），尿红细胞计数正常，24 h 尿蛋白定量 5 000 mg/24 h↑。查肝功能：白蛋白 25 g/L↓。血常规、肾功能、抗核抗体谱、乙肝五项（乙肝两对半）、尿本周蛋白、血清蛋白电泳、空腹血糖、糖化血红蛋白均正常。

【初步诊断】原发性肾病综合征。

【知识点】

(1) 24 h 尿蛋白定量超过 140 mg 或尿蛋白与肌酐比值 >200 mg/g，或尿蛋白定性结果阳性即可诊断为蛋白尿。

(2) 肾病综合征患者的蛋白尿的主要成分为白蛋白，其原因：①基底膜电荷屏障和孔径屏障的异常，导致大量携负电荷的血浆蛋白（或白蛋白）由肾小球滤过膜滤出；②肾脏高滤过、高灌注状态，如大量输注血浆白蛋白、高蛋白饮食、高血压等导致尿蛋白排泄增多。

(3) 当患者表现为肾病综合征时，需要注意完善抗核抗体谱、乙肝两对半、尿本周蛋白、血清蛋白电泳、空腹血糖、糖化血红蛋白等检查以排除继发因素如系统性红斑狼疮、过敏性紫癜、乙肝病毒相关性肾炎、糖尿病肾病、肿瘤或淋巴瘤等引起的肾病。

病例三

患者，男，51 岁，既往有慢性肾小球肾炎病史，平日未规律就诊，此次因"恶心、呕吐、乏力 1 个月"就诊，无眼睑及双下肢水肿，无肉眼血尿，无发热、黄染，无皮疹及关节肿痛，无反酸、胃灼热，无腹痛、腹胀、腹泻、便秘。查体：血压 160/100 mmHg，慢性病容，颜面及眼睑苍白，心肺腹未见明显异常。查血常规：血红蛋白 65 g/L↓。查肾功能：血肌酐 400 μmol/L↑。查电解质：血钾 5.5 mmol/L↑。查血气分析：血碳酸氢盐 15 mmol/L↓。泌尿系 B 超提示双肾缩小（左肾 8.2 cm×4.5 cm，右肾 8 cm×4.1 cm），皮髓质交界不清。胃镜未见明显异常。

【初步诊断】①慢性肾脏病 5 期；②肾性贫血。

【知识点】

(1) 患者有慢性肾小球肾炎病史，辅助检查提示有贫血，血肌酐升高，电解质及酸碱平衡失调，肾脏体积缩小、内部结构不清，可以诊断为慢性肾脏病（CKD）。

(2) 应用双肾发射单光子计算机断层扫描仪（ECT）、血尿肌酐清除率或 MDRD 等公式评估肾小球滤过率（GFR）。2013 年改善全球肾脏病预后组织（KDIGO）指南建议，在最初评估中选择血清肌酐与 1 个 GFR 估算公式，并推荐使用 2009 年 CKD-EPI 公式进行评估（表 3-1）。

表 3-1 CKD-EPI 公式（2009 年）

性别	血肌酐/（μmol/L）	CKD-EPI 公式
女	≤62	eGFR = 144 × (Scr/62)$^{-0.329}$ × (0.993)^{年龄}
	>62	eGFR = 144 × (Scr/62)$^{-1.209}$ × (0.993)^{年龄}
男	≤80	eGFR = 144 × (Scr/62)$^{-0.411}$ × (0.993)^{年龄}
	>80	eGFR = 144 × (Scr/62)$^{-1.209}$ × (0.993)^{年龄}

(3) 对 CKD 的诊断应包括以下几个方面：病因诊断、肾功能的评估及蛋白尿程度（表 3-2 及表 3-3）。

表 3-2 CKD 基于 GFR 的分期

分期	描述	GFR/ [mL · (min · 1.73 m^2)$^{-1}$]
CKD 1 期	正常或升高	≥90
CKD 2 期	轻度下降	60～89
CKD 3a 期	轻度到中度下降	45～59
CKD 3b 期	中度到重度下降	30～44
CKD 4 期	重度下降	15～29
CKD 5 期	肾功能衰竭	15

表 3-3 CKD 基于蛋白尿的分期

| 分期 | 尿白蛋白排泄率（VAER）/ [mg · (24 h)$^{-1}$] | 尿白蛋白与肌酐比值（VACR）/ | | 描述 |
		(mg · mmol^{-1})	(mg · g^{-1})	
A1 期	<30	<3	<30	正常到轻度增加
A2 期	30～300	3～30	30～300	中度增加
A3 期	>300	>30	>300	中度到重度增加

（4）肾脏除具有排毒、排水功能以外，还具有内分泌的功能。CKD 患者因肾功能受损，肾脏产生的促红细胞生成素减少，引起肾性贫血。CKD 合并贫血的患者需要注意评估以下指标：血红蛋白、血小板、白细胞和分类、网织红细胞计数、血清铁蛋白、转铁蛋白饱和度、血清维生素 B_{12} 和叶酸水平（表 3-4）。

表 3-4 肾性贫血的诊断标准

年龄		诊断标准
成人及 15～18 岁的儿童		Hb<130 g/L（男），Hb<120 g/L（女）
儿童	0.5～5 岁	Hb<110 g/L
	5～12 岁	Hb<115 g/L
	12～15 岁	Hb<120 g/L

第二节 消化系统临床病例分析

病例一

患者，男，26 岁，既往体健，起病前无饮酒、服药，因"食欲缺乏、身目黄染 4

天"就诊，无发热、腹痛，尿色如浓茶样，大便色黄。查体：皮肤、巩膜中度黄染。查肝功能：丙氨酸转氨酶 2 042.00 U/L↑，天冬氨酸转氨酶 905.00 U/L↑，总胆红素 193.70 μmol/L↑，直接胆红素 141.60 μmol/L↑，总胆汁酸 356.64 μmol/L↑，γ-谷氨酰转肽酶 123.00 U/L↑，前白蛋白 75.00 mg/L↓，α-L-岩藻糖苷酶 38.90 U/L↑，碱性磷酸酶 150.00 U/L↑，乳酸脱氢酶 285.00 U/L↑。

【初步诊断】病毒性肝炎（病毒未定型-急性黄疸型）。

【知识点】

（1）丙氨酸转氨酶（ALT）主要分布于肝、胰腺、肾、骨骼肌及心肌等组织细胞内，尤其以肝细胞胞浆含量最丰富。若发生急性肝炎，肝细胞出现炎性水肿，同时细胞膜通透性提升，ALT 进入血液循环，使得其在血内的含量显著增高。ALT 一般于疾病早期出现，其活性随肝病进展和恢复而升高和下降。

（2）天冬氨酸转氨酶（AST）也属于体内最重要的氨基转移酶之一，其大多分布于心肌、肝、肺、骨骼肌、肾、脾、胰腺及红细胞等组织细胞内，以心肌含量最丰富，其次是肝脏。

（3）AST 主要存在于线粒体等细胞器中，对于肝炎，一般情况下，ALT/AST＞1，但当肝细胞受损严重时，AST 可从线粒体等细胞器中释放入血，导致 AST 升高更明显。

病例二

患者，男，55 岁，有乙肝肝硬化病史，服用拉米夫定治疗 7 年，自行停药 10 个月，因"尿黄半月"就诊。查体：皮肤巩膜黄染明显，慢性肝病面容。查肝功能：丙氨酸转氨酶 298.00 U/L↑，天冬氨酸转氨酶 270.00 U/L↑，总胆红素 384.00 μmol/L↑，直接胆红素 312.90 μmol/L↑，总蛋白 53.20 g/L，白蛋白 28.20 g/L↓，总胆汁酸 77.70 μmol/L↑，乳酸脱氢酶 424.00 U/L↑。凝血功能检测：凝血酶原时间 26.40 s↑，国际标准化比值 2.42↑，凝血酶时间 43.50 s↑，纤维蛋白原 1.67 g/L↓。

【初步诊断】慢加急性肝衰竭。

【知识点】

若发生肝衰竭，因肝细胞大规模坏死，使得肝细胞向血液内释放的 ALT、AST 反而减少，这时因肝脏处理胆红素的能力下降，导致胆红素含量增高，称为"胆酶分离"现象。

病例三

患者，男，54 岁，有 20 年饮酒史，饮酒量为白酒 500 g/d，因"食欲缺乏 14 天"就诊。查体：肝肋下 2 cm，可触及，质韧。查肝功能：丙氨酸转氨酶 69.00 U/L↑，天冬氨酸转氨酶 68.00 U/L↑，γ-谷氨酰转肽酶 1 250.00 U/L↑。

【初步诊断】酒精性肝病。

【知识点】

（1）γ-谷氨酰转肽酶（GGT）分布于肾、肝、胰等实质性脏器。其在肝内的分布以肝细胞的微粒体及毛细胆管为主。GGT 检测可用于诊断肝实质损伤（慢性肝炎和肝硬化）、占位性肝病，同时可用于观察酒精性肝损害的过程。

（2）GGT 轻度和中度增高主要见于病毒性肝炎、肝硬化、胰腺炎等。

（3）GGT 大幅增高多见于酒精性肝病、肝外胆道癌、原发性或继发性肝癌、胰头癌、肝阻塞性黄疸、胆管炎及胆汁性肝硬化等。其在诊断恶性肿瘤患者有无肝转移和肝癌术后有无复发方面有 90% 的阳性率。

（4）将 GGT 作为肝癌标志物，在特异性方面表现不佳，其在急性胰腺炎、急性肝炎、胆石症、慢性肝炎活动期、胆道感染、阻塞性黄疸时均可增高。

第三节　心血管系统临床病例分析

病例一

患者，男，76 岁，因"胸痛伴呼吸困难 1 天"入院。入院后稍活动即感胸痛不适，平卧位呼吸困难，坐位缓解。查体：血压 136/78 mmHg，双肺底可闻及少量湿啰音，心率 108 次/分，律齐，第一心音减弱，心界不大，双下肢无水肿。生化检验：肌酐 76 μmmol/L，尿素 5.58 mmol/L，肌钙蛋白 I 0.570 μg/L↑，氨基末端 B 型脑钠肽前体 5 550.00 pg/mL↑。心电图：窦性心动过速，左房负荷重，V1～V6 导联 ST-T 缺血改变。

【初步诊断】急性非 ST 段抬高型心肌梗死（极高危）［心功能Ⅱ级（Killip 分级）］。

入院后经药物治疗，患者胸痛、呼吸困难症状仍反复，且进行性加重。复查：肌钙蛋白 I 1.200 μg/L↑，氨基末端 B 型脑钠肽前体 6 350.00 pg/mL↑。动态观察心电图变化示心肌缺血加重。紧急冠状动脉造影示左主干、前降支开口血栓并重度阻塞，程度达 95%。经皮冠状动脉介入治疗术后患者胸痛、呼吸困难症状随即缓解。术后 3 天复查：肌钙蛋白 I 0.570 μg/L↑，氨基末端 B 型脑钠肽前体 2 350.00 pg/mL↑。

【知识点】

（1）在众多诊断急性心肌梗死（AMI）的临床生化指标中，肌钙蛋白（cTn）被认为是目前最具特异性生物标记物。肌钙蛋白是由三种不同的亚基组成：心肌肌钙蛋白 T（cTnT）、心肌肌钙蛋白 I（cTnI）和肌钙蛋白 C（cTnC），其中用于 AMI 实验室诊断的是 cTnT 和 cTnI。WHO 关于 AMI 的全球统一诊断标准中，cTn 增高是必要条件。AMI 发生后，心肌细胞缺血坏死，坏死的心肌细胞发生结构的肿胀、破裂，细胞内的组成成分渗漏入外周血循环，这使心肌细胞损伤标志物的检测成为可能。肌钙蛋白在 AMI 发生后 4～6 h 开始在血液中增高，与肌酸激酶同工酶（CK-MB）（3～8 h）相当或稍早，但 cTn 测定的特异性和灵敏度明显高于 CK-MB。升高的 cTn 能在血液中保持 6～10 天，之后逐渐下降，具有高度心肌特异性和灵敏度，在临床实践中，肌钙蛋白成为目前诊断 AMI 公认的高敏感性和高特异性指标，并为所有指南所推荐。需要强调的是，在发生 AMI 的早期（2～4 h），血清肌钙蛋白可能是正常的，对于诊断为 ST 段抬高型心肌梗死的患者，不应等待 cTn 结果出来后才实施再灌注治疗。此外，对于高度怀疑 AMI 的患者，宜动态复查血 cTn 变化。

（2）引起肌钙蛋白升高的病因众多，不同疾病导致肌钙蛋白增高的幅度不尽相同，结合临床表现有助于鉴别。除 AMI 可引起 cTn 升高外，cTn 轻度升高还可见于：急性心包炎、急性心力衰竭、急性心肌炎、心肌病、快速型心律失常、心肌挫伤、心脏毒性药物、电复律后、心尖球形综合征等。引起 cTn 增高的非心源性因素包括慢性肾脏病、蛛网膜下腔出血、大面积脑梗死、急性肺动脉血栓栓塞症、慢性阻塞性肺疾病、脓毒血症、剧烈运动、大面积烧伤、重度肺动脉高压等。

（3）作为一种神经内分泌系统激活标志物，脑尿钠肽（BNP）和氨基末端 B 型脑钠肽前体（NT-pro-BNP）是诊断心力衰竭的首选血清生物标志物。NT-pro-BNP/BNP 是心肌细胞产生的结构相关的肽类激素，通常肽类激素能够反映心室和心房的功能，是反映心力衰竭较为敏感的指标。NT-pro-BNP 属于 BNP 没有裂解的活性片段，与 BNP 相比，前者半衰期更长、更稳定，因此 NT-pro-BNP 在诊断急性心力衰竭方面更具优势。

（4）NT-pro-BNP 可用于老年及高危人群中心力衰竭者的体检筛查，可对心力衰竭进行早筛查、早干预，从而对降低这部分人群的死亡率具有重要价值。NT-pro-BNP 还可用于心力衰竭的危险分层，NT-pro-BNP 水平与心力衰竭严重程度呈正比。NT-pro-BNP 水平能够更早且更迅速地反映患者心力衰竭病情的真实情况，有助于判断心力衰竭住院患者的治疗效果，对心力衰竭患者的预后评价具有重要的预测价值。值得强调的是，心力衰竭是临床诊断，需要结合临床病史、症状体征等情况进行综合判断，不能仅单纯根据 NT-pro-BNP 进行诊断。常见疾病如快速型心律失常、脓毒血症、大面积烧伤、缺血性卒中、重症肺部感染、肺癌、肺动脉高压、肺动脉血栓栓塞及肾功能不全等均可导致 NT-pro-BNP 升高。

病例二

患者，男，53 岁，因"胸痛 1 小时"入院。入院后胸痛症状持续不缓解，查体：血压 130/92 mmHg，双肺未闻及啰音，心率 70 次/分，律齐，第一心音减弱，心界不大。心电图提示前壁导联（V1～V4 导联）ST 段弓背抬高 0.2～0.5 mV。生化检验：肌钙蛋白 I 0.032 μg/L↑，氨基末端 B 型脑钠肽前体 379.00 pg/mL↑，肌酐 72 μmmol/L，尿素 6.48 mmol/L。血脂检验：甘油三酯 0.9 mmol/L，总胆固醇 7.41 mmol/L↑，高密度脂蛋白胆固醇（HDL-C）0.97 mmol/L，低密度脂蛋白胆固醇（LDL-C）6.06 mmol/L↑。

【初步诊断】急性 ST 段抬高型心肌梗死（前壁）[心功能 I 级（Killip 分级）]。

入院后急诊冠状动脉造影示三支血管病变：前降支中段完全闭塞，回旋支近段狭窄约 50%，右冠状动脉全程弥漫斑块并中度狭窄，程度严重处约狭窄 50%。紧急行经皮冠状动脉介入治疗术开通患者梗死相关动脉的前降支，术后前降支血流复通，患者胸痛症状缓解。术后随访 1 年，患者未再出现胸痛症状。

【知识点】

（1）基础和临床研究的证据表明，冠心病、缺血性卒中等动脉粥样硬化性心血管疾病的危险因素包括高血压、糖尿病、吸烟、家族史等，而胆固醇水平异常是动脉粥样硬化斑块形成的基本病因，其他的危险因素则为主要的促发因素。该患者既往有高血压病史，LDL-C 重度增高，高血压及总胆固醇增高可解释患者此次为何出现心血管事件。降低血清 LDL-C 是抑制动脉粥样硬化斑块进展的最重要手段。研究表明，他汀类药物可显著降低冠心病患者心血管事件的发生率，从而奠定他汀类药物作为冠心病治疗的基石，部分他汀类药物不耐受的患者，或降脂效果不理想者，可使用非他汀类药物如胆固醇吸收抑制剂或 PCSK9 抑制剂（Kexin 样前转化酶枯草杆菌蛋白酶 9 抑制剂）。

（2）动脉粥样硬化性心血管疾病患者的 LDL-C 降低至什么水平比较合适呢？循证医学证据表明，接受他汀类药物治疗的患者其 LDL-C 每减少 1.0 mmol/L，主要心血管事件的发生率可减少 24%。即使是对 LDL-C 基线较低的患者，进行降脂治疗亦有明显的心血管获益。对于基线 LDL-C < 2.0 mmol/L 的患者，若该指标进一步降低至 1.0 mmol/L，其主要心血管事件发生率可减少 29%。2019 年欧洲心脏病学会发布了新的血脂管理指南，明确提出对于急性冠脉综合征等极高危人群，推荐 LDL-C 目标值为 < 1.40 mmol/L，尚无证据表明，过低的 LDL-C 会产生不良临床结果。

第四节　内分泌系统临床病例分析

病例一

患者，女，29 岁，因"口干 10 余天"入院。查体：深大呼吸，呼气可闻及酮味。查急诊生化：钠 127.00 mmol/L↓，氯 98.00 mmol/L↓，葡萄糖 40.84 mmol/L↑，阴离子间隙 24.00 mmol/L↑，渗透压 304.24 mOsm/kg。查尿常规：尿葡萄糖定性（++++），酮体（+++）。查血气分析：酸碱度 6.966↓，二氧化碳分压 11.40 mmHg↓，氧分压 156.60 mmHg↑，碱剩余 −29.50 mmol/L↓，实际碳酸氢根 2.70 mmol/L↓，总二氧化碳 3.00 mmol/L↓。查糖化血红蛋白（HbA1c）：13.2%↑。

【初步诊断】糖尿病酮症酸中毒。

入院后完善检查。空腹胰岛素：10 μU/mL。C 肽释放试验：0 h 为 476.39 pmol/L，0.5 h 为 659.74 pmol/L，1 h 为 1 295.97 pmol/L，2 h 为 1 882.75 pmol/L，3 h 为 1 985.85 pmol/L。

【知识点】

（1）在临床诊疗中，诊断糖尿病时，一定要对静脉血浆葡萄糖水平进行检测。血清葡萄糖与血浆葡萄糖数值相等，但后者较前者稳定。通过监测动态葡萄糖及指尖血糖，能够了解病情波动状况与疗效。动态葡萄糖所测的是组织液的葡萄糖浓度，指尖血糖所测的是毛细血管内的葡萄糖浓度，均与静脉血葡萄糖存在一定的差异，故两者均无法用来诊断糖尿病。

（2）糖化血红蛋白。糖化血红蛋白是血液中葡萄糖结合血红蛋白所产生的物质，体现近 2～3 个月的血葡萄糖水平，可作为关键性指标来反应血糖控制状况，佢如果患者所患疾病影响血红蛋白的结果，那么糖化血红蛋白的测定结果也缺乏可靠性。导致糖化血红蛋白结果偏低的因素包括失血、血液透析、血红细胞更新速度加快等；引起糖化血红蛋白水平升高的疾病包括珠蛋白生成障碍性贫血（又称为地中海贫血）及尿毒症等。

（3）糖尿病患者因胰岛素缺乏或胰岛素抵抗导致葡萄糖的利用障碍，葡萄糖提供能量的过程受阻，体内能量供应转而依赖脂肪代谢，而酮体是脂肪代谢的中间产物，脂肪在代谢过程中会产生酮体，包括β羟丁酸、乙酰乙酸、丙酮。临床上血酮检测的是酮体的主要成分β羟丁酸，其能较快地反映病情进而辅助诊断疾病；尿酮检测的是丙酮、乙酰乙酸，这不是酮体的主要成分，故诊断糖尿病酮症滞后于血酮。需注意的是，严格控制饮食或者服用SGLT-2抑制剂药物的也可能引起酮体的升高。但这些患者的静脉血葡萄糖一般接近正常，这是因为葡萄糖来源的能量供应减少（并不是葡萄糖利用障碍），脂肪分解代谢增加所致，应与糖尿病酮症相鉴别。

（4）C肽。临床上检测C肽的目的是了解胰岛功能（即胰岛素分泌情况）。参照口服葡萄糖耐量试验（OGTT）检查通过口服葡萄糖粉（无热量饮食8 h以上，成人晨起空腹口服75 g无水葡萄糖粉，溶解于250～300 mL温开水中，于3～5 min内服下），测空腹及服糖后30 min、60 min、120 min及180 min时的C肽。C肽是胰岛素原分解为胰岛素时产生的另一个产物，产生一分子胰岛素的同时产生一分子的C肽，故C肽能反映胰岛素的水平。非糖尿病的正常人，胰岛功能正常，服用负荷剂量的葡萄糖能刺激胰岛素的合成与分泌。正常人在口服负荷剂量的葡萄糖后血浆C肽水平升高，血糖峰值出现在口服负荷剂量的葡萄糖后0.5～1 h，峰值可达基础值的5～6倍，3 h后降至正常。由于2型糖尿病患者存在胰岛素抵抗，相较正常人，其峰值可超过6倍，且峰值出现的时间延后。1型糖尿病患者由于胰岛β细胞被破坏，胰岛素分泌不足，基础状态下（即空腹）C肽值低于正常水平，几乎没有峰值出现，C肽释放试验曲线低平。需要注意的是，要在患者病情好转后方可行OGTT检测，且检测当天的空腹血糖在9 mmol/L以下。

（5）胰岛素。可通过胰岛素释放试验明确糖尿病患者的胰岛功能即胰岛素的分泌情况，服糖及抽血方法同C肽释放试验。正常人胰岛素基础值处于正常范围内，峰值为基础值5～10倍，3 h后降至正常。2型糖尿病患者由于存在胰岛素抵抗，相比于正常人的胰岛素水平，峰值较高，为基础值的10倍以上，同时存在高峰延迟的现象。1型糖尿病患者由于胰岛β细胞被破坏，胰岛素分泌不足，基础胰岛素值（即空腹状态下胰岛素值）低于正常，峰值不高，C肽释放试验曲线低平。应重视的一点是，注射胰岛素治疗的糖尿病患者，应选择C肽释放试验检测胰岛功能，这是因为部分注射入体内的外源性胰岛素被释放入血，可能对内源性胰岛素的测定结果产生干扰。

病例二

患者，男，44岁，因"体检示血糖升高1天"入院。查空腹血葡萄糖8.0 mmol/L↑，OGTT 2 h血葡萄糖12.0 mmol/L↑，糖化血红蛋白6.9%↑，糖化血清蛋白296 μmol/L↑。

【初步诊断】糖尿病。

【知识点】

糖化血清蛋白能反映患者近 2～3 周的血葡萄糖控制情况，通过此项指标可较为客观地了解糖尿病患者在一定时间内血葡萄糖的控制情况。在一些特殊情况下，如透析性贫血、肝病、糖尿病合并妊娠、降糖药物调整期等，结合糖化血清蛋白能更准确地反映短期内的平均血葡萄糖变化。但需要注意的是，糖化血清蛋白不能用于糖尿病的诊断。

病例三

患者，女，46 岁，因"反复骨痛 10 月余"入院。查总钙 2.69 mmol/L↑，无机磷 0.82 mmol/L↓，全型甲状旁腺激素 10.69 pmol/L↑。

【初步诊断】甲状旁腺功能亢进症。

【知识点】

（1）总钙、无机磷：甲状旁腺功能亢进症患者血清总钙升高（波动性或持续性上升），少数患者血清总钙可正常，故应进行多次测定；由于总血钙受血中白蛋白浓度影响，而只有游离钙才具有活性，故血钙过低者宜同时测定血浆白蛋白，排除因白蛋白浓度低下而引起的钙总量检测值降低。通过下述公式来校正低蛋白血症患者的总血钙值：校正血钙（mmol/L）= 测得的血钙（mmol/L）− 0.025 × 血清白蛋白浓度（g/L）+ 1.0（mmol/L）。甲状旁腺功能亢进症患者血清无机磷含量降低，但同时存在肾功能不全时无机磷水平可正常或增高；甲状旁腺功能减退症患者血清无机磷增高。

（2）全型甲状旁腺激素：原发性甲状旁腺功能亢进症患者甲状旁腺激素增高，增高幅度受肿瘤大小及血钙含量的影响。甲状旁腺功能减退根据类型的不同，其可降低或增高。

病例四

患者，女，29 岁，因"反复头痛 20 天"入院。查体：手足粗大，唇肥厚。头颅 CT 平扫 + 增强：垂体窝肿块，符合垂体腺瘤，包绕左侧颈内动脉。查性激素六项和甲状腺功能五项：催乳素 21.05 ng/mL，雌二醇 ＜10 pg/mL，孕酮 0.1 ng/mL，黄体生成激素 0.07 mIU/mL，促卵泡激素 0.43 mIU/mL，睾酮 0.19 ng/mL，促甲状腺激素（TSH）1.905 4 μIU/mL，甲状腺激素（T4）76.2 nmol/L，三碘甲状腺原氨酸（T3）1.37 nmol/L，游离三碘甲状腺原氨酸（FT3）3.83 pmol/L，游离甲状腺素（FT4）12.9 pmol/L。查皮质醇：8：00 7.7 μg/dL，16：00 5.4 μg/dL，24：00 1.4 μg/dL。查促肾上腺皮质激素：8：00 7.1 pmol/L，16：00 4.08 pmol/L，24：00 2.78 pmol/L。查生长激素：58.40 ng/mL↑。

【初步诊断】①垂体生长激素瘤；②腺垂体功能减退症（继发性性腺功能减退症，继发性甲状腺功能减退症，继发性肾上腺皮质功能减退症？）。

病例五

患者，男，50 岁，因"腋毛、眉毛脱落几十年"入院。查体：面色苍白，眉毛、阴毛稀疏，无胡须与腋毛，阴茎长 6 cm，两侧睾丸体积为 1 mL。查性激素：雌二醇 ＜10 pg/mL↓，促卵泡激素 69.61 mIU/mL↑，促黄体生成素 40.02 mIU/mL↑，睾酮 0.37 ng/mL↓。

【初步诊断】原发性性腺功能减退症。

【知识点】

（1）生长激素分泌自腺垂体，呈脉冲式分泌，剧烈活动与入睡后增高，因此疑似患有生长激素分泌增多的患者，应结合葡萄糖抑制试验来确诊。方法：口服葡萄糖 100 g，每 30 min 采血 1 次测生长激素及血糖，至 120 min 结束。结果分析：正常情况下，在 120 min 时生长激素降至 5 ng/mL 以下。若生长激素过度分泌，可导致肢端肥大，症状为手足增大、眉弓突出、鼻翼肥厚增大及唇肥厚。若结果提示为疑似生长激素缺乏的患者，则需要进一步行胰岛素低血糖激发试验。

（2）催乳素也分泌自腺垂体，呈脉冲性波动亦呈昼夜改变。波动亦呈昼夜改变，但与入睡相关，睡眠时持续增高，直至次晨苏醒后逐渐下降。催乳素的主要生理功能为使乳腺加快生长发育、乳汁形成，尚有抑制促性腺激素的作用，对于高泌乳素血症患者，其主要临床症状为月经失调、闭经，多数高泌乳素血症患者以"月经紊乱伴泌乳"为首发症状就诊。催乳素的分泌容易受多种因素影响，吮吸乳头的机械刺激、低血糖、甲状腺功能减退症均可引起催乳素分泌增多，中枢神经药物如安定、利血平、氯丙嗪、甲氧氯普胺、甲氧普胺片、吗啡、γ-氨基丁酸等均可引起催乳素增高。故建议患者在早晨 8 点正常进食，10—11 点抽血检测，此时为催乳素分泌的谷值。

（3）雌二醇为卵巢所分泌的主要雌激素，女性体内雌激素呈周期性变化，每个月经周期有两个峰值，故检测雌激素的基础值要在月经第三天采血。女性雌激素水平低下应结合黄体生成素及促卵泡激素的结果，若这两者正常或低下，则考虑中枢性性腺功能减退症，即病例四患者。若两者皆增高，则考虑原发性性腺功能减退症，即病例五患者。

（4）黄体生成素分泌自垂体前叶，可促进卵巢排卵的发生，同时可使卵巢外的卵泡颗粒细胞尽快转化成黄体细胞，分泌孕激素和雌激素。

（5）促卵泡激素分泌自垂体前叶，对于卵泡早期发育可起促进作用，若分泌不足，卵泡无法发育成熟，其联合黄体生成素共同促进卵泡发育成熟，同时生成孕激素及雌激素。促卵泡激素受血液中雌激素水平的反馈调节和脑垂体下部分泌的促性腺激素释放激素的控制与调节。

（6）睾酮来自睾丸及肾上腺，肾上腺皮质分泌甚少，主要来自睾丸。睾酮对男性附属性器官及第二性征发育十分重要。肝脏是睾酮降解代谢的主要器官。正常情况下，女性睾酮值较低，若增高应先考虑多囊卵巢综合征。对于男性而言，睾酮偏低，应同时结合黄体生成素、促卵泡激素分析，若这两项偏低或无异常，考虑中枢性性腺功能减退症。对于病例五中的患者，其睾酮偏低，黄体生成素和促卵泡激素增高，考虑原发性性腺功能减退症。

（7）孕酮分泌自黄体，促使子宫内膜从增殖期转变为分泌期。孕酮的血浓度呈周期性变化，排卵后期较排卵前期高。排卵后期出现低值见于黄体功能不全、排卵型功能失调性子宫出血等。

（8）皮质醇、促肾上腺皮质激素在生理状态下存在昼夜节律，峰值于上午 6—8 点出现，谷值在夜间 23 点至次日凌晨 4 点出现，24 h 内呈"V"形波动。皮质醇增多症的患者无上述节律性表现，可结合大小剂量地塞米松抑制试验进行诊断。随机血皮质醇 < 5 μg/dL 即可诊断肾上腺皮质功能减退症。

病例六

患者，男，22岁，因"多食、易饥、体重下降6月，发热4天"入院。查体：体温38.5℃，脉搏135次/分。体形消瘦，皮肤湿润，双眼球稍突出，瞬目减少，Joffroy征阳性、von Greafe征、Mobius征阴性。甲状腺Ⅱ度肿大，质稍韧，未触及结节与震颤，未闻及血管杂音。心率135次/分，律欠齐，偶可闻及早搏，各瓣膜听诊区未闻及杂音。甲状腺功能：TSH＜0.008 μIU/mL↓，FT3＞50 pmol/L↑，T3 10.66 nmol/L，FT4 107.99 pmol/L↑，T4 430.78 nmol/L↑，抗甲状腺过氧化物酶抗体＞1 300 U/mL↑，抗甲状腺球蛋白抗体207.5 U/mL↑，促甲状腺激素受体抗体20.81 IU/L↑。

【初步诊断】Graves病。

【知识点】

（1）促甲状腺激素（TSH）。TSH分泌自垂体前叶，原发性甲状腺功能亢进症时TSH降低，可用于甲亢的筛查。但TSH低下不一定是甲亢所致，要结合T3、T4进行分析，当TSH低下的同时T3、T4也低下，则要考虑继发性（中枢性）甲状腺功能减退症。原发性甲亢是TSH低下，T3、T4增高。

（2）甲状腺激素（T4）。T4是反映甲状腺功能状态的较好指标。正常情况下，多数T4于血循环内结合甲状腺素结合球蛋白，故血清总甲状腺素结合球蛋白的水平可影响T4的测定结果。妊娠期间，甲状腺素结合球蛋白增加可使甲状腺功能正常者出现T4增高的假象。甲状腺功能减退患者的T4降低。

（3）三碘甲状腺原氨酸（T3）。T3对于甲亢的诊断意义高于甲状腺激素（T4）。对于甲状腺功能亢进症患者，T3上升幅度较T4明显，T3在诊断轻型甲状腺功能亢进症、亚临床型甲状腺功能亢进症、早期甲状腺功能亢进症和甲状腺功能亢进症复发方面更有临床价值。重度甲状腺功能减退症患者T3下降，轻度甲状腺功能减退症患者T3可无异常。对于全身性或慢性病患者，若其甲状腺功能正常，但T3有所下降，即定义为"甲状腺功能正常病态综合征"，亦称为"低T3综合征"。

（4）游离甲状腺素（FT4）。血液循环中的甲状腺激素99%与相应的血液中的蛋白质结合，FT4占比非常低，为甲状腺激素的活性成分，不受甲状腺素结合球蛋白的影响，可直接用来反映甲状腺功能，有较好的敏感性和特异性。

（5）游离三碘甲状腺原氨酸（FT3）。FT3通常用来诊断甲状腺功能亢进症，甲状腺功能正常病态综合征则出现FT3下降。

（6）抗甲状腺过氧化物酶抗体与抗甲状腺球蛋白抗体为自身免疫性甲状腺炎的重要诊断指标，其持续高滴度预示未来患自发性甲状腺功能减退症风险的概率较高。

（7）促甲状腺激素受体抗体在诊断及鉴别诊断单纯突眼、亚临床型甲状腺功能亢进症、甲状腺肿并发结节、单侧甲状腺肿方面有重要意义，有助于确定自身免疫性甲状腺疾病的病因。对于用抗甲状腺药物治疗等的Graves病患者，该指标的血中浓度正常则提示按疗程用药停药后不易复发。

病例七

患者，女，66岁，因"甲状腺髓样癌术后4年"入院。查降钙素5.4 pg/mL，甲状腺球蛋白10 ng/mL。

【诊断】甲状腺髓样癌术后。

【知识点】

（1）甲状腺球蛋白。甲状腺球蛋白临床上常用于甲状腺癌患者术后疗效评价，结合影像学观察病灶，血清甲状腺球蛋白持续下降、病灶缩小则提示治疗有效，反之则治疗无效。

（2）降钙素。降钙素由甲状腺 C 细胞（即滤泡旁细胞）分泌，检测值超过 100 ng/L 提示甲状腺髓样癌。其在胎儿、儿童、青少年、妊娠期和哺乳期妇女中升高；骨吸收增加者，其水平亦增高。另外，黄体酮和雌激素会促进降钙素的分泌。

病例八

患者，女，35 岁，因"停经 1 年"就诊。抗米勒管激素：0.6 mmol/L↓。

【初步诊断】卵巢早衰。

【知识点】

抗米勒管激素为转化生长因子 β 超家族的一员，其属于一类糖蛋白，分泌自小窦卵泡与卵巢窦前卵泡的颗粒细胞、睾丸尚在发育期的 Sertoli 细胞。小窦卵泡在卵巢内含量越多，抗米勒管激素水平越高；当卵泡受到年龄增长与各类因素影响，不断变少时，抗米勒管激素水平随之降低，待将至绝经，抗米勒管激素便渐趋于 0。其可作为预测卵巢储备功能的标志物。

病例九

患者，女，27 岁，因"停经 5 周"就诊。血总 β 人绒毛膜促性腺激素：1 253.1 mIU/mL↑，超声检查提示宫内早孕。

【初步诊断】早期妊娠。

【知识点】

总 β 人绒毛膜促性腺激素由胎盘的滋养层细胞分泌，临床上用于与妊娠相关疾病、滋养细胞肿瘤等疾病的诊断、鉴别和病程观察等。

病例十

患者，女，60 岁，因"体检发现骨密度降低就诊"。辅助检查：双能 X 线骨密度提示腰椎骨密度 T 值 -4.5↓，总 I 型前胶原氨基端前肽 10.31 ng/mL，β-胶原特殊序列 1 001 pg/mL，骨钙素 13 ng/mL↓。

【初步诊断】骨质疏松症。

【知识点】

（1）总 I 型前胶原氨基端前肽是成纤维细胞、成骨细胞增殖的特异性标志，对于骨形成具有较好的特异性。

（2）β-胶原特殊序列是评估骨吸收的指标，经肾脏代谢，肾功能不全者会升高。

（3）骨钙素由成骨细胞分泌，临床上用于骨质疏松、甲状旁腺功能亢进等的辅助诊断。因骨钙素由肾脏清除，其水平与肾功能相关。一天中血液内骨钙素谷值见于清晨至中午阶段，之后慢慢上升，峰值见于午夜，最高值相较最低值存在 10%～30% 的差距。此外，其水平亦受血液中钙离子、维生素 D、月经周期等的影响。

病例十一

患者，男，44 岁，因"血压升高伴乏力 11 月"入院。查体：血压 165/90 mmHg。辅助检查：血钾 3.2 mmol/L↓，24 小时尿钾 70 mmol，卧位醛固酮 260 pg/mL↑，卧位肾素 2.7 μIU/mL↓，卧位醛固酮与直接肾素比值（ARR）113.043。

【初步诊断】原发性醛固酮增多症。

【知识点】

肾素、醛固酮检查对于继发性高血压的鉴别诊断有重要意义，原发性醛固酮增多症患者其醛固酮水平升高、肾素降低。初筛显示醛固酮增高的患者，应接受卡托普利抑制试验、盐水负荷试验等以进一步确诊。影响醛固酮的因素包括钠盐摄入、血钾水平、药物因素等。因此筛查前应做以下准备：①血钾维持在正常范围；②钠盐摄入维持在正常水平；③停用对醛固酮测定造成较大影响的药物 4 周以上，如醛固酮受体拮抗剂、保钾利尿剂、排钾利尿剂及甘草提取物；④停用对醛固酮测定造成一定影响的药物 2 周以上，如钙离子拮抗剂、血管紧张素转换酶抑制剂（ACEI）或血管紧张素受体拮抗剂（ARB）等导致醛固酮/直接肾素比值假阴性的药物。另外，β-受体阻滞剂会影响醛固酮及肾素的水平，导致 ARR 假阳性。若需要进行原发性酮固醇增多症初筛、而血压控制不佳的患者，可使用以下对肾素-血管紧张素系统影响较小的药物：维拉帕米缓释片、肼屈嗪、哌唑嗪、多沙唑嗪、特拉唑嗪。

第五节　血液系统临床病例分析

病例一

患者，女，18 岁，因"发热、牙龈肿痛 2 周"就诊。查体：浅表淋巴结未触及，牙龈肿胀充血，胸骨中下段压痛，肝脾肋下未及。查血常规：白细胞 98.1×10^9/L↑，中性粒细胞比例 45%，单核细胞比例 35%↑，淋巴细胞比例 16%，血红蛋白 105 g/L↓，血小板计数 58×10^9/L。骨髓穿刺标本检测：见 20% 幼稚单核细胞、35% 原始单核细胞。

【初步诊断】急性单核细胞白血病。

病例二

患者，男，38 岁，因"畏寒、发热、尿频、尿急、尿痛 3 天"就诊。查体：浅表淋巴结未触及，胸骨无压痛，肝脾肋下未及，上、中输尿管点有压痛，双肾区叩痛。查血常规：白细胞 32×10^9/L↑，中性粒细胞比例 85%↑，单核细胞比例 4%，淋巴细胞比例 10%，血红蛋白 135 g/L，血小板计数 145×10^9/L。骨髓穿刺标本检测：见粒系明显活跃，成熟中性粒细胞比例显著增高，胞浆内可见中毒颗粒，中性粒细胞碱性磷酸酶积分为80分。

【初步诊断】①急性肾盂肾炎；②类白血病反应。

病例三

患者，女，61岁，因"发热、咽痛、咳嗽1天"就诊。查体：浅表淋巴结未触及，咽充血明显，咽后壁可见滤泡，胸骨无压痛，双肺未闻及啰音，肝脾肋下未触及。查血常规：白细胞 2.5×10^9/L↓，中性粒细胞比例30%，单核细胞比例11%↑，淋巴细胞比例55%↑，血红蛋白 125 g/L，血小板计数 225×10^9/L。

【初步诊断】上呼吸道感染。

【知识点】

（1）白细胞增高或降低常伴随白细胞分类异常，及时行骨髓穿刺，有助于白细胞异常的鉴别，并进一步明确诊断。

（2）中性粒细胞在白细胞中占比最高。其异常增高常见于各类炎症性疾病、严重的组织损伤及破坏、急性失血、应用糖皮质激素、白血病、骨髓增殖性肿瘤等。其异常降低则常见于化学品及放射性物质接触、感染、自身免疫性疾病、血液病等。

（3）淋巴细胞比例仅次于中性粒细胞比例，其增高常见于感染性疾病，特别是病毒感染，但细菌感染亦可出现，如百日咳杆菌、结核分枝杆菌等；此外，其增高还可见于急性淋巴细胞白血病、慢性淋巴细胞白血病、淋巴瘤等。淋巴细胞降低则常见于免疫缺陷病、放射性损伤及接受烷化剂、激素治疗等。

（4）单核细胞异常增高主要见于各类感染（如疟疾、流感、活动性肺结核等）及血液病（如急性单核细胞白血病、慢性粒单核细胞白血病、骨髓增生异常综合征、淋巴瘤等）。单核细胞减少通常无临床意义。

（5）类白血病反应，即机体在感染、肿瘤等因素刺激下，产生的类似白血病表现的血象反应，特征为外周血中白细胞数量明显增多，溶血、外伤、休克、急性失血、急性中毒、大面积烧伤亦可出现类似反应。它与白血病鉴别的关键在于，外周血或骨髓涂片无原始细胞、幼稚细胞，且随着原发疾病好转，类白血病反应也迅速恢复正常。

病例四

患者，女，28岁，因"面色苍白、乏力2年，加重1月"就诊。查体：贫血貌，皮肤黏膜无黄染，浅表淋巴结未触及肿大，胸骨无压痛，肝脾肋下未触及。查血常规：白细胞 5.2×10^9/L，中性粒细胞比例68%，单核细胞比例7%，淋巴细胞比例24%，血红蛋白 52 g/L↓，红细胞计数 2.9×10^{12}/L↓，血细胞比容 0.26↓，平均红细胞体积 60 fl↓，平均红细胞血红蛋白含量 25.4 pg↓，平均红细胞血红蛋白浓度 264 g/L↓，网织红细胞百分比 1.2%，血小板计数 178×10^9/L。查铁蛋白：2.4 ng/mL↓。

【初步诊断】缺铁性贫血。

【知识点】

（1）基于不同的临床特点，贫血有不同的分类。其按照病程分为急性和慢性贫血；按照细胞学分类，可分为正细胞性、大细胞性、小细胞低色素性及单纯小细胞性贫血；按照贫血程度可分为轻度、中度、重度及极重度贫血；按骨髓红系增生情况分为增生不良性贫血和增生性贫血；按发病机制或病因分为红细胞生成减少、红细胞破坏过多和失血性贫血。临床常通过贫血细胞学分类进行初步鉴别诊断（表3-5）。

表3-5 贫血的细胞学分类

类型	MCV/fL	MCH/pg	MCHC/（g·L^{-1}）	常见疾病
正细胞性贫血	82～100	27～34	316～354	再生障碍性贫血（AA）、溶血性贫血、白血病等大多数血液疾病
大细胞性贫血	>100	>34	316～354	骨髓增生异常综合征（MDS）、巨幼细胞贫血（MA）、恶性贫血等
小细胞低色素性贫血	<82	<27	<316	缺铁性贫血（IDA）、地中海贫血（海洋性贫血）及铁粒幼细胞性贫血
单纯小细胞性贫血	<82	<27	316～354	炎症性贫血（如慢性感染、风湿病、肝病）、肿瘤性贫血、肾性贫血等

注：MCV，平均红细胞体积；MCH，平均红细胞血红蛋白含量；MCHC，平均红细胞血红蛋白浓度。

（2）网织红细胞可间接反映骨髓造血功能。网织红细胞增高常提示骨髓红系增生活跃，见于溶血性贫血、急性失血、缺铁性贫血等。网织红细胞降低常提示骨髓造血功能减低，见于再生障碍性贫血、骨髓病性贫血等。

病例五

患者，女，23岁，2周前有"上感"史，因"皮肤瘀点、瘀斑1周"就诊。查体：皮肤黏膜散在瘀点、瘀斑，以四肢为著，浅表淋巴结未触及肿大，胸骨无压痛，肝脾肋下未触及。查血常规：白细胞 $4.7×10^9$/L，中性粒细胞比例63%，单核细胞比例6%，淋巴细胞比例28%，血红蛋白122 g/L，网织红细胞百分比1.1%，血小板计数 $3×10^9$/L↓。凝血功能检测正常。骨髓穿刺提示骨髓增生活跃，巨核系增生伴成熟障碍。

【初步诊断】原发免疫性血小板减少症。

病例六

患者，男，63岁，因"左侧肢体偏瘫3天"就诊。查体：皮肤无瘀点、瘀斑，浅表淋巴结未触及肿大，胸骨无压痛，肝脾肋下未触及。查血常规：白细胞 $18.7×10^9$/L↑，中性粒细胞比例70%，淋巴细胞比例25%，血红蛋白170 g/L，血小板计数 $985×10^9$/L↑。骨髓穿刺标本检测提示骨髓增生明显活跃，以巨核细胞增生为主。*JAK2V617F* 基因突变阳性，*BCR/ABL* 融合基因阴性。

【初步诊断】①原发性血小板增多症；②急性脑梗死。

【知识点】

（1）血小板减少可分为三大类：①再生障碍性贫血、骨髓增生异常综合征、白血病等疾病相关的血小板生成减少；②原发免疫性血小板减少症、风湿病、感染、恶性肿瘤、血栓性血小板减少性紫癜、弥散性血管内凝血等疾病相关的血小板过度消耗与破坏；③脾亢等疾病导致的血小板外周血分布减少。

（2）血小板增多主要分为两大类：①原发性，常见于骨髓增殖性肿瘤，如真性红细胞增多症、原发性血小板增多症、慢性粒细胞白血病等；②反应性血小板增多，可见于急性感染、缺铁性贫血（慢性失血）、溶血、肿瘤、炎症性疾病、风湿病、脾切除术后等。

病例七

患者，男，55 岁，因"腹胀 2 月，牙龈渗血 1 周"就诊。既往史：有乙肝病史 30 余年，未诊疗。查体：胸前及腹部可见数个蜘蛛痣，巩膜略黄染，牙龈多发渗血，腹部膨隆，脾肋下 4 cm 处可触及，质硬无压痛，移动性浊音阳性。查血常规：白细胞 3.9×10^9/L，血红蛋白 115 g/L，血小板计数 120×10^9/L。查凝血功能：凝血酶原时间（PT）18 s↑，国际标准化比值（INR）1.6↑，活化部分凝血活酶时间（APTT）48 s↑，纤维蛋白原（FIB）1.9 g/L↓。

【初步诊断】①乙肝肝硬化失代偿；②继发性凝血功能障碍。

病例八

患者，男，13 岁，因"口腔出血 13 年，再发 1 周"就诊。既往史：自幼即有反复出血史。查体：皮肤黏膜散在瘀点，上颚可见直径约 2 cm 血疱，左下磨牙可见新鲜渗血。查血常规：白细胞 4.9×10^9/L，血红蛋白 110 g/L，血小板计数 156×10^9/L。查凝血功能：活化部分凝血活酶时间（APTT）88 s↑，FⅧ活性 0.6%↓。

【初步诊断】甲型血友病。

【知识点】

（1）PT 是外源性凝血途径的常用筛查指标，延长 3 s 以上为异常。PT 延长需要考虑：①凝血因子Ⅰ、Ⅱ、Ⅴ、Ⅶ、Ⅹ先天性缺乏；②应用华法林等抗凝药物、维生素 K 缺乏或吸收障碍、重症肝病、弥散性血管内凝血等获得性凝血因子缺乏。PT 缩短主要见于血液高凝状态，如急性心梗、多发性骨髓瘤、深静脉血栓形成等，但敏感性和特异性差。

（2）INR 是口服抗凝剂疗效的监控指标，最佳区间为 2.0～3.0，一般不应超过 3.0。

（3）APTT 是内源性凝血途径的常用筛查指标，延长 10 s 以上为异常。APTT 延长见于凝血因子Ⅱ、Ⅴ、Ⅷ、Ⅸ、Ⅹ、Ⅺ、Ⅻ和纤维蛋白原缺乏。APTT 缩短见于血栓性疾病和血栓前状态，但敏感度和特异性差。

（4）D-二聚体阴性或正常极具临床意义，可基本排除深静脉血栓及肺血栓栓塞。D-二聚体增高则可用于诊断 DIC 和观察溶栓治疗效果。但凡是激活纤溶系统，如感染、炎症、肿瘤等疾病，D-二聚体均可增高，因此其敏感度高，而特异性低。

第六节 感染性疾病临床病例分析

病例一

患者，男，26岁，平素体健，因"食欲缺乏、身目黄染4天"就诊。查肝功能明显异常。动态监测乙肝两对半定量及HBV-DNA动态变化见表3-6。

表3-6 动态监测乙肝两对半定量及HBV-DNA动态变化

日期	表面抗原定量/（IU/mL）	表面抗体定量/（mIU/mL）	e抗原定量/（S/CO）	e抗体定量/（S/CO）	核心抗体定量/（S/CO）	HBV-DNA定量/（IU/mL）
2018年9月23日	16 771.59	0.84	395.344	14.64	4.73	5.13E+5
2018年10月15日	361.07	2.51	2.013	1.13	6.34	1.15E+3
2018年10月29日	25.44	2.03	0.572	0.68	5.74	—
2018年11月14日	0.48	2.84	0.472	0.83	6.55	<（2.0CE+1）
2018年12月10日	<0.050	6.24	0.096	0.364	0.006	—

【初步诊断】急性乙型病毒性肝炎。

【知识点】

（1）乙型肝炎病毒（HBV）的传播途径以血液为主，另有母婴传播、性接触传播等。通常人体感染HBV后会形成三类抗原抗体系统：①乙肝病毒表面抗原（HBsAg）和乙肝病毒表面抗体（HBsAb）；②乙肝病毒e抗原（HBeAg）和乙肝病毒e抗体（HbeAb）；③乙肝病毒核心抗原（HBcAg）和乙肝病毒核心抗体（HbcAb）。

（2）HBsAg通常于感染HBV后1～2个月出现在血清里，可被检出的最短时间为14天，最长可为数年，甚至长期携带。血清HBsAg只能用来判断是否有HBV感染，不能反映其有无复制、复制程度、传染性强弱及预后等情况。虽然HBsAg自身无传染性，然而因其大多并存HBV-DNA定量阳性，故而一般将HBsAg阳性作为传染性的一项标志。

（3）针对HBsAg，人体会产生一类保护性抗体，即HBsAb，此抗体对于HBV具备免疫力。一般情况下，HBsAb在HBsAg消失后出现，多为IgG，少数患者中有IgM。出现 IgG 是疾病开始恢复的标志，可持续多年，其滴度与特异性保护作用相关。接种乙肝疫苗后，仅出现单项 HBsAb 阳性；注射特异性乙肝免疫球蛋白或输血等可被动性获得 HBsAb。HBsAb 定量测定：HBsAb 作为预防乙肝病毒感染唯一的保护性抗体，其定量检测用于观察受检者体内是否有足够对抗该病毒的保护性抗体。若 HBsAb 降低或消失，需要尽快进行 HBV 疫苗的接种。

（4）HBsAb、HBsAg 两者可同时见于 HBV 感染恢复期，这时，HBsAg 还存在，但 HBsAb 已形成；或是编码 HBsAg 的 S 区基因发生变异，野生株 HBsAb 不能将其中和清除；或是 HBsAb 阳性者感染了免疫逃逸株。

病例二

患者，男，18 岁，因"发热、咳嗽、咳痰 10 天"入院。查体：颈部可触及多个肿大淋巴结，咽红肿，扁桃体 Ⅱ 度肿大，见大片脓性分泌物。查肝功能：丙氨酸转氨酶 272.00 U/L↑，天冬氨酸转氨酶 266.00 U/L↑，乳酸脱氢酶 491.40 U/L↑。查血常规：白细胞计数 11.92×10^9/L↑，淋巴细胞计数 6.85×10^9/L↑，单核细胞计数 0.740×10^9/L↑。查 EB 病毒：VCA IgA 抗体阳性，Rta 蛋白 IgG 抗体阴性，EB 病毒定量 $3.762\,29E+3$ IU/mL↑。外周血细胞形态分析：异型淋巴细胞占 25%。

【初步诊断】传染性单核细胞增多症。

【知识点】

（1）EB 病毒属疱疹病毒群，有五种抗原成分，即病毒衣壳抗原（VCA）、膜抗原（MA）、早期抗原（EA）、补体结合抗原（可溶性抗原 S）和核抗原（EBNA）。各种抗原均能产生相应的抗体。各种抗体特征如下：VCA IgM 抗体在早期出现，多于 1～2 个月后消失，是 EB 病毒近期感染的标志。VCA IgG 抗体出现稍迟于前者，但可持续多年或终生，不能区别近期感染与既往感染。EA IgG 抗体是近期感染或 EB 病毒活跃增殖的标志，于感染后 3～4 周达到峰值，持续 3～6 个月。于感染后 3～4 周可发现补体结合抗体、EBNA IgG 抗体，持续终生，是既往感染的标志。

（2）EBV 感染后，血液中 T 细胞被激活并大量增殖，成为血液中的异型淋巴细胞，异型淋巴细胞超过 10% 具有诊断意义。

病例三

患者，男，37 岁，因"发热伴腰痛、食欲缺乏 4 天"入院。其居住环境常有老鼠出没。查肾功能：肌酐 250.00 μmol/L↑。查尿常规：尿蛋白（＋＋＋），尿隐血（＋＋＋）。查血常规：白细胞计数 11.17×10^9/L↑，血小板计数 57.0×10^9/L↓。外周血细胞形态：异型淋巴细胞占 11%。汉坦病毒 IgM 抗体测定：弱阳性（＋/－）。

【初步诊断】流行性出血热（也被称为"肾综合征出血热"）。

【知识点】

（1）流行性出血热患者的血常规通常表现为白细胞增高，中性粒细胞增高，核左移；若病情严重，可呈现类白血病反应；若异型淋巴细胞的占比 >15%，多属危重型，血小板多降低，个别危重型患者血小板计数 $\leq 5.0 \times 10^9$/L；由于经历少尿期和多尿期，血红蛋白可能受血液稀释或浓缩影响而变化。

（2）流行性出血热在早期表现为尿常规异常，于病程第 2～3 天即有蛋白尿出现，且于极短时间内加重，可于 1 天内从"＋"骤升到"＋＋＋～＋＋＋＋"，通常到多尿后期及恢复阶段才转为阴性，肾损害比较严重的患者可见尿红细胞或出现肉眼血尿。

（3）血尿素氮与肌酐在发热后期或低血压休克早期会增高，至少尿期与多尿初期增至最高，之后逐渐降低，增高速度、幅度与病情呈正相关。

（4）流行性出血热会较早出现特异性 IgM、IgG 抗体。IgM 能够被检出的时间通常为起病后 3～5 天，IgM 抗体具有早期诊断意义；IgG 抗体通常在发病后 2 周才出现，须双份血清阳性且效价递增 4 倍以上方有诊断价值。

病例四

患者，女，69 岁，因"发热、全身酸痛 3 天"入院。入院查胸部 CT：两肺弥漫状斑片影。查血常规：白细胞计数 6.77×10^9/L，中性粒细胞百分率 83.30%，嗜酸性粒细胞百分率 0.40%。血培养报告：伤寒沙门氏菌（血清型 D 群）。肥达反应：伤寒 H901 1∶80（阳性）。

【初步诊断】伤寒并肺炎。

【知识点】

（1）若感染伤寒杆菌，检测血常规可发现白细胞计数较低或正常，中性粒细胞可降低，嗜酸性粒细胞降低，于极期大多数是 0，有重要的辅助诊断价值。

（2）血培养于第 1 周阳性率>80%，之后阳性率逐渐降低；粪培养于第 3～5 周可获得 60%～70% 的高阳性率；骨髓培养于整个病程中均能够获得较高阳性率，于第 1 周可高达 90%，且较少受抗菌药物的影响。

（3）肥达反应是以菌体抗原 O，甲、乙、丙副伤寒杆菌的鞭毛抗原，伤寒杆菌鞭毛抗原 H 这五类抗原，通过凝集反应测定被感染人员血清内相关抗体的凝集效价。O 抗原为伤寒杆菌及副伤寒杆菌的共有抗原，故血清内 O 抗原被检出，无法对伤寒感染、副伤寒感染进行鉴别。近几年相关研究提出，肥达反应在伤寒的辅助诊断方面存在较大局限性：①发病初期表现为较低阳性率，第 1 周只有小部分患者显示阳性，即便到第 3～4 周，阳性率仅达 70%，部分患者在整个病程中其抗体始终阴性，尤其是轻型感染者；②肥达反应属于非特异性反应，不管是假阴性率，还是假阳性率，皆较高，包括急性血吸虫病、溃疡性结肠炎、败血症、风湿病等在内的部分疾病可出现假阳性。

病例五

患者，女，53 岁，因"发热、乏力、头痛 3 天"入院。患者居住环境蚊虫较多。入院查体：双下肢散在出血点。查血常规：白细胞计数 1.01×10^9/L↓，中性粒细胞计数 0.36×10^9/L↓，血小板计数 49.0×10^9/L↓。查登革病毒：RNA 阳性，IgM 抗体阳性，NS1 抗原检测阳性。

【初步诊断】登革热。

【知识点】

（1）大部分登革热患者在病程第 2～3 天白细胞显著降低，中性粒细胞也有所降低，第 4～5 天降至最低点，退热后 1 周逐步恢复。1/2～3/4 的病例有血小板减少。

（2）登革病毒所含血清型有 4 个，在抗原性方面，各型有所区别，首次感染生成的抗体可终生免疫同型病毒。此病毒感染人体 2～7 天后，人体产生抗此病毒的中和抗体，为 IgM 抗体及 IgG 抗体。IgM 抗体于发热若干日后就能够被检出，待 14 天时升至峰值，之后慢慢降低，2～3 个月后基本检测不到；IgG 抗体于发病后 14 天起增高，可以长期存在。

（3）登革病毒 NS1 抗原是登革病毒的代谢产物，从发热后第 1 天产生，并一直维持到第 9 天，对疾病具有早期诊断意义。

（4）RT-PCR 扩增技术可用于检测人血清中的登革病毒 RNA，具有早期诊断意义及快速、敏感的优点，测定用时通常为数小时。根据引物的不同，可对登革病毒基因型进行分型。

病例六

患者，男，22 岁，因"反复发热、盗汗 3 月，恶心、腹胀 1 周"入院。入院查体：右肺呼吸音减弱，移动性浊音阳性，腹部有压痛，无反跳痛。查胸腔积液：白细胞计数 730×10^6/L，单核细胞 95%，乳酸脱氢酶 84.00 U/L。痰涂片找抗酸杆菌：阴性。GeneXpert MTB/RIF 检测（利福平耐药检测）：核酸阴性。结核感染特异性 T 细胞检测：阳性。CT 提示：双侧胸腔积液，右侧肺不张，大网膜增厚，腹腔积液。腹部 B 超提示：中量腹腔积液。

【初步诊断】结核病：①结核性胸膜炎（胸腔积液涂阴；初治）；②结核性腹膜炎（腹腔积液涂阴；初治）；③继发性肺结核（双肺涂阴，核酸阴性；初治）。

通过利福平、异烟肼、乙胺丁醇与吡嗪酰胺联合用药进行抗结核治疗。3 个月后胸部 CT 复查提示：双肺散在微结节，双肺阶段性不张已经消失，胸腔积液吸收。

【知识点】

（1）干扰素释放试验，即对在结核分枝杆菌特异性抗原作用下 T 细胞所生成的 γ-干扰素进行测定，以判断是否存在结核菌的感染。现今，国际领域存在两类较为完善的干扰素释放试验，其中一类为酶联免疫斑点技术，此项技术用来对在结核分枝杆菌特异性抗原作用下外周血单个核细胞内分泌 γ-干扰素的效应 T 细胞数量进行测定，即结核感染特异性 T 细胞检测（T-SPOT. TB）。

（2）可通过 T-SPOT. TB 来对结核菌感染进行诊断，然而无法鉴别活动性结核病和结核分枝杆菌潜伏感染，也不能准确预测结核分枝杆菌潜伏感染发展为活动性结核病的风险。T-SPOT. TB 结果为阳性，尤其肺外结核，可以给予临床医师提示，有助于结核病的诊断。若其结果为阴性，尤其对于青壮年群体、无合并症的患者，有助于排除结核病。当前，WHO 与美国疾病控制预防中心（CDC）均建议通过其来辅助诊断活动性结核病，以及筛查潜伏性结核感染。

病例七

患者，女，19 岁，因"反复咳嗽、咳痰 10 月"入院。入院查体：双肺呼吸音清。曾在外院诊断"继发性肺结核"，抗结核治疗 5 个月，症状未见好转。外院 GeneXper

MTB/RIF 检测（利福平耐药检测）提示阳性，自行停药 2 个月后，来我院就诊。胸部 CT 提示：双肺上叶改变，考虑为感染性病变，继发性肺结核可能。结核感染特异性 T 细胞检测：阳性。支气管镜刷片、痰涂片：抗酸杆菌阳性。GeneXpert MTB/RIF 检测（利福平耐药检测）提示：核酸阳性，利福平耐药。

【初步诊断】继发性肺结核（双肺涂阳；利福平耐药；复治）。

治疗 2 个月后，经痰结核菌培养提示利福平、链霉素与异烟肼耐药，考虑为耐多药肺结核，与 GeneXpert MTB/RIF 检测结果相符。

【修正诊断】继发性肺结核［双肺涂阳、培阳；耐多药（链霉素、利福平、异烟肼耐药）；复治］。

修改抗结核治疗方案后经治疗 3 个月，复查显示：支气管灌洗液痰涂片未发现抗酸杆菌；GeneXpert MTB/RIF 检测结果阴性，未见结核菌。胸部 CT 提示病灶较前吸收。

【知识点】

GeneXpert MTB/RIF 技术基于半巢式实时荧光定量 PCR 技术，该测试在 GeneXpert® 系统上运行。其靶基因为 $rpoB$，同时对标本是否含有结核分枝杆菌、利福平是否耐药加以测定。在诊断成人与儿童耐药结核和艾滋病合并感染方面，WHO 推荐优先使用 GeneXpert MTB/RIF 检测，其有助于提高涂阴肺结核和肺外结核的检出率，然而此项技术在应用上尚存在局限性，仅用于检测耐药结核菌的存在及提示利福平耐药。

病例八

患者，男，78 岁，因"发热、咳嗽 2 天"入院。查体：体温 38.8 ℃，呼吸 28 次/分，脉搏 110 次/分，血压 85/46 mmHg，双下肺可闻及湿性啰音。血常规：白细胞计数 32.51×10^9/L↑，中性粒细胞百分率 95.30%↑。降钙素原 6.12 ng/mL↑。C 反应蛋白 110.82 mg/L↑。血培养结果：金黄色葡萄球菌。

【初步诊断】①脓毒性休克；②金黄色葡萄球菌血流感染；③肺部感染。

【知识点】

（1）C 反应蛋白（CRP），即在人体发生组织受损或感染时，于极短时间内，血浆中部分大幅增高的蛋白质/急性蛋白，其能激活补体和加强吞噬细胞的吞噬而起调理作用，清除入侵人体的病原微生物和损伤、坏死、凋亡的组织细胞。CRP 是一种非特异的炎症标志物，其增高与感染的程度呈正相关。

（2）降钙素原（PCT）为一种蛋白质，当严重细菌、真菌、寄生虫感染及发生脓毒症和多脏器功能衰竭时，此蛋白血浆含量增高。当感染病毒、过敏及发生自身免疫病时，PCT 不增高。PCT 反映全身炎症反应的活跃程度。PCT 作为一项急性感染指标，可用于细菌性感染、非细菌性感染、炎性反应的鉴别诊断，以及严重炎症性疾病的临床进程及预后评价。发生严重细菌感染的脓毒症多器官衰竭时，PCT＞2 ng/mL。

病例九

患者，男，34 岁，2018 年 2 月 24 日（援非回国 9 天）出现寒战、发热，发热持续 2～3 h，大汗后可自行下降，2～3 h 后再度升高，体温可达 40 ℃ 以上，伴头痛、大关节疼痛，乏力，并出现纳差、恶心呕吐；4 天后，患者尿液呈浓茶色，并有尿量减少。查疟原虫抗原：阳性。外周血涂片镜检：可见恶性疟原虫。查血常规：白细胞计数 5.82×10^9/L，血红蛋白 134.0 g/L，血小板计数 32.0×10^9/L↓。C 反应蛋白 56.30 mg/L↑。降钙素原 5.83 ng/mL↑。生化检验：尿素 8.90 mmol/L↑，肌酐 168.00 μmol/L↑；钾 3.54 mmol/L，钠 129.40 mmol/L↓，氯 92.00 mmol/L↓。

【初步诊断】①恶性疟疾；②急性肾功能衰竭。

【知识点】

（1）疟原虫检查方法：通常选择外周血涂片（厚、薄同片）的方法，通常先检查厚涂片，可快速发现疟原虫，确立诊断，对虫种判断不清者，再检查薄片红细胞内原虫，从形态学上鉴别虫种。骨髓穿刺涂片检查疟原虫的阳性率高于外周血涂片。

（2）疟原虫抗原：受染的红细胞及患者血清内含有疟原虫及其裂解过程释放的可溶性抗原。疟原虫抗原检测的特点是灵敏、快速，可以批量检测。经抗疟治疗后，疟原虫抗原仍可持续存在 1～3 周，以后则逐渐形成免疫复合物而不能测得。鉴于患者常于感染后 3～4 周才有特异性抗体出现，因而特异性抗体检测的临床应用价值较小。

（3）对于恶性疟患者而言，可于短期内观察到大量被疟原虫感染的红细胞，红细胞破损，血红蛋白尿会导致肾损伤，严重时会造成急性肾功能衰竭。

（洪仲思　李春娜　朱晔　罗礼云　罗顺葵　谢锋）

参考文献

[1] 曹雪涛，熊思东，姚智，等. 医学免疫学［M］. 7 版. 北京：人民卫生出版社，2018.

[2] 陈江华. 肾内科疾病临床诊疗思维［M］. 北京：人民卫生出版社，2018.

[3] 葛均波，徐永健，王辰. 内科学［M］. 9 版. 北京：人民卫生出版社，2018. [4] 胡成进，陈荧剑，公衍文. 检验结果临床解读［M］. 北京：人民军医出版社，2010.

[5] 李梦东，王宇明. 实用传染病学［M］. 北京：人民卫生出版社，2004.

[6] 尚红，王毓三，申子瑜. 全国临床检验操作规程［M］. 4 版. 北京：人民卫生出版社，2015.

[7] 万学红，卢雪峰. 诊断学［M］. 9 版. 北京：人民卫生出版社，2018.

[8] 王辉. 临床微生物学手册［M］. 北京：中华医学电子音像出版社，2017.

[9] 卫生部临床检验专业委员会. 中华人民共和国卫生行业标准　临床常用生化检验项目参考区间：WS/T 404—2012［S］. 北京：中华人民共和国卫生部，2012.

[10] 卫生部临床检验专业委员会. 中华人民共和国卫生行业标准　血细胞分析参考区间：WS/T 405—2012［S］. 北京：中华人民共和国卫生部，2012.

第二编

临床影像学检查

第四章 影像学概论

1895年,德国物理学家伦琴首次发现了X射线,这一发现成为现代放射诊断学的基础。随后,电子计算机体层摄影(computer tomography,CT)技术逐步被发展应用。CT基于像素/体素的基本概念,应用傅里叶变换获取人体的断面解剖图像,从而开创了最早的数字成像技术。随着磁共振成像(magnetic resonance imaging,MRI)与核医学(nuclear medicine,NM)成像的发展,数字成像技术得到进一步的完善。近年来,CT、MRI、超声及正电子发射体层显像(positron emission tomography,PET)等设备不断更新,创新技术(如心脏和脑部的功能成像)新兴亚学科分支(如分子影像学、影像组学等)相继涌现,不断更新影像征象的含义。随着影像诊断学应用范畴的持续拓展,影像技术的综合应用已成为临床精准诊断、治疗前评估、疗效分析和疾病预后推测的重要辅助手段。

第一节 X线检查基本原理

传统X线摄影根据X线的主要特性和被投照体密度对比成像,可分为自然对比和人工密度对比成像,为直接模拟的灰度图像。

X线主要具备以下四种特性:穿透性、荧光作用、感光作用和电离及生物效应。其中,电离及生物效应既是X线放疗的基础,也是放射防护的基础。数字化X线摄影术(digital radiography,DR)利用非晶硅平板等探测器把穿透人体的X线信息转化为数字信号,由计算机后处理获得重建图像。

第二节 CT检查基本原理

CT应用X线扫描,基于计算机傅里叶变换算法,将各体素的衰减系数的 μ 值转换为对应像素的 CT 值及相应不同灰度，从而获得灰度分布的断层图像。随着新技术的发展，采用螺旋 CT 容积扫描，可一次采集扫描范围内的全部数据。CT 后处理技术不断成熟，除了二维技术中的多平面重建（multiplanar reformation，MPR）与曲面重建（curved planar reformation，CPR）外，还具备三维后处理展示技术，包括最大密度投影（maximum intensity projection，MIP）、最小密度投影（minimum intensity projection，MinIP）、表面遮盖成像（surface shaded display，SSD）、容积再现技术（volume rendering technique，VRT）、实质脏器灌注成像技术、肺结节分析技术、骨密度分析技术及成分（碘、尿酸）分析技术等。

在实际工作中，X 线吸收系数或不同的灰阶可反映组织和器官的密度。CT 值为标准量化的物体密度值，单位为亨氏单位（hounsfield unit，HU）。X 线吸收系数可与 CT 值进行换算：水的吸收系数是 1，CT 值定为 0 HU；气体吸收系数为 0，CT 值定为 -1 000 HU；骨皮质吸收系数为 2，CT 值定为 +1 000 HU。应用不同的 CT 窗位（window level，WL）和窗宽（window width，WW）显示不同的灰阶图像。常用的 CT 窗位、窗宽见表 4-1。

表 4-1 人体正常组织 CT 平扫采用的窗宽、窗位

组织	窗宽/HU	窗位/HU
肺组织	1 500～2 000	-600～-450
纵隔	250～350	30～50
软组织（脑实质、肌肉）	300～500	40～60
骨骼	1 000～1 500	250～350
腹膜	400～500	40～60

CT 增强扫描是指为提高组织图像对比度，经静脉注入对比增强剂（以碘剂为主）的影像检查方法。组织被碘对比剂异常强化，主要反映以下病理生理过程：①病变组织异常血管增生，局部血供丰富、血流量增加，如恶性肿瘤血管增生、新生肉芽组织等。②血脑屏障破坏。例如：高级别星形细胞瘤，因对比剂通过毛细血管外漏而异常强化；脑梗死 1～4 周内的患者，梗死区因血脑屏障破坏、部分胶质增生，亦可出现异常强化。

第三节 磁共振成像检查基本原理

磁共振成像（MRI）的基本原理为通过施加特定频率的射频脉冲，从而激励人体中的氢质子产生共振，并通过模拟数字化成像获得不同灰度图像。弛豫时间指原子核从激励状态恢复到平衡状态所需的时间，T_1 为"自旋-点阵"或"纵向"弛豫时间，T_2 为

"自旋-自旋"或"横向"弛豫时间。MRI 根据组织间弛豫时间值差别的不同,主要分为 T_1 加权像（T_1 weighted image，T_1WI）、T_2 加权像（T_2 weighted image，T_2WI）和质子密度加权像（proton density weighted image，PDWI）。

由于氢质子在人体含水分的组织中广泛存在,因此磁共振最常利用氢原子核质子（^{1}H）成像。磁共振图像中的"白色→灰色→黑色"灰阶,代表信号由强变弱。流动液体无信号,为流空效应（flow void）,常见于正常血管。磁共振血管成像（magnetic resonance angiography，MRA）常应用时间飞跃（time of flight，TOF）法和相位对比（phase contrast，PC）法成像。各种人体正常组织核磁灰阶成像特点见表 4-2。

表 4-2 人体正常组织信号强度

组织	T_1WI	T_2WI
脑白质	中高	中低
脑灰质	中低	中高
脑脊液（水）	低	高
脂肪、松质骨	高	中高
骨皮质、钙化、气体	低	低

MRI 增强扫描技术可加大组织间 T_1WI 或 T_2WI 图像信号对比强度差别。MRI 对比剂通常包括三大类:顺磁性（临床最常用的是钆类螯合物）类、铁磁性类及超顺磁性类。

MRI 为多序列成像,常规序列包括自旋回波（spin echo，SE）序列和快速自旋回波（fast spin echo，FSE）序列,兼有其他成像序列,如梯度回波（gradient echo，GRE）序列、反转恢复（inversion recovery，IR）序列和平面回波成像（echo planar imaging，EPI）等。MRI 应用频率选择性脂肪抑制和水抑制,可提高组织分辨力;磁敏感加权成像（susceptibility weighted imaging，SWI）,用于分辨钙化和微出血灶,观察红核及黑质病变等。MRI 多模态功能成像,包括扩散加权成像（diffusion weighted imaging，DWI）、弥散张量成像（diffusion tensor imaging，DTI）、灌注加权成像（perfusion weighted imaging，PWI）、脑功能定位成像及磁共振波谱（magnetic resonance spectroscopy，MRS）成像等,拓展了磁共振多方位、多参数成像的临床应用范畴。

第四节 超声检查基本原理

超声医学是一门研究超声波在人体组织中传播、接收和效应,把医学、声学和电子工程学相结合的应用学科。超声成像具有很多优点,如无创、安全、简便、经济、无放射性及实时成像等,容易在各级医疗机构普及推广。

一、超声波的定义

超声波是指频率高于 20 000 Hz 的声波,通过物体的机械振动产生。

二、超声的重要物理量

(一)振幅

振幅是指质点离开平衡位置的最大距离。单位是牛顿每平方米(N/m^2)。

(二)频率、波长、声速及三者之间的关系

频率:单位时间内质点完成周期性变化的次数(符号为 f)。单位是赫兹(Hz)。目前医学诊断最常用的超声频率是 2~12 MHz。

波长:声波在传播过程中,在一个振动周期内传播的距离(符号为 λ)。单位是厘米(cm)、毫米(mm)和微米(μm)。

声速:单位时间内声波在介质中传递的距离(符号为 C)。单位是米/秒(m/s)。

三者之间的关系:$C = \lambda f$。

(三)声特性阻抗

平面声波在介质中某一点处的声压(P)与质点振动速度(U)的比值,称为声特性阻抗(Z)。$Z = P/U = \rho C$,ρ 为介质密度,C 为声速。相邻两种介质的声阻抗差大于 0.1% 是超声波发生反射的条件。

三、超声波的传播

超声波在传播过程中会出现声衰减、反射、折射、衍射、散射及多普勒效应等现象,其中,需要重点掌握多普勒效应。超声多普勒效应是指声源与接收体之间存在相对运动,声源发射的超声波射入接收体后,发生声波频率改变的现象。应用多普勒效应能够探查心脏及血管的血流情况。

四、超声的成像基本原理

超声波射入人体内,将经过不同声阻抗和不同衰减特性的器官与组织,从而产生不同的反射与衰减,这是构成超声图像的基础。根据经验判断的六级分类法,超声的回声强度分为强回声、高回声、等回声、低回声、弱回声及无回声。

(一)A 型超声原理及应用

A 型超声采用幅度调制,简称"A 超"。纵坐标表示脉冲回波的幅度,横坐标表示探测的深度。临床主要应用于眼球、脑中线及胸腹水探测等检查。

(二)M 型超声原理及应用

M 型超声采用辉度调制,即时间-运动型,垂直方向表示探测的深度,水平方向表示时间。临床主要应用于心脏检查。例如:观察心肌和瓣膜的活动功能,测量心脏结构大小,计算心室射血分数,等等。

(三) B 型超声原理及应用

B 型超声采用辉度调制,得到组织器官或病灶的断层图像,同时可用于动态观察。临床应用广泛,是最基本的超声成像模式。

(四) 彩色多普勒血流成像原理及应用

彩色多普勒血流成像(color doppler flow imaging,CDFI),简称"彩超",通过多通道选通技术进行自相关处理,获取血流速度、方向等信息。在超声屏幕上,红色代表朝向探头的血流,蓝色代表背离探头的血流。CDFI 临床应用广泛,主要用于观察体内各组织器官或病灶的血流情况等。

(五) 频谱多普勒成像原理及应用

频谱多普勒成像利用多普勒效应,以获取频移信号。临床应用广泛,例如:测量血管的血流速度及方向等。

第五节 核医学检查基本原理

临床核医学(nuclear medicine,NM)即狭义的核医学,是将放射性核素用于人体疾病诊断及治疗的一门学科,其基本原理为利用放射性核素衰变时所发出的射线(α 射线、β 射线、γ 射线等)进行医学诊断和治疗,属于核科学与临床医学的交叉学科。临床核医学包含诊断核医学(功能检测、功能代谢显像)和治疗核医学(内照射与外照射)。

核医学检查(核医学功能代谢显像)通过将放射性核素标记的显像剂(分子探针)引入人体内,由于不同的显像剂会特异性聚集于不同的目标器官、组织、细胞,甚至特异基因或受体,通过特定的射线探测设备在体外检测进入人体内的显像剂所携带的放射性核素产生射线(γ 射线及正电子)的数量,从而反映目标器官或组织功能与形态的改变。由于所用的显像剂的目标靶器官不同,因此不同的显像剂检查出来的图像其临床意义也不同,每个特异的显像剂反映某一项特异功能。例如:^{99m}锝标记的二乙烯三胺五乙酸(diethylene triamine pentaacetic acid,DTPA)用于检查肾小球滤过功能,^{99m}锝标记的甲氧基异丁基异腈(methoxyisobutylisonitrile,MIBI)用于心肌血流灌注显像,^{99m}锝标记的亚甲基二磷酸盐(methylene diphosphonate,MDP)用于骨显像等。

核医学检查(核医学功能代谢显像)与 X 线检查都是利用射线进行成像,两者的共同点在于利用射线达到诊断的目的,区别在于 X 线检查是仪器产生射线,射线通过人体再被仪器接收后成像,而核医学检查是进入人体内的放射性核素(显像剂)产生射线,而仪器接收人体内发射出来的射线后成像。

核医学检查有两个关键因素:核医学显像设备及显像剂。我国目前临床常用的放射性核素有^{99m}锝(^{99m}Tc)、^{131}碘(^{131}I)及^{18}氟(^{18}F)。PET 及 PET-CT 探测正电子湮没后发射的一对方向相反的 511 Kev 的 γ 射线，常用显像剂为氟 18－氟代脱氧葡萄糖（^{18}F-fluorodeoxyglucose，^{18}F-FDG）；单光子发射计算机断层成像术（single-photon emission computed tomography，SPECT）及 SPECT-CT 探测体内放射性核素发出的 γ 射线，常用显像剂有高锝酸钠（Na^{99m}TcO4）及 ^{99m}锝标记的一系列显像剂、^{131}碘化钠及 ^{131}碘标记的一系列显像剂，其主要用于全身脏器功能的检查。

（李绍林　苏中振　许泽清）

第五章 临床影像学检查方法选择及征象解读

第一节 头颈部影像学检查及征象解读

一、头颈外伤

（一）硬膜下血肿

【临床资料】男性，40岁。高处坠落后感头痛不适，伴恶心、呕吐，意识清。

【影像学诊断】右枕部硬膜下血肿（图5-1）。

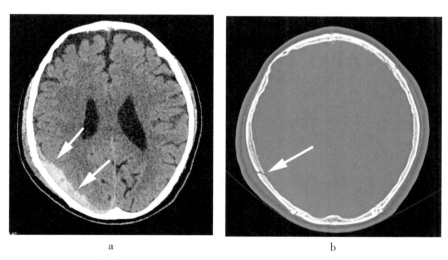

a：软组织窗示右枕部硬膜下条带状高密度影（↑）；b：骨窗示右枕骨骨折透亮线影（↑）。

图5-1 头颅CT平扫

【影像学表现】CT：急性硬膜下血肿多发于对冲部位，呈颅骨内板下"新月形"高密度影，可跨颅缝，但不跨中线，常伴脑挫裂伤，占位效应明显。MRI：血肿信号改变与血肿期龄有关，急性期呈T_1WI等信号、T_2WI低信号；亚急性期呈T_1WI、T_2WI高信号；慢性期呈T_1WI低信号、T2WI高信号；形态、范围同CT表现。

【影像学鉴别诊断】①硬膜外血肿：往往有中间清醒期，血肿多在着力部位，呈

"双凸透镜"形或梭形,范围较局限,不超过颅缝。②硬膜下积液:密度低于急性期血肿。

【影像学线索】颅内"新月形"血肿→推荐影像学检查为头颅 CT 平扫。

(二) 硬膜外血肿

【临床资料】男性,36 岁。头部车祸伤后意识障碍 6 h。

【影像学诊断】左侧额部硬膜外血肿(图 5-2)。

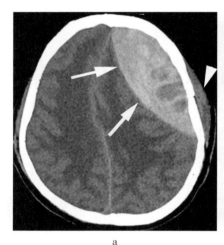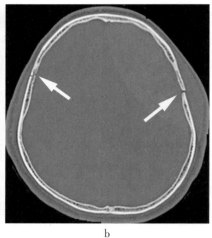

a:软组织窗示左侧额部硬膜下见梭形高密度影(↑),左侧额部皮下软组织肿胀(▲);b:骨窗示双侧额骨见锐利骨折透亮影(↑)。

图 5-2 头颅 CT 平扫

【影像学表现】CT:颅骨内板下见"双凸形"高密度影,范围局限,可跨中线,不跨颅缝。血肿多发生于着力点及其附近,常伴有骨折。MRI:血肿的形态、范围与 CT 表现相似,信号与血肿分期相关。

【影像学鉴别诊断】①硬膜下血肿:新月状,可跨颅缝,范围广。②硬膜外积脓:增强扫描可见感染增厚的硬脑膜强化。

【影像学线索】颅内"双凸形"血肿→推荐影像学检查为头颅 CT 平扫。

(三) 脑挫裂伤

【临床资料】男性,37 岁。骑摩托车摔倒,当即短暂昏迷,随后伴恶心、呕吐少量鲜血。

【影像学诊断】双侧额叶脑挫裂伤(图 5-3)。

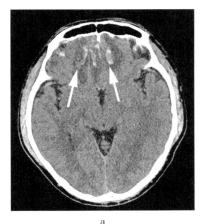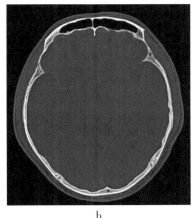

a：软组织窗示双侧额叶实质内多处斑片状高密度灶（↑），周边见片状低密度影；b：骨窗未见明显异常。

图 5-3 头颅 CT 平扫

【影像学表现】急性期 CT：脑挫裂伤处多发点片状高密度出血灶并周围低密度水肿影，可合并蛛网膜下腔出血，表现为脑沟、脑裂、脑池内铸型高密度影。

【影像学鉴别诊断】明确的外伤史，典型的临床表现及影像学表现，诊断较明确。

【影像学线索】脑实质内斑片高密度影→推荐影像学检查为头颅 CT 平扫。

（四）蛛网膜下腔出血

【临床资料】男性，66 岁。头痛不适 1 周，3 h 前先兆晕厥 1 次，持续约 1 min。既往高血压病史 3 年余。

【影像学诊断】蛛网膜下腔出血（图 5-4）。

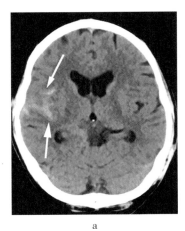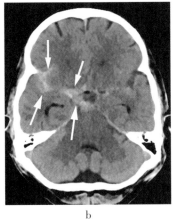

a、b：右侧海马旁回、双侧侧裂池、脚间池及环池内条带状及铸型高密度影（↑）。

图 5-4 头颅 CT 平扫

【影像学表现】CT：急性期出血的首选检查，表现为脑沟、脑裂、脑池广泛铸型高密度影。MRI：亚急性期 T_1WI、T_2WI 均呈高信号。慢性反复性蛛网膜下腔出血可于脑实质表面及脑沟、脑裂见 T_1WI、T_2WI 低信号镶边影。

【影像学鉴别诊断】①假性蛛网膜出血：通常继发于化脓性脑膜炎、急性缺血缺氧性脑病或严重头部创伤引起的脑水肿之后，预后较差。大脑水肿引起脑实质弥漫性密度减低，而由于静脉回流受阻导致脑池或蛛网膜下腔表现为相对高密度，类似于急性蛛网膜下腔出血的表现。②大脑镰钙化：CT 值较高，可达 200 HU 以上。③大脑镰、小脑幕硬膜下血肿：范围较局限，边缘锐利；与蛛网膜下腔不相通；血肿吸收较慢。

【影像学线索】脑沟、脑裂、脑池内铸型高密度影→推荐影像学检查为头颅 CT 平扫。

（五）颅骨骨折

【临床资料】男性，54 岁。外伤致头痛、头晕 11 天，加重 3 天。

【影像学诊断】颅骨骨折（图 5-5）。

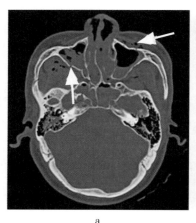
a

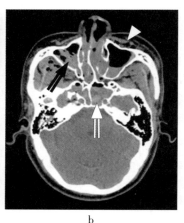
b

a：骨窗显示双侧上颌窦、蝶窦壁多发骨折线（↑）；b：软组织窗显示蝶窦、上颌窦、筛窦积血（⇑），周围软组织肿胀、积气（▲）。

图 5-5　头颅 CT 平扫

【影像学表现】CT 为首选检查，显示颅骨骨质不连续，周围多伴软组织肿胀，可合并颅内血肿；骨折累及鼻旁窦腔，可合并腔内积血。

【影像学鉴别诊断】病史明确，影像学表现典型；但需要注意与正常颅缝、血管沟鉴别。

【影像学线索】颅面骨骨质异常透亮线→首选影像学检查为头颅 CT 薄层平扫。

（六）颈椎骨折

【临床资料】男性，49 岁。重物砸伤头部，短暂昏迷，醒后感头颈部疼痛及颈部活动受限。

【影像学诊断】枢椎横行骨折（图 5-6）。

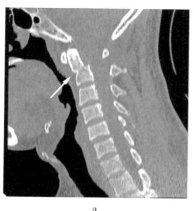 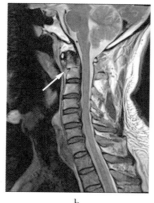 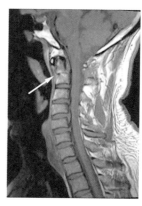

a~c：颈椎矢状位 CT（a）、T$_2$WI（b）、T$_1$WI（c）显示枢椎中部连续性中断（↑），枢椎齿突相对前移。

图 5-6　颈椎 CT 平扫、MRI 平扫

【影像学表现】CT：椎体和/或附件骨质连续性中断，断端可出现移位、分离或成角等，常合并周围软组织肿胀。MRI：骨折线为 T$_1$WI 及 T$_2$WI 低信号；骨折处的骨髓水肿呈片状 T$_1$WI 低信号、T$_2$WI 高信号。对于隐匿性骨折的识别，MRI 检查优于 CT 检查。

【影像学鉴别诊断】①病史明确，影像学表现典型，通常较易诊断；②需要与病理性骨折相鉴别。

【影像学线索】椎体骨质不连续→推荐影像学检查：①脊柱 CT 平扫，显示骨折线；②MRI，观察骨髓水肿及脊髓损伤。

（七）寰枢关节脱位

【临床资料】男性，49 岁。撞伤致颈部疼痛 5 天。

【影像学诊断】寰枢关节脱位，并寰椎左侧侧块撕脱性骨折（图 5-7）。

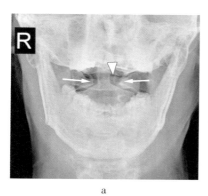 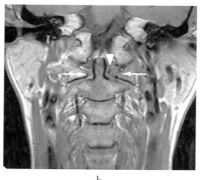

a、b：颈椎张口位 DR（a）、颈椎 MRI 平扫 T$_1$WI 冠状位（b）显示枢椎与双侧寰椎侧块间距离不等（↑）；左侧寰椎侧块撕脱骨折，可见游离小骨块（▲）。

图 5-7　颈椎张口位 DR、颈椎 MRI 平扫

【影像学表现】寰枢关节脱位包括寰椎前脱位及寰枢关节旋转脱位。寰枢关节脱位 X 线：颈椎张口位显示双侧寰椎侧块与枢椎齿状突（即寰齿间距）不对称（正常两寰齿间距相等，左右间距差值＜2mm），双侧椎间小关节（侧块关节）间隙不对称；侧位片上测量寰椎前弓后缘与枢椎齿状突前缘之间的距离（即寰齿前间隙），成人＞3mm，儿童＞5mm（正常成人≤2mm，儿童≤4mm）。CT 和 MRI 扫描可帮助诊断脱位的类型和原因。

【影像学鉴别诊断】本病影像学表现典型。

【影像学线索】寰枢关节间隙不对称→首选影像学检查为颈椎张口位、侧位 X 线平片。

二、头晕头痛

（一）脑梗死

1. 首选影像学检查

急诊 CT 检查：CT 平扫起病 6 h 内（超急性期）可能出现假阴性，须在起病 24 h 内及时复查；急诊计算机体层血管成像（computed tomography angiography，CTA）可及时评估急性期患者有无颅内、颅外动脉狭窄或闭塞。

【临床资料】男性，42 岁。意识障碍 29 h，伴右侧肢体无力、失语、尿失禁。既往高血压病史 3 年，收缩压最高 200 mmHg，未规律服药治疗。

【影像学诊断】左侧大脑半球大面积脑梗死（图 5-8）。

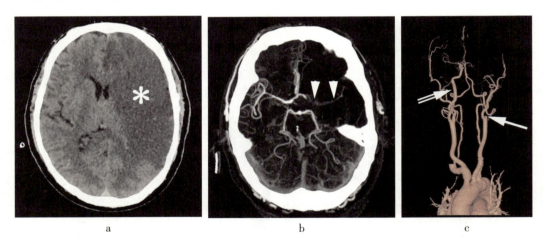

a　　　　　　　　　b　　　　　　　　　c

a：左侧大脑半球大片低密度区（＊），累及灰白质，局部脑沟、脑回消失。b、c：CTA 重建示左颈内动脉全程闭塞，仅见颈外动脉显影（↑），左侧大脑中动脉显影密度明显减低（▲）；对照侧右侧颈内动脉显影清楚（⇑）。

图 5-8　急诊头颈 CTA 增强扫描

2. 进一步影像学检查

MRI 联合弥散加权成像（DWI）、血管成像（MRA）及灌注成像（PWI）作为辅助检查，评估梗死类型及缺血再灌注情况等。

【临床资料】女性，62 岁。尿检异常 20 余年，腹膜透析 6 年余，乏力 1 周。
【影像学诊断】左侧大脑半球大面积脑梗死（图 5-9）。

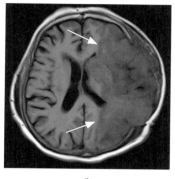 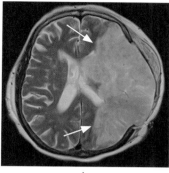 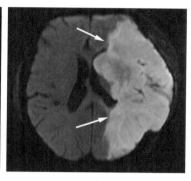

a b c

a～c：左侧大脑半球大片状 T$_1$WI（a）低信号、T$_2$WI（b）高信号区，DWI（c）呈高信号（↑）。

图 5-9 头颅 MRI 平扫

【影像学表现】不同阶段脑梗死 CT 及 MRI 表现见表 5-1、表 5-2。

表 5-1 不同阶段脑梗死 CT 表现

发病时间	病理生理基础	CT 表现
>6 h	脑缺血致局限性脑水肿	脑回肿胀、脑沟消失
>12 h	脑细胞缺血坏死，并血脑屏障破坏	局部低密度灶
>2 天	典型脑梗死改变	低密度区与脑血管支配区的分布吻合，伴程度不等的占位效应
>2 周	脑水肿占位效应逐渐减轻或消失，皮质侧支循环开始建立，血液循环部分恢复	病灶周围的炎性肉芽增生呈环形强化，而侧支循环则显示脑回样强化
>4 周	梗死灶液化坏死并被纤维肉芽包绕	病灶呈水样密度，周边纤维性肉芽组织构成囊壁，边界清晰
>2 个月	囊性陈旧性梗死灶	周边胶质瘢痕增生，邻近脑沟、脑裂受牵拉变形，呈负占位效应

表 5-2 不同阶段脑梗死 MRI 表现

发病时间	病理生理基础	MRI 表现
超急性期（<6 h）	细胞毒性水肿	DWI 高信号，ADC 值减低
急性期（6～24 h）	细胞毒性水肿	梗死区灰白质界限模糊；DWI 高信号，ADC 值减低

续表 5-2

发病时间	病理生理基础	MRI 表现
亚急性早期（1~7 天）	血管源性水肿，脑组织肿胀达高峰	T_1WI 低信号、T_2WI 高信号；DWI 高信号，ADC 值减低
亚急性晚期（8~14 天）	细胞毒性水肿与血管源性水肿并存，细胞坏死，修复过程开始	脑组织水肿减轻
慢性期（>15 天）	慢性梗死	逐渐出现局限性脑萎缩、梗死区囊变

【影像学鉴别诊断】①急性或亚急性期脑梗死需要与脑肿瘤、脑脓肿相鉴别：脑梗死范围多与供血动脉供血区域吻合，可同时累及灰白质。治疗后，短期内可见病灶范围缩小。②脑梗死与转移瘤相鉴别：脑梗死水肿期与转移瘤平扫鉴别相对困难，增强扫描转移瘤多为环形强化，而脑梗死常表现为脑回样强化。③脑梗死与炎症、脱髓鞘等较难鉴别，需要 MRI 随诊。

（二）颈动脉狭窄或闭塞

【临床资料】男性，70 岁。反复发作性失语和右侧肢体麻木 1 月余。头颅 MRI 提示左侧大脑多发梗死灶。患者吸烟 30 余年，高血压病史 20 余年，最高血压 185/113 mmHg。查体：左侧颈动脉搏动差。

【影像学诊断】左侧颈内动脉闭塞（图 5-10）。

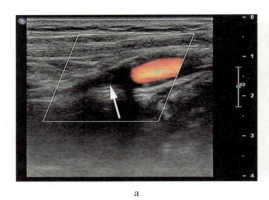 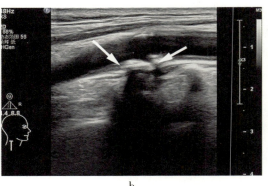

a   b

a：左侧颈内动脉可见低回声团填充，内未见血流信号（↑）；b：右侧颈动脉内中膜增厚，分叉处可见多个强回声斑（硬斑）（↑）。

图 5-10 颈动脉超声检查

【影像学表现】超声表现为闭塞段动脉管腔内充满低回声或等回声团块，动脉管壁无搏动；闭塞远端管腔内径变小；闭塞段动脉彩色/能量多普勒均显示管腔内未探及血流信号，近端未闭塞处血流呈湍流。颈内动脉狭窄的超声诊断标准（2003 年美国超声医师学会旧金山共识）见表 5-3。

表 5-3　颈内动脉狭窄的超声诊断标准

狭窄程度	PSV ICA/ (cm·s^{-1})	EDV ICA/ (cm·s^{-1})	PSV ICA/PSV CCA
正常或<50%	<125	<40	<2.0
50%～69%	125～230	40～100	2.0～4.0
70%～99%	>230	>100	>4.0
闭塞	探测不到频谱	探测不到频谱	无

注：PSV，peak systolic velocity，收缩期峰值流速；EDV，end diastolic velocity，舒张末期流速；ICA，internal carotid artery，颈内动脉；CCA，common carotid artery，颈总动脉。

【影像学鉴别诊断】多发性大动脉炎：是累及主动脉及其主要分支的慢性非特异性炎症，管腔节段性狭窄甚至闭塞，可伴血栓形成，病变处常无明显钙化。

【影像学线索】颈动脉狭窄、闭塞→推荐影像学检查为颈动脉彩超、头颈动脉 CTA。

（三）高血压性脑出血

【临床资料】男性，53 岁。突发头痛，伴右侧肢体乏力，嗜睡。

【影像学诊断】左侧基底节区（高血压性）脑出血，亚急性期（图 5-11）。

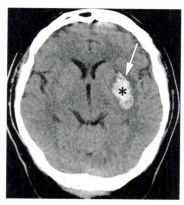

a：急诊头颅 CT 显示左侧基底节区团状高密度（*），边缘见环状低密度影（↑）；b、c：亚急性期 MRI 复查 T_1WI（b）、T_2WI（c）显示左侧基底节区混杂高信号影，累及豆状核及外囊，中心呈片状 T_1WI 等信号、T_2WI 稍高信号（*），周边为环状 T_1WI、T_2WI 高信号环（▲），病灶最外围为片状 T_1WI 低信号、T_2WI 高信号水肿带（↑）；左侧脑室轻度受压。

图 5-11　急诊头颅 CT 平扫及 MRI 复查

【影像学表现】急性期血肿：表现为边界清晰的高密度影（CT 值为 50～80 HU），围边环绕低密度水肿带，占位效应明显，邻近结构受压推挤。吸收期血肿：CT 值逐渐降低，边缘模糊，占位效应逐渐减轻。囊变期：1～2 个月后出现，小血肿基本吸收，大血肿可残留囊腔，无占位或负占位效应。不同阶段脑血肿 MRI 表现见表 5-4。

表 5-4　不同阶段脑血肿 MRI 表现

发病时间	病理生理基础	MRI 表现
超急性期（<6 h）	红细胞内含氧合血红蛋白	不影响 T_1、T_2 弛豫时间
急性期（<3 天）	红细胞内主要含脱氧血红蛋白	T_1WI 等信号、T_2WI 低信号
亚急性（3 天至 4 周）	早期：红细胞的脱氧血红蛋白进一步氧化，形成正铁血红蛋白	T_1WI 高信号，由周边开始，逐渐向内发展；周围水肿带呈低信号带
	后期：红细胞溶解，正铁血红蛋白游离于细胞外	T_1WI、T_2WI 均表现为高信号
慢性期（>4 周）	红细胞溶解液化，形成周围含铁血黄素环	T_1WI 低信号、T_2WI 高信号，血肿与水肿间呈条状低信号

【影像学鉴别诊断】①出血性梗死：低密度灶/异常信号灶范围大，多与血管供血区吻合。②肿瘤出血：肿瘤实性部分明显强化，瘤周大片水肿，具有明显的占位效应。

【影像学线索】脑实质高密度血肿→首选影像学检查为头颅 CT 平扫。

（四）多发性硬化

【临床资料】男性，67 岁。左侧面部麻木，饮水时左侧嘴角难包含。

【影像学诊断】双侧大脑半球多发性硬化（图 5-12）。

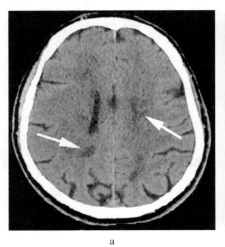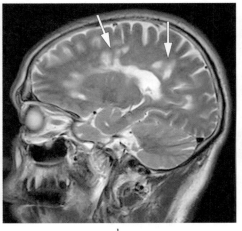

a　　　　　　　　　　　　b

a：头颅 CT 平扫显示长轴垂直于侧脑室的斑片状低密度影（↑）；b：T_2WI 显示双侧放射冠区、侧脑室旁多发圆形、卵圆形或斑片状病灶，T_2WI 为高信号，部分病灶呈"煎蛋征"，病灶长轴垂直于侧脑室（↑）。

图 5-12　头颅 CT 平扫、MRI 平扫

【影像学表现】CT：侧脑室旁白质、胼胝体低密度灶，病灶长轴垂直于侧脑室。急性期可见强化，呈条状、结节状、线状等。MRI：病灶常位于脑室周围的深部脑白质区，累及胼胝体、脑桥及内囊，即发生于髓鞘化脑白质区及灰质区域。病灶长轴垂直于

侧脑室，表现为 T_2WI 高信号，呈"侧脑室垂直征"。增强扫描表现为结节状、条状、"开环状"强化；病灶新旧不一，同一时期可见不同强化程度的病灶，且强化程度可随时间变化，多数无占位征象。

【影像学鉴别诊断】需要与脑白质疏松症、多发性脑梗死、免疫相关脑脊髓炎、多发转移瘤、多灶性胶质瘤等鉴别。

【影像学线索】脑内多发垂直于侧脑室的异常密度/信号灶→推荐影像学检查为 MRI 平扫+增强扫描。

（五）脑动脉瘤

【临床资料】女性，33 岁。突发意识不清，伴肢体抽搐、口吐白沫、尿失禁。专科情况：烦躁，神志模糊，不言语，检查不合作。颈强直，克氏（Kerning）征阳性。

【影像学诊断】左侧大脑后动脉动脉瘤破裂，并蛛网膜下腔出血（图 5-13）。

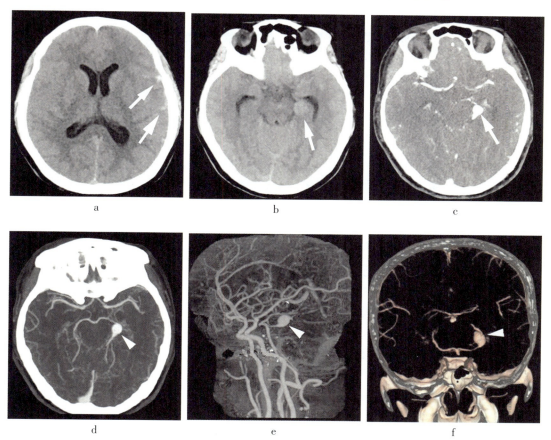

a：CT 平扫显示左侧大脑半球条带状高密度影，提示蛛网膜下腔出血（↑）；b、c：左侧大脑脚旁稍高密度结节，增强扫描结节明显强化（↑）；d～f：MIP、VR 示左侧大脑后动脉 P2 段局部球样扩张（▲）。

图 5-13 头颅 CTA 检查及三维重建

【影像学表现】CT：脑动脉走行区见等密度或稍高密度结节，部分病灶边缘见弧形钙化；增强扫描强化程度同邻近动脉，出现充盈缺损时提示血栓形成。MRI：动脉瘤的血栓形成、血流动力学、钙化和含铁血黄素沉积均影响 MRI 信号变化。CTA、MRA：囊状动脉瘤表现为起自动脉的囊袋状突起，轮廓清晰，瘤蒂与载瘤动脉相连；梭形动脉瘤表现为血管不规则迂曲扩张，无瘤蒂。数字减影血管造影（digital subtraction angiography，DSA）：外凸于血管壁的对比剂充盈影，是诊断动脉瘤的金标准。

【影像学鉴别诊断】①血肿：增强扫描不强化。②脑膜瘤：颅内脑外肿瘤，宽基底，附着于硬脑膜，CTA、MRA 可用于鉴别。

【影像学线索】自发性蛛网膜下腔出血→首选影像学检查为脑动脉 CTA。

（六）脑膜炎

【临床资料】男性，4 岁。发热 2 天，咳嗽半天，抽搐 2 次。实验室检查：白细胞 $3.77 \times 10^9/L$，中性粒细胞计数 $0.74 \times 10^9/L$。

【影像学诊断】脑膜炎（图 5-14）。

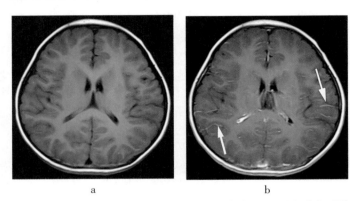

a：颅脑实质 MRI 平扫未见明确异常信号；b：MRI 增强扫描显示柔脑膜广泛增厚、强化（↑）。

图 5-14 头颅 MRI 增强扫描

【影像学表现】CT：多无明显改变，或仅见原发疾病的表现，对脑膜观察效果不及 MRI 明显。MRI 表现为脑膜的增厚、强化。脑膜炎分布特点与感染病因相关，如结核性脑膜炎主要表现为颅底的脑膜增厚，以鞍上池区病变明显。

【影像学鉴别诊断】需要与正常的血管影及增厚的硬脑膜等鉴别，临床表现、实验室检查及 MRI 增强扫描有助于鉴别诊断。

【影像学线索】脑膜病变→首选影像学检查为头颅 MRI 增强扫描。

（七）脑膜瘤

【临床资料】女性，67 岁。半年前发现记忆力下降，反应迟钝，近 1 个月来出现淡漠、少言语，记忆力明显下降，伴头晕、双臂麻痹感、走路不稳、尿失禁。

【影像学诊断】左侧额部脑膜瘤（图 5-15）。

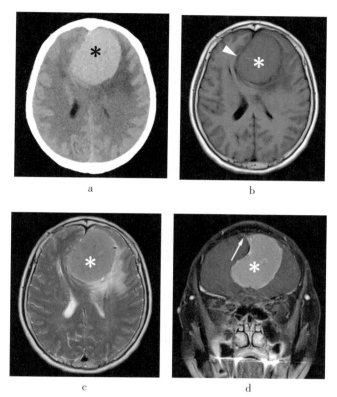

a：CT 平扫，左侧额部见一卵圆形均匀稍高密度肿块（＊）；b、c：MRI 平扫示病灶呈 T_1WI 等信号、T_2WI 高信号，大部分边界清楚，左额叶周围边见片状水肿影，中线结构明显右移，大脑镰下疝形成（▲）；d：MRI 增强扫描肿块明显强化，可见脑膜尾征（↑）。

图 5-15　头颅 CT 平扫及 MRI 平扫 + 增强扫描

【影像学表现】CT：平扫肿瘤多为略高密度影，以宽基底与颅骨或硬脑膜相连；颅骨可见反应性增厚或受压变薄等脑外肿瘤征象，部分也可因肿块侵袭而骨质破坏；多数肿瘤密度均匀，可见钙化，出血、坏死和囊变少见。增强扫描常均匀显著强化，与脑实质分界清楚。MRI：T_1WI 多为等信号，少数为低信号；T_2WI 可表现为高信号、等信号或低信号。增强扫描多数可见脑膜尾征（↑）。MRS 显示 N-乙酸门冬氨酶（N-acetic acid aspartate，NAA）峰缺乏，提示脑外肿瘤；可出现丙氨酸（alanine，Ala）峰，被认为是其特征性改变。

【影像学鉴别诊断】①孤立性纤维瘤/血管外皮细胞瘤：对邻近结构有侵蚀性，邻近颅骨增厚、骨质破坏，增强扫描少见硬膜尾征；MRI 可显示肿瘤内血管流空效应。②少突胶质细胞瘤、星形细胞瘤等表浅部位神经上皮肿瘤：脑外肿瘤可表现为脑脊液环抱征、皮质塌陷征或周围血管推挤征，有助于鉴别脑内、脑外肿瘤；MRS 有助于鉴别。

【影像学线索】颅内脑外占位性病变→推荐影像学检查为头颅 CT 或 MRI 增强扫描。

（八）星形细胞瘤

【临床资料】女，53 岁。长期无明显诱因反复出现右侧额颞部疼痛不适，呈针刺样疼痛，后出现反应迟钝。

【影像学诊断】右侧额叶、胼胝体星形细胞瘤（WHO Ⅳ级）（图5-16）。

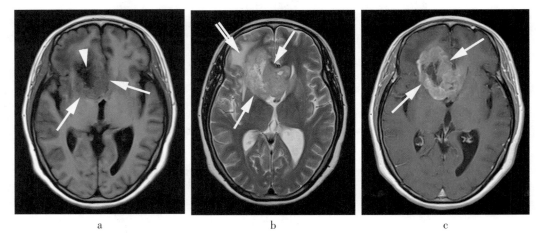

a～c：右侧额叶、胼胝体膝部不规则团块，T_1WI（a）呈稍低信号，中心囊变区呈大片更低信号（▲）；T_2WI（b）呈等/稍高混杂信号（↑），病灶跨越中线，局部边界不清，周围见大片状水肿影（⇑）。双侧脑室前角受压，中线结构向左侧偏移。增强扫描后（c）呈"花环状"明显强化（↑）。

图5-16 头颅MRI平扫+增强扫描

【影像学表现】CT：平扫表现为脑内不均匀低密度灶，级别越高，占位效应及瘤周水肿越明显，可伴出血或钙化。Ⅲ、Ⅳ级星形细胞瘤常表现为特征性的"花环状"，或沿胼胝体向对侧生长的"蝶翼状"强化。MRI：T_1WI呈低信号，T_2WI呈稍高/高信号，合并坏死囊变、出血、钙化时信号混杂，级别越高，弥散受限越明显。增强扫描表现同CT。MRS表现为NAA峰降低，胆碱（choline，Cho）峰升高。

【影像学鉴别诊断】①近期发病脑梗死：符合一定的血管分布区域，增强扫描脑回状强化，治疗后短期内病变可缩小。②脑脓肿：呈环形厚壁强化，内壁光滑，临床常有高热病史。③单发转移瘤：多有原发肿瘤病史。④淋巴瘤：常多发，形态不规则，信号混杂，包埋血管，DWI及MRS有助鉴别。

【影像学线索】脑实质内占位→首选影像学检查为头颅MRI增强扫描，联合DWI、PWI及MRS有助诊断。

（九）脑转移瘤

【临床资料】男性，64岁。确诊右肺腺癌伴全身多发转移11个月，伴头晕、恶心、呕吐1周。实验室检查：癌胚抗原87.07 ng/mL；肿瘤标记抗原125（CA125）411.20 U/mL；细胞角蛋白19片段11.05 ng/mL；癌胚抗原9.56 ng/mL；神经元特异性烯醇化酶20.62 μg/mL。

【影像学诊断】多发脑转移瘤（图5-17）。

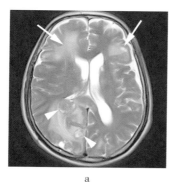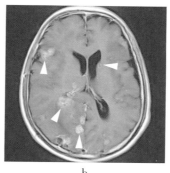

a：T_2WI 显示双侧大脑半球多发大小不等、信号混杂结节灶（▲），周边见大片 T_2WI 高信号水肿区（↑）；b：T_1WI 增强显示结节明显不均匀或环形强化（▲）。

图 5-17　头颅 MRI 平扫+增强扫描

【影像学表现】CT：多位于脑皮质、髓质交界区，呈低密度或等密度结节，多发，主要表现为"小病灶，大水肿"；结节状、环形强化为增强扫描后的典型表现。MRI：多呈 T_1WI 等或稍低信号、T_2WI 高信号灶（黑色素瘤表现为 T_1WI 高信号、T_2WI 低信号影），主要表现为"小病灶，大水肿"；增强扫描呈结节状、环形强化。

【影像学鉴别诊断】需要与其他脑肿瘤、脑脓肿、脑囊虫病等相鉴别。

【影像学线索】多发脑实质内占位伴水肿→推荐影像学检查为头颅 CT 或 MRI 增强扫描。

三、颈椎不适

（一）颈椎病

【临床资料】男性，63 岁。反复头晕 1 月余。

【影像学诊断】颈椎病（图 5-18）。

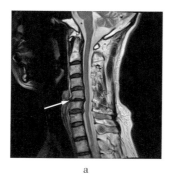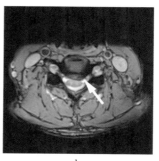

a：颈椎矢状面示颈椎曲度变直，第 5 颈椎椎体较下位椎体稍后移（↑），颈椎椎体缘骨质增生；b：T_2WI 横断面示颈 5/6 椎间盘向左后方突出（↑）。

图 5-18　颈椎 MRI 平扫

【影像学表现及鉴别诊断】X 线：生理曲度变直；椎间隙变窄；椎体骨质增生。

CT：对于椎体骨质的显示优于 X 线；可显示椎间盘的形态及移位方向，观察硬膜囊、神经根受压程度及双侧侧隐窝是否狭窄。MRI：为显示椎间盘改变的首选影像学检查方法。椎间盘变性表现为椎间盘 T_2WI 信号减低，椎间隙变窄，椎间盘正常夹层结构消失。

【影像学鉴别诊断】影像学表现典型，易于鉴别。

【影像学线索】椎间盘病变→推荐影像学检查为颈椎 MRI 平扫，其优于 CT 扫描。

（二）颈椎结核

【临床资料】男，40 岁。无诱因颈部疼痛，逐渐加重伴四肢无力及颈部活动受限，大小便失禁。既往有肺结核病史。专科查体：颈部活动受限，第 4 颈椎椎体及椎旁处压痛（＋）、叩击痛（＋）。实验室检查：C 反应蛋白 63.00 mg/L；凝血功能 D－二聚体 563.00 ng/mL。

【影像学诊断】颈椎结核（图 5－19）。

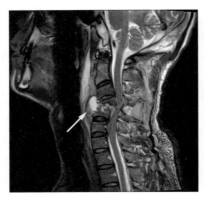
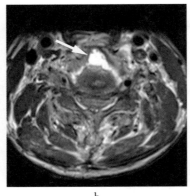

a、b：第 4～5 颈椎椎体骨质破坏，呈楔形改变，第 4 颈椎椎体较下位椎体后移、后凸；椎管变窄，脊髓受压，局部 T_2WI 信号增高；第 3～5 颈椎椎体前缘可见冷脓肿（↑）。

图 5－19　颈椎 MRI 平扫

【影像学表现】X 线：①骨质破坏，椎体塌陷成楔形变；②椎间隙变窄或消失；③脊柱后突畸形；④椎旁脓肿形成；⑤死骨，呈沙砾样。CT：发现较小的骨质破坏，易于判断死骨及病理性骨折，显示脓肿的位置、范围和累及椎管的情况。MRI：被破坏椎体及椎间盘呈 T_1WI 较低信号、T_2WI 混杂高信号，增强扫描呈不均匀强化。脓肿、肉芽肿沿椎旁向下流注，呈 T_1WI 低信号、T_2WI 混杂高信号，增强检查呈不均匀或环状强化，脓肿壁薄且明显强化。

【影像学鉴别诊断】①椎体压缩性骨折；②脊柱转移瘤；③化脓性脊柱炎。

【影像学线索】骨质破坏，椎间隙狭窄，椎旁软组织肿胀→推荐影像学检查为 X 线与 CT，以观察骨质破坏，MRI 观察椎间盘及椎旁软组织情况。

四、咽喉不适

(一) 茎突过长综合征

【临床资料】男性,55 岁。反复咽异物感 4 年余,偶伴有轻咽痛。入院查体:触诊右侧扁桃体内有明显骨质突起感,伴有压痛。

【影像学诊断】右侧茎突过长(图 5-20)。

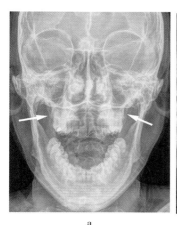 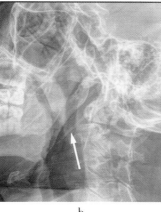 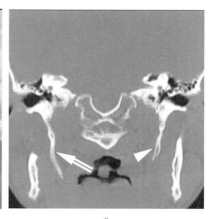

a b c

a:茎突正位片同时显示双侧茎突(↑),右侧茎突远端超过寰枢关节间隙水平;b:茎突侧位片,显示茎突全程(↑);c:右侧茎突迂曲(⇑),长径约 47 mm;左侧茎突(▲)长约 35 mm。

图 5-20 右茎突正侧位 X 线平片及颌面部 CT 平扫

【影像学表现】X 线:颞骨下缘到茎突尖端长度 >30 mm 或茎突尖端位于寰枢关节间隙水平以下,结合临床咽部不适症状,则可诊断茎突过长。CT 三维重建:可显示茎突根部,且不存在放大失真,因此 CT 测量值 >45 mm 作为茎突过长的诊断标准,内偏角 >15°、前倾角 >30°为角度异常。当茎突过长并向内偏斜角度增大,茎突与扁桃体间距小于 10 mm,并引起咽部异常感觉或疼痛时,则提示茎突过长综合征。

【影像学线索】茎突长度大于正常值→首选影像学检查为茎突正侧位片或颌面部 CT 平扫(薄层骨窗重建)。

(二) 颞颌关节功能紊乱

【临床资料】女性,51 岁。双侧颞颌关节疼痛 3 年余,近期加重。查体:双侧颞下颌关节压痛(+),咀嚼时明显。

【影像学诊断】双侧颞颌关节功能紊乱(图 5-21)。

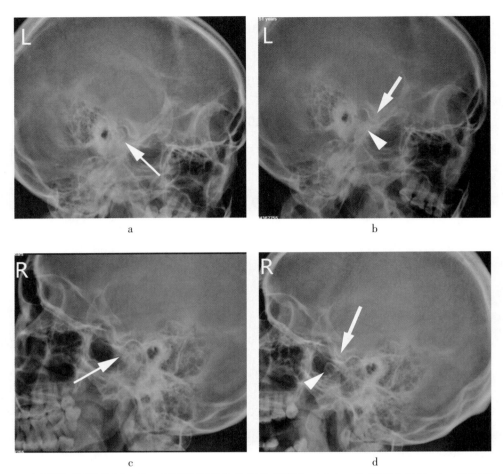

a：左侧颞下颌关节闭口位，下颌骨髁状突位于关节窝内（↑），关节面尚光滑；b：张口位，下颌骨髁状突（▲）位于前结节（↑）后缘（弹出受限）；c：右侧颞下颌关节闭口位，下颌骨髁状突位于关节窝内（↑），关节面尚光滑；d：张口位，下颌骨髁状突（▲）位于前结节（↑）前方（弹出过大）。

图 5-21　双侧颞颌关节张口位、闭口位 X 线

【影像学表现】X 线：张口位下颌骨髁状突未到关节结节顶为弹出受限；在结节顶附近为运动正常；明显超过结节顶为弹出过大。CT 诊断关节盘变形移位敏感性低。MRI 具有软组织分辨率高的优点，可更好显示关节盘的损伤。

【影像学线索】下颌骨髁状突活动度异常→首选影像学检查为双侧颞颌关节张口位、闭口位 X 线平片。

(三) 咽部脓肿

【临床资料】男性，54 岁。5 天前无明显诱因出现咽痛，伴发热，最高体温 38.8 ℃。查体：左颈部红肿，触痛（+），左侧扁桃体明显肿大，悬雍垂右移。实验室检查：白细胞、中性粒细胞及单核细胞计数均升高。

【影像学诊断】左侧扁桃体炎并咽旁脓肿（图 5-22）。

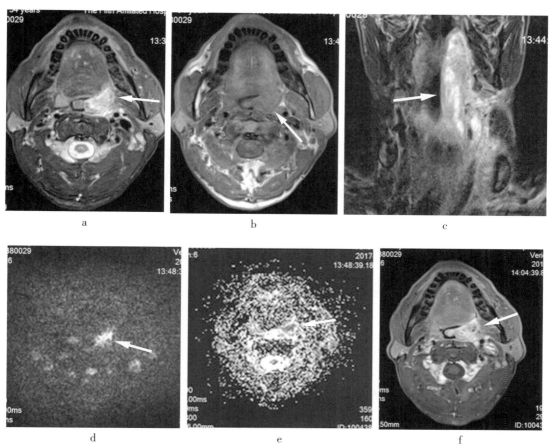

a～f：左侧扁桃体增大，左侧咽旁间隙软组织肿胀并突向喉咽腔（↑），病变 T_2WI（a、c）呈高信号，T_1WI（b）呈等信号、稍低信号，DWI（d）呈高信号，ADC 值（e）降低，增强后（f）脓肿壁及周围炎症明显强化，脓腔内容物无强化。

图 5-22　颈部 MRI 增强扫描+DWI

【影像学表现】咽部脓肿按病变部位可分为咽后间隙脓肿及咽旁间隙脓肿。X 线：颈部侧位平片表现为椎前及咽旁软组织肿胀、气道狭窄。当脓肿与咽腔相通时，则可有气液平面。椎体结核性脓肿可表现为椎体及椎间隙破坏。CT：出现蜂窝织炎时，表现为咽旁及颈前软组织弥漫性增厚，椎前脂肪间隙变窄或消失。肿胀的软组织内有水样低密度区，边界模糊；咽腔不对称，脓肿形成则增强后呈环形强化，并出现压迫、侵犯周围结构的占位效应。MRI：蜂窝织炎为 T_1WI 低信号、T_2WI 高信号病变。脓肿形成阶段，T_1WI 为中等信号，T_2WI 常为等信号、略高信号；脓肿壁 T_1WI 表现为中等信号，T_2WI 表现为略低信号，增强后见脓肿壁强化，病灶周围常有水肿。

【影像学鉴别诊断】主要与咽后肿瘤鉴别，包括颈椎恶性肿瘤、下咽癌和椎旁神经源性肿瘤等。下咽癌常见于老年男性，临床表现为声音嘶哑，逐渐进展为吞咽及进食困难，CT 或 MRI 扫描示咽后壁实性肿块，无气液平面，不均匀强化，可见淋巴结肿大。

【影像学线索】咽部组织增厚并液化→推荐影像学检查为颈部（以病变为中心）CT

增强扫描，或 MRI 增强扫描 + DWI 扫描。

（四）咽部肿瘤

1. **鼻咽血管纤维瘤**

【临床资料】男性，18 岁。持续性鼻塞半年并伴有间断性鼻出血，可自行止血，反复发作。查体：鼻黏膜稍充血，双侧总鼻道、中鼻道见黏性分泌物。

【影像学诊断】右侧鼻咽血管纤维瘤（图 5-23）。

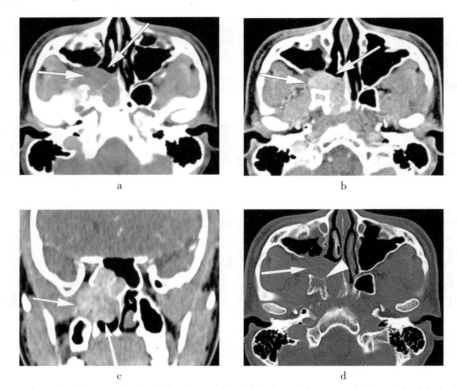

a～d：鼻咽右顶壁见一软组织肿块（↑），鼻咽腔变窄，平扫（a）病灶呈均匀稍低密度，增强扫描（b、c）明显强化，与邻近组织分界不清，骨窗（d）示蝶骨体、右侧上颌窦后壁压迫性骨质吸收（▲），病灶突入右侧蝶窦。

图 5-23　鼻咽部 CT 平扫 + 增强扫描

【影像学表现】X 线：鼻咽顶后壁软组织肿块。CT：鼻咽部软组织肿块，致鼻咽腔变形，密度均匀，与肌肉分界不清；常累及翼腭窝并可致压迫性骨质吸收破坏；增强后肿瘤显著强化。MRI：肿瘤于 T_1WI 呈等信号，T_2WI 呈明显高信号，内部血管可呈点条状低信号，称为"椒盐征"；增强扫描见肿瘤明显强化。

【影像学鉴别诊断】主要与鼻咽癌鉴别。

【影像学线索】鼻咽肿块明显强化→首选影像学检查为鼻咽部 CT 或 MRI 增强扫描 + DWI 扫描。

2. **鼻咽癌**

【临床资料】女性，33 岁。左侧颈部肿胀 1 月余。左颈 Ⅱ 区可扪及一 3 cm × 4 cm

大小的肿块，质硬，无压痛，与周围组织无粘连。

【影像学诊断】鼻咽癌并累及左侧咽旁间隙，双侧颈部多发淋巴结转移（图5-24）。

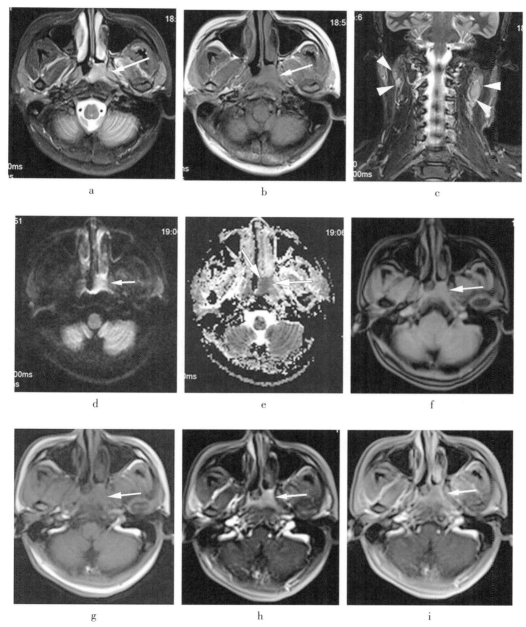

a～i：鼻咽腔狭窄，鼻咽部左侧壁咽隐窝区见结节突出（↑），T_2WI（a）呈稍高信号，T_1WI（b）呈等信号，DWI（d）呈高信号，ADC值（e）明显减低，增强扫描（f～i）中度强化，病灶累及左侧咽旁间隙。T_2WI冠状面（c）示双侧颈部多个肿大淋巴结（▲）。

图5-24 鼻咽、颈部MRI平扫+增强扫描+DWI

【影像学表现】X线：鼻咽侧位片为鼻咽顶后壁组织增厚，气道狭窄。

CT：鼻咽壁组织不对称增厚，咽腔狭窄，咽隐窝变浅；增强病灶呈轻-中度不均匀强化。肿瘤可伴颅底骨质破坏，并侵犯海绵窦、颞叶甚至后颅窝桥小脑角区等；早期即可有淋巴结转移，内部密度均匀，增强扫描呈轻度强化；可伴有阻塞性中耳炎、副鼻窦炎。MRI：肿瘤于T_1WI呈低信号，T_2WI呈中、高信号，DWI示病灶弥散明显受限，增强扫描病灶呈轻主中度强化；可显示相邻神经和软组织受累。

【影像学鉴别诊断】①鼻咽部淋巴瘤：通常累及鼻腔、口咽，病变多表现为软组织弥漫性增厚，CT密度均匀，T_1WI呈等信号，T_2WI呈等或稍高信号，骨质破坏少见。②腺样体肥大：鼻咽顶后壁软组织增厚，密度均匀，咽隐窝可受压变窄，无累及周围组织，无骨质破坏。③脊索瘤：中线部位好发，以骶尾椎、颈椎上段较多见，亦可发生于枕骨斜坡、鞍后部。CT常见征象为溶骨性、膨胀性骨质破坏，肿块内可有点片状钙化或残余破坏骨碎片，肿块不均匀强化。MRI表现为T_1WI等或略低信号，T_2WI不均匀高信号，部分病灶内可有条索状低信号灶，增强扫描为不均匀持续强化。

【影像学线索】鼻咽黏膜不对称性增厚→首选影像学检查为鼻咽及颈部MRI增强扫描+DWI扫描。

3. 喉癌

【临床资料】男性，76岁。咽痛、声嘶1月余。查体：咽稍充血，颈部未触及肿大淋巴结。

【影像学诊断】喉癌（声门上型）（图5-25）。

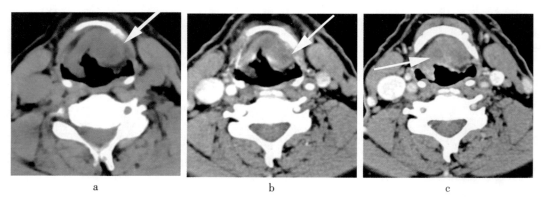

a～c：会厌喉面软组织不均匀增厚，局部呈肿块样突向咽腔（↑），平扫（a）密度较为均匀，增强扫描（b、c）呈轻-中度强化，表面凹凸不平，局部喉腔狭窄。

图5-25 喉咽部CT平扫+增强扫描

【影像学表现】X线：声门上区软组织肿块。CT：喉咽部软组织增厚，并有不规则肿块形成，喉腔变形；病灶可侵犯邻近组织（喉旁、会厌前间隙及喉软骨）；增强扫描肿块呈不同程度强化；可有颈部淋巴结转移。MRI：T_1WI呈中等信号，T_2WI呈高信号；增强后肿瘤呈不同程度强化；喉软骨受侵时表现为T_1WI低信号，T_2WI中、高信号。

【影像学鉴别诊断】①喉水肿：双侧对称性黏膜弥漫性增厚，吞咽功能无异常。②声带息肉：声带前中1/3交界处见软组织密度/信号小结节影，基底较窄，边界清楚。

【影像学线索】喉咽壁软组织不对称增厚→推荐影像学检查为喉咽部CT增强扫描

或 MRI 增强扫描 + DWI 扫描。

五、其他疾病（眼部、口腔、耳部、鼻和鼻旁窦）

（一）鼻外伤

【临床资料】男性，22 岁。车祸致头面部多发外伤 40 min。查体：鼻背可见软组织挫伤，无鼻翼煽动。

【影像学诊断】鼻骨粉碎性骨折（图 5 - 26）。

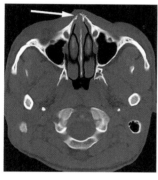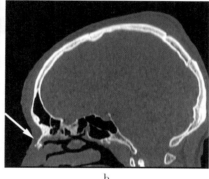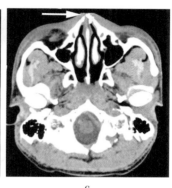

a　　　　　　　　　　　　　　b　　　　　　　　　　　　　　c

a～c：鼻骨可见多发骨折透亮线影（↑），断端错位、分离，多发游离小骨碎片，周围软组织肿胀。

图 5 - 26　颌面部 + 头颅 CT 平扫

【影像学表现】X 线：颅骨侧位可见鼻骨骨皮质连续性中断，断端移位。CT：鼻骨和/或上颌骨额突、骨性鼻中隔骨质中断或移位；骨缝分离、增宽或错位；软组织肿胀、增厚。

【影像学线索】鼻骨骨质不连续→首选影像学检查为颌面部、头颅 CT 平扫（薄层骨窗重建）。

（二）耳异物

【临床资料】女童，6 岁。半天前体检发现右外耳道白色异物，患儿无听力下降、耳鸣、耳闷胀感、眩晕。查体：右外耳道可见白色球形塑料异物，与外耳道间未见明显缝隙。

【影像学诊断】右侧外耳道异物（图 5 - 27）。

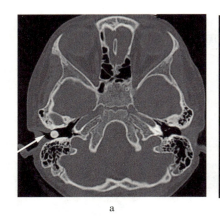
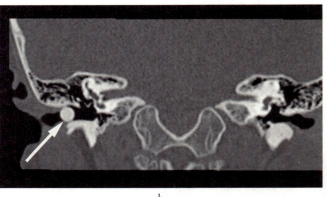

a、b：右侧外耳道阻塞，横断位（a）及冠状位（b）示右侧内耳道见一圆形、光滑、高密度影（↑），密度均匀，边缘清晰。

图 5-27　耳颞部 CT 平扫

【影像学表现】X 线：不透 X 线异物（如鱼刺、骨片等）表现为高密度，植物性异物（如花生、果核等）与气体比较也可显示。CT：可清晰显示异物位置、大小及周围的毗邻关系。

【影像学线索】体内异常致密影→首选影像学检查为 CT 平扫+三维重建。

（三）副鼻窦炎、鼻窦内翻乳头状瘤

【临床资料】男性，41 岁。10 年前无明显诱因出现反复鼻衄。鼻内镜示：右中鼻道肿物，质软，呈分叶状，表面见脓性分泌物附着。实验室检查示中性粒细胞计数升高。

【影像学诊断】右侧筛窦、蝶窦炎症；右侧中鼻道内翻乳头状瘤（图 5-28）。

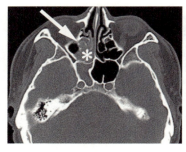
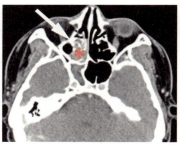
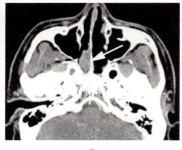

a～c：平扫右侧筛窦、蝶窦黏膜增厚（a），窦腔内见不规则稍高密度影部分填充（﹡）；增强扫描（b）见病灶边缘轻度强化；右中鼻道见一不规则形软组织灶（↑），境界清楚，内部密度均匀，增强扫描病灶呈轻度强化（c）。

图 5-28　鼻部 CT 平扫+增强扫描

【影像学表现】

（1）鼻窦炎。鼻窦柯氏位、瓦氏位 X 线：急性期表现为窦腔内密度增高。慢性期表现为沿窦壁呈环形密度增高影或凹凸不平息肉样组织，邻近骨壁增厚硬化。CT：鼻甲肥大，鼻腔、鼻窦黏膜增厚。急性期窦腔内分泌物潴留，可见气液平面，增强后见黏膜强化，分泌物不强化。慢性期常表现为窦壁骨质增厚硬化或骨质吸收。MRI：增厚的黏膜 T_1WI 为等信号，T_2WI 为高信号。急性期因窦腔分泌物蛋白含量低，致 T_1WI 呈低信号，T_2WI 呈高信号；随病程延长，分泌物内蛋白含量逐渐增高，T_1WI 呈等或高信号，T_2WI 呈高信号。

（2）内翻乳头状瘤。CT：鼻腔或鼻窦内软组织密度肿块，呈乳头状，内部密度均匀，增强后呈轻度强化；可继发骨质吸收破坏或骨质增生。MRI：肿块于 T_1WI 呈等信号，T_2WI 呈等、高混杂信号，增强后病灶呈脑回状不均匀强化。

【影像学鉴别诊断】①鼻息肉：多双侧发病，一般无骨壁破坏。②鼻咽血管纤维瘤：增强扫描强化程度显著高于内翻乳头状瘤。

【影像学线索】鼻道及鼻窦软组织影→首选影像学检查为鼻窦 CT 平扫 + 冠状面三维重建（骨窗）。

（四）扁桃体炎

【临床资料】男性，45 岁。4 天前感冒后出现咽痛，伴发热，最高体温为 38.5 ℃。血常规提示白细胞、中性粒细胞及单核细胞计数升高，嗜酸性粒细胞计数降低。

【影像学诊断】双侧扁桃体炎并脓肿形成（图 5-29）。

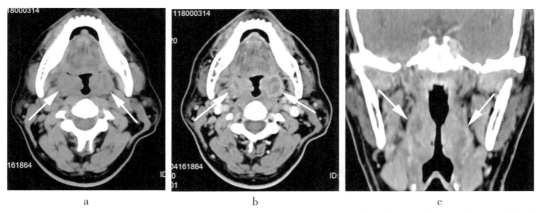

a～c：双侧扁桃体明显肿大，边界不清，平扫（a）病灶内部密度不均匀，为稍低、低密度（↑）；增强扫描（b、c）双侧扁桃体呈明显不均匀强化，内可见小片状无强化区（↑）。

图 5-29　口咽部 CT 平扫 + 增强扫描

【影像学表现】扁桃体炎急性期表现为扁桃体肿大，CT 平扫常为均匀或不均匀低密度，增强一般无强化，亦可有斑点状强化。化脓期及包膜形成期表现：脓肿壁表现为等密度，病灶内部表现为略低密度或水样低密度，脓腔内可有气液平面；化脓期脓肿壁轻度强化；包膜形成期增强扫描见脓肿壁完整、光滑，且强化明显。在 MRI 上，脓肿壁为等信号，脓腔及病灶周围炎性水肿于 T_2WI 上为高信号；由于脓腔内脓液黏稠，限制了水分子弥散，因此在 DWI 上呈高信号，ADC 值降低。

【影像学鉴别诊断】①未形成脓肿的扁桃体炎主要与咽旁间隙肿瘤相鉴别：前者边界不清，周围脂肪间隙模糊，增强扫描无明显强化；肿瘤多有明显边界，周围结构受推压或侵犯，增强扫描常明显不均匀强化。②脓肿形成后需要与颈部囊肿合并感染相鉴别：颈部囊肿壁薄而均匀，多无强化，但当囊肿合并感染时，囊肿壁可增厚、强化。脓液蛋白含量高，水分子弥散受限，故 DWI 呈高信号；囊液蛋白含量低，水分子弥散不受限，因此 DWI 呈低信号。

【影像学线索】扁桃体肿大→首选影像学检查为口咽部 CT 增强或 MRI 增强扫描 + DWI 扫描。

（五）中耳炎

【临床资料】男性，53 岁。40 余年前无明显诱因出现右耳流脓，脓液呈淡黄色、略臭，伴右耳听力逐渐下降，偶有耳鸣。查体：外耳道有少量耵聍附着，右耳鼓膜完整、稍菲薄，边缘见环形钙化斑，光锥反射消失。256 Hz 音叉检查：WT 偏右；RT 双耳BC＞AC，双耳 ST 延长。

【影像学诊断】右侧中耳乳突炎（胆脂瘤型）（图 5-30）。

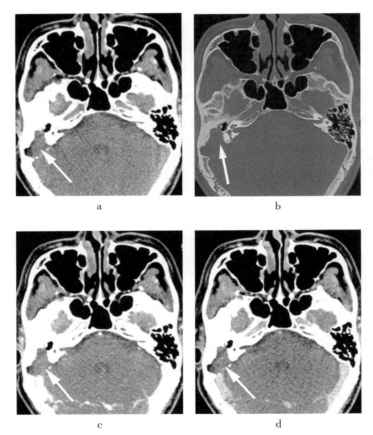

a～d：右侧鼓室内见软组织影填充（↑），平扫（a）病灶内部密度尚均匀，增强扫描（c、d）病灶无明显强化；骨窗（b）示右侧鼓室骨质破坏，右侧听骨链破坏。

图 5-30 耳部 CT 平扫＋增强扫描

【影像学表现】

（1）中耳乳突炎。CT 表现：①急性期。乳突密度增高，气房间隔可见骨质吸收，积脓可见液平面。②慢性期。单纯型可表现为鼓室、乳突气房黏膜增厚，气房间隔及周围骨质增生、硬化，听小骨正常。肉芽肿型可表现为听小骨破坏，上鼓室、乳突窦入口和乳突窦肉芽组织增生，边缘骨质破坏、模糊，增强后肉芽组织明显强化。MRI表现：①急性期。中耳腔积液表现为点片状T_1WI等信号、T_2WI高信号。②慢性期。与脑灰质相比，T_1WI为等信号、稍高信号，T_2WI高信号，增强扫描见明显强化。

（2）胆脂瘤。CT表现：鼓室、乳突窦入口及乳突窦内低密度软组织肿块影，鼓室盾板、听小骨破坏，乳突窦入口及鼓室腔扩大，可见骨质增生硬化；增强扫描病灶边缘肉芽组织强化，中间胆脂瘤不强化。MRI表现：T_1WI中等信号，T_2WI高信号；增强扫描表现同CT。

【影像学鉴别诊断】①胆固醇性肉芽肿：T_1WI、T_2WI均为高信号，增强后强化不明显。②中耳癌：病灶以中耳为中心向四周发展，可见虫蚀样骨质破坏，增强后明显强化。

【影像学线索】中耳乳突区软组织影→首选影像学检查为耳颞部CT平扫（薄层骨窗重建）。

（六）腺样体肥大

【临床资料】女性，9岁。反复流涕1年余，伴咳嗽、黄痰、鼻塞。查体：右中鼻道透明新生物，咽黏膜慢性充血，双咽侧索肥厚。

【影像学诊断】腺样体肥大（图5-31）。

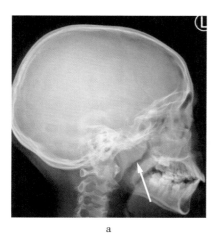
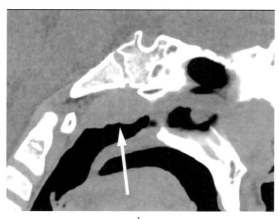

a、b：头颅侧位片（a）及鼻部CT重建（b）均显示鼻咽顶后壁软组织局限性增厚（↑），表面光滑，鼻咽腔变窄。

图5-31 头颅侧位X线平片、鼻部CT平扫+重建检查

【影像学表现】X线：鼻咽部侧位平片可见鼻咽顶壁与后壁软组织局限增厚，突入鼻咽腔致使气道变窄。CT：顶壁、后壁软组织对称性增厚，表面光滑，增强后均匀强化，相邻骨质无破坏。矢状面重建可见气道局限性狭窄。MRI：肥大腺样体呈T_1WI等信号、T_2WI高信号。

【影像学鉴别诊断】①鼻咽部慢性炎症：鼻咽壁增厚，均匀强化。②鼻咽血管纤维

瘤：青少年常见，常有大量鼻出血病史，瘤体明显强化，病灶可侵犯邻近组织。

【影像学线索】儿童鼻咽顶后壁增厚→推荐影像学检查为头颅侧位片或鼻咽部 CT 平扫（矢状面重建）。

（七）听神经瘤

【临床资料】女性，27 岁。1 年前开始出现左耳听力下降，后逐渐出现头部持续性胀痛，休息后可缓解，伴左面部麻木，行走站立不稳。查体：左侧眼睑闭合乏力，House-Brackman 分级 Ⅱ 级。左侧额面部浅感觉减退，左耳听力丧失，闭目难立征（+），伸舌无侧偏。

【影像学诊断】左侧桥小脑角区听神经瘤（图 5-32）。

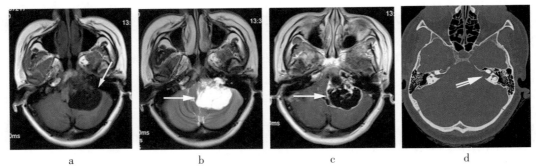

a～d：左侧桥小脑角区见一囊实性肿块（↑），T_1WI（a）呈稍低、低混杂信号，T_2WI（b）呈不均匀高信号，内见线样低信号影，增强扫描（c）见病灶实性部分明显强化，囊性部分无强化；CT 平扫（d）可见左侧内听道扩大（⇑）。

图 5-32　颅脑 MRI 平扫+增强扫描、耳 CT 平扫

【影像学表现】CT：桥小脑角区软组织肿块，多以锐角与岩骨相交，内耳道骨质受压而呈漏斗样扩大；肿瘤若压迫脑干、小脑，可使其变形移位，桥小脑角池闭塞，邻近脑池扩大，从而形成梗阻性脑积水。增强扫描见实性组织明显强化，囊变区无强化。MRI：病灶呈不均匀 T_1WI 低信号、T_2WI 高信号，以锐角与硬脑膜相交，囊变常见；可有脑干及小脑变形移位，第四脑室受压变形；增强扫描同 CT。

【影像学鉴别诊断】①桥小脑角区脑膜瘤：脑膜瘤密度均匀，可有钙化，增强呈明显均一强化，与岩骨宽基底相连，以钝角与岩骨相交。②胆脂瘤：胆脂瘤无强化，无内耳道扩大。③三叉神经瘤：好发于内耳道前方岩骨尖处，可有岩骨尖破坏，无内耳道扩大。

【影像学线索】桥小脑角区占位→首选影像学检查为颅脑 MRI 平扫+增强扫描。

（八）眼眶炎症

【临床资料】男性，38 岁。左眼肿胀、眼球突出不适 3 年余。近 1 个月来，左眼肿胀、眼球突出加重，伴左眼视蒙。

【影像学诊断】左眼眶炎性假瘤（图 5-33）。

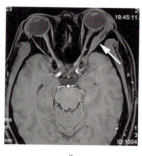 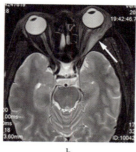 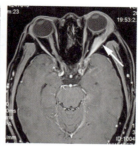 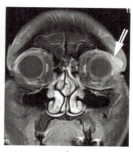

a~d：左眼球突出，左眶外板内侧与外直肌之间见一梭形异常信号灶（↑），T_1WI（a）呈等、稍低信号，T_2WI 压脂（b）呈稍高信号，增强扫描（c、d）可见明显强化，外直肌受推挤向内侧移位，病变累及左侧泪腺（⇑）、海绵窦。

图 5-33　眼眶 MRI 增强扫描

【影像学表现】CT：泪腺增大；眼外肌肌腹、肌腱均增粗，上直肌和内直肌最易受累；眼睑软组织肿胀增厚；可见巩膜增厚、视神经增粗。MRI：炎性细胞浸润期，病灶于 T_1WI 呈等信号、低信号，T_2WI 呈高信号；纤维化期，病灶 T_2WI 呈低信号，增强后呈中-强度强化。

【影像学鉴别诊断】①甲状腺功能亢进相关眼病：眼外肌增粗以肌腹增厚为主，肌腱附着处正常。②淋巴瘤：眼外肌肌腹和肌腱均增厚，眼上肌群较易受累，眼睑和眼球周围软组织增厚，需要活检鉴别。③颈动脉海绵窦瘘：多条眼外肌增粗，眼上静脉增粗为特征性征象，伴有海绵窦扩大，颅面部外伤是常见诱因。④眼眶蜂窝织炎：脓肿形成、眶骨破坏，病变蔓延而眶内无实性肿块影。

【影像学线索】单侧眼眶软组织肿块，单侧眼肌增粗→首选影像学检查为眼眶 MRI 增强扫描。

（九）甲状腺功能亢进（简称甲亢）

1. 甲亢病变首选影像学检查

首选彩超，以观察甲状腺形态、血流。

【临床资料】女性，35 岁。因"多食、多汗、怕热 3 月，双眼球突出 2 周"就诊。查体：双眼球突出，伸舌细颤，甲状腺弥漫性Ⅱ度肿大，上极可触及震颤与闻及血管杂音。实验室检查：甲状腺功能提示 TSH 降低，T_3、T_4 及 FT_3、FT_4 升高。

【影像学诊断】甲状腺功能亢进（图 5-34）。

【影像学表现】超声表现为甲状腺弥漫性肿大，对称性多见，实质回声减低，分布明显不均匀，可见散在片状低回声及

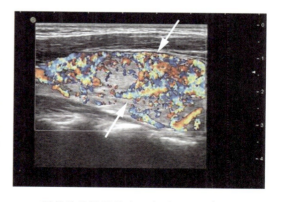

甲状腺弥漫性肿大，实质回声减低，分布明显不均匀，内部血流呈"火海征"（↑），甲状腺上动脉、下动脉扩张，流速增快。

图 5-34　甲状腺超声检查

高回声区，无明显占位效应。CDFI：甲状腺内部"火海征"提示实质内血流异常丰富。PW：甲状腺上动脉、下动脉扩张，流速增快。

【影像学鉴别诊断】桥本甲状腺炎（慢性淋巴细胞性甲状腺炎）：其声像图与甲状腺功能亢进的不易区分，可伴有颈部淋巴结反应性增生（尤其是颈部Ⅵ区淋巴结）；甲状腺功能检查提示甲状腺球蛋白抗体升高，甲状腺过氧化物酶抗体升高。

2. **甲亢病变次选影像学检查**

首选核医学检查，以了解甲状腺功能是否亢进。

【临床资料】女性，28岁。1年前无明显诱因出现心慌、心悸、手抖，2个月前症状加重。查体：甲状腺Ⅱ度肿大，质中，无压痛。实验室检查：$TSH < 0.005\ \mu IU/mL$，T_3 8.20 nmol/L，T_4 287.40 nmol/L，FT_3 37.20 pmol/L，$FT_4 > 100.0$ pmol/L。甲状腺功能异常：TSH明显降低，T_3、T_4、FT_3、FT_4明显升高。

【影像学诊断】甲状腺弥漫性肿大，摄锝功能明显增高（图5-35）。

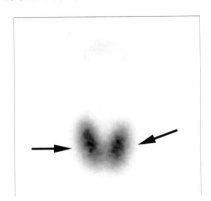

甲状腺位置、形态大致正常，甲状腺左、右叶及峡部明显增大，腺体内放射性核素分布均匀且弥漫增浓（↑）。

图5-35 甲状腺显像

【影像学表现】核医学：甲状腺左右叶及峡部明显增大，放射性分布均匀且弥漫增浓，未见明显局限性放射性分布异常浓聚区或稀疏缺损区。口腔唾液腺显影不明显，甲状腺与唾液腺放射性直观比值明显增高。

【影像学鉴别诊断】出现干燥综合征时，唾液腺功能减低，甲状腺与唾液腺放射性直观比值增高，但甲状腺大小正常，临床上甲状腺功能正常。

3. **甲亢相关眼肌病变首选影像学检查**

首选MRI平扫+增强扫描，以观察眼肌增粗及评估突眼程度。

【临床资料】女性，27岁。易怒、怕热、乏力、多汗，并伴食量增大6月余。1月余前发现突眼，见亮光后易流泪，伴心慌，并出现手抖3天。查体：甲状腺Ⅱ度肿大，无压痛；突眼。实验室检查：TSH降低，FT_3增高，FT_4增高，甲状腺球蛋白抗体升高，甲状腺过氧化物酶抗体升高。

【影像学诊断】Grave's眼病（图5-36）。

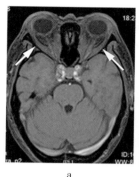 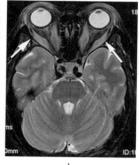 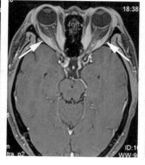 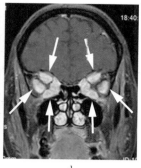

a～d：双侧眼眶对称，双侧眼球突出，双侧眼外肌明显增粗（↑），以肌腹为著，肌腱处未见增粗，T_1WI (a) 呈稍低信号，T_2WI (b) 呈稍高信号，增强扫描（c、d）见病灶明显强化。

图 5-36 眼眶 MRI 增强扫描

【影像学表现】CT：眼外肌肌腹增粗而肌腱附着处不增粗。MRI：受累眼外肌呈 T_1WI 低信号、T_2WI 高信号；纤维化后均呈低信号。早、中期增强扫描可见眼外肌轻-中度强化，晚期未见强化。

【影像学鉴别诊断】①肌炎型炎性假瘤：主要以眼外肌肌腹与肌腱均增粗为特征，以内直肌、上直肌常见。②颈动脉海绵窦瘘：以眼外肌、眼上静脉增粗为特征性表象，伴海绵窦扩大，颅面部外伤为常见诱因。

第二节 心胸部影像学检查及征象解读

一、急性胸痛

（一）主动脉夹层

1. 首选影像检查

平扫发现主动脉增宽或钙化内移，首选主动脉全程 CTA 以观察内膜破口及撕裂范围。

【临床资料】男性，49岁。突发胸痛 10 h，胸前区持续烧灼样疼痛，伴心慌胸闷，大汗淋漓。既往高血压病史 10 余年。急查：凝血功能 D-二聚体 3 419.00 ng/mL。查体：上腹压痛，无反跳痛。

【影像学诊断】主动脉夹层 DeBakey Ⅲb 型（图 5-37）。

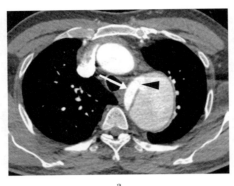
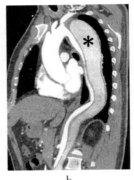

a：轴位增强 CT 示主动脉弓-降主动脉夹层（↑），破口（▲）位于主动脉弓；b：CTA 重建示主动脉弓降部下缘见破口，长段真、假双腔显影，假腔大（*），真腔小，假腔内强化程度低于真腔。

图 5-37 急诊主动脉 CTA

【影像学表现】X 线：主动脉增宽，无异常发现，不能除外夹层存在。CT 平扫征象：①主动脉管径正常或增宽；②内膜钙化内移≥5 mm；③真假双腔表现为不均匀密度。CT 增强扫描征象：①撕裂内膜。呈线形、弧形、S 形或不规则形低密度影，如果低密度线形影出现不连续，代表破口的存在；大部分主动脉夹层存在原发破口及再破口。②真腔、假腔。往往假腔大、真腔小，真腔受压变形，甚至呈线状；假腔的强化与真腔可同步或较迟。③血栓形成。真腔、假腔内均可见血栓形成，但血栓更多见于假腔，呈低密度充盈缺损；真腔出现血栓的通常为合并主动脉瘤者。④分支。显示主动脉及其大分支血管腔受累情况，可发自假腔或存在夹层。⑤其他间接征象。如心包积液、胸腔积液。

根据主动脉发生夹层的部位，有 DeBakey 分型和 Stanford 分型：①DeBakey 分型（图 5-38）。②Stanford 分型。Stanford A 型相当于 DeBakey Ⅰ型和Ⅱ型；Stanford B 型相当于 DeBakey Ⅲ型。

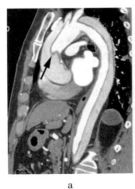
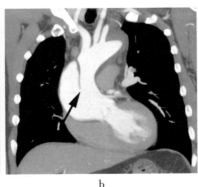
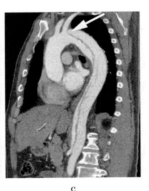

a：DeBakey Ⅰ型：夹层（↑）累及升主动脉及降主动脉，并可延伸到腹主动脉及髂动脉。b：DeBakey Ⅱ型：夹层局限于主动脉弓升部，破口多位于升主动脉（↑），并偶可累及主动脉瓣。c：DeBakey Ⅲ型：夹层始于主动脉弓降部（左锁骨下动脉开口以远）（↑），向远端剥离；Ⅲa 型夹层局限于胸降主动脉，Ⅲb 型夹层延伸至腹主动脉。

图 5-38 主动脉夹层 DeBakey 分型

【CT影像学鉴别诊断】①主动脉壁间血肿：表现为环形或新月形增厚的主动脉壁，平扫为高密度，增强无强化，无内膜破口。②主动脉瘤：可见钙化外移，可存在无强化附壁血栓，无假腔结构。

2. 次选影像学检查

次选心脏彩超，可协助观察内膜撕裂。

【临床资料】女性，67岁。5天前无明显诱因出现胸部剧烈疼痛，伴胸闷、喘气、恶心，持续不缓解。既往吸烟40年，高血压病史30年，最高血压220/110 mmHg。查体：双侧股动脉可闻及收缩期血管杂音，右侧为甚。急查：肌钙蛋白 2 μg/L，凝血功能 D-二聚体 8 ng/mL；心电图示窦性心律，肢体导联低电压。

【影像学诊断】主动脉夹层（图5-39）。

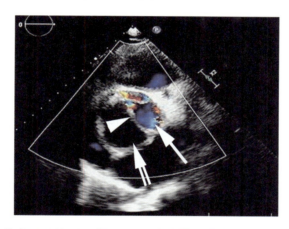

二维超声表现为主动脉内可见撕裂内膜（▲），呈条带状回声，将主动脉分成真腔（↑）和假腔（⇑），于动脉短轴切面可见"双环征"。彩色多普勒血流显像（CDFI）：真腔小，但血流丰富、流速快；假腔内血流缓慢。

图5-39 急诊心脏超声检查

【影像学表现】超声表现为主动脉内膜撕裂，分离的内膜呈细线样回声，主动脉分成真腔及假腔，真腔一般较小，假腔一般较大，可伴有血栓形成。CDFI：血流自主动脉真腔经破口进入假腔。

【影像学鉴别诊断】①肺栓塞：超声心动图可见肺动脉内低回声或等回声团形成，右心室扩大，三尖瓣反流，肺动脉高压等。②急性心肌梗死：超声心动图可见节段性室壁运动异常。③急性胰腺炎、急性胆囊炎等。

（二）主动脉壁间血肿

【临床资料】女性，59岁。突发胸痛2天。既往高血压病史多年。急查：凝血功能 D-二聚体 5 781.00 ng/mL。

【影像学诊断】主动脉壁间血肿（图5-40）。

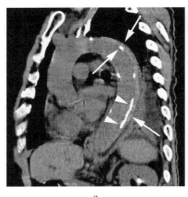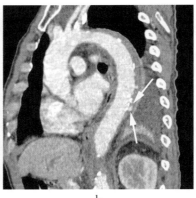

a：平扫CT多平面重组图像示降主动脉壁不对称性增厚（↑），呈高密度，可见钙化内移征象（▲）；b：CTA重建示降主动脉增厚的血管壁无明显强化，但可见小灶点片状强化，提示内膜渗漏（↑）。

图 5 - 40　急诊双源胸痛三联 CTA

【影像学表现】CT：平扫表现为环形或新月形增厚的主动脉壁（≥5 mm），且内膜面光滑连续；血肿CT值高于主动脉腔内密度，钙化内移；增强后显示增厚的主动脉壁无明显强化，但可以出现小灶的点状、条片状强化，为内膜渗漏表现。

【影像学鉴别诊断】①主动脉夹层：典型主动脉夹层存在内膜片及内膜破口，存在相通的真腔和假腔，假腔通常明显强化。②主动脉粥样硬化：主动脉壁多不规则增厚，且密度较低，内壁欠光滑，见多发充盈缺损及小溃疡，钙化位于增厚的主动脉壁内，且病变多不连续，临床上多无明显症状。

【影像学线索】主动脉壁增厚，钙化内移→推荐影像学检查为主动脉全程CTA或胸痛三联CTA。

（三）穿透性主动脉粥样硬化性溃疡

【临床资料】男性，63岁。突发胸痛1天，伴头晕、发热，最高体温40.3 ℃。既往高血压病史7年余。急查：凝血功能D-二聚体758.00 ng/mL。

【影像学诊断】穿透性主动脉粥样硬化性溃疡（图5-41）。

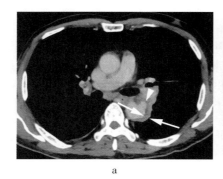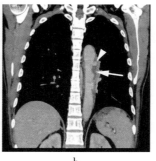

a：轴位增强CT图像示主动脉内壁溃疡状突起（▲），周围见壁间血肿（↑）；b：冠状位增强CT图像示主动脉内壁"龛影"（▲）及"狭颈征"，周围可见壁间血肿（↑）。

图 5 - 41　胸部 CT 平扫 + 增强扫描

【影像学表现】X 线：可见主动脉壁多发钙化，但无法提示穿透性主动脉粥样硬化性溃疡。CT：①增强见主动脉壁的溃疡状突起，与主动脉相连，可呈"狭颈征"，高度一般大于深度及宽度，溃疡深度≥5 mm；②可合并壁间血肿，为主动脉壁新月形增厚或高密度影；③粥样硬化斑块多广泛存在，溃疡发生于钙化内膜或轻度内移的内膜下；④溃疡破裂后可形成假性动脉瘤。

【影像学鉴别诊断】①假性动脉瘤：假性动脉瘤为壁外龛影，腔外部分大，且形态不规则，周围包绕的机化血栓组织较厚。②主动脉夹层：病变范围较广泛，假腔多大于真腔。

【影像学线索】主动脉内壁溃疡状突起→首选影像学检查为主动脉全程 CTA 或胸痛三联 CTA。

（四）主动脉假性动脉瘤

【临床资料】男性，58 岁。全身多处刀刺伤 1 h，肠管外露，有血性液体渗出，嗜睡，血压 56/34 mmHg。急查：凝血功能 D - 二聚体 1 935 ng/mL，血红蛋白 107 g/L，红细胞计数 3.46×10^{12}/L。

【影像学诊断】腹主动脉假性动脉瘤（图 5 - 42）。

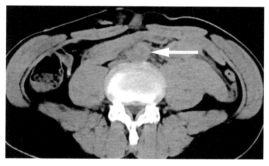
a

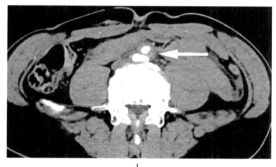
b

a：轴位平扫 CT 图像示腹主动脉肾下段前方条片状稍低密度影（↑）；b：轴位增强 CT 图像示腹主动脉肾下段前方低密度影呈血管样明显强化，与腹主动脉狭颈相连，周围可见片状无强化影环绕（↑）。

图 5 - 42　腹主动脉 CTA

【影像学表现】CT 平扫：见主动脉壁旁或包绕主动脉的瘤样等密度影、稍低密度影。CT 增强扫描征象：瘤体呈类圆形或不规则形，多位于主动脉轮廓之外，表现为"挂果征"或"纽扣征"，瘤体外缘不规则，其强化与正常血管腔同步；可见血栓，部分血栓充盈整个瘤体。常合并胸腔积液或心包积液。

【影像学鉴别诊断】真性主动脉瘤：存在完整的动脉壁三层结构，可见主动脉壁钙化外移，附壁血栓位于主动脉腔内；真、假动脉瘤可共存。

【影像学线索】主动脉异常增宽→首选影像学检查为主动脉全程 CTA。

（五）心肌梗死

1. 首选影像学检查

急性心肌梗死高危患者首选冠状动脉 DSA 造影。

2. 评估有无出现合并症的首选影像学检查

首选心脏彩超，以观察心脏形态和室壁运动，以及是否合并心脏破裂或心包积液等。

【临床资料】男性，65岁。2 h 前无明显诱因突感胸部剧烈疼痛，放射至背部，伴胸闷、恶心，持续不缓解。入院时急性病容，嘴唇苍白。既往吸烟 30 年，高血压病史 20 年，血压最高 220/115 mmHg。

【影像学诊断】急性心肌梗死（图 5-43）。

【影像学表现】超声直接征象：心室壁节段性运动异常。间接征象：左心房扩大、二尖瓣反流。并发症：真性室壁瘤、假性室壁瘤、心室附壁血栓、室间隔穿孔、乳头肌功能不全或断裂、心肌梗死后综合征。

【影像学鉴别诊断】①肺栓塞；②主动脉夹层。

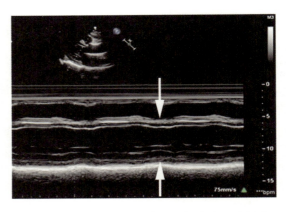

左心室扩大，室间隔及左室后壁运动幅度减小（节段性室壁运动异常），左室射血分数（EF 值）降低。

图 5-43　急诊心脏超声检查

3. 冠脉无创性影像学检查

通过冠脉 CTA 筛查，评估心肌缺血，判断血管软、硬斑块及血管狭窄程度，观察冠脉变异情况。

【临床资料】男性，85岁。5 年来无明显诱因反复出现心前区胸闷、心悸，伴轻微气促、头晕，每次发作约半个小时，活动后加重，休息数小时可缓解。高血压病史 20 年，最高血压达 200/110 mmHg。实验室心肌酶检测示肌酸激酶、肌酸激酶同工酶 MB 定量值升高。动态心电图提示：窦性心律，偶发房性期前收缩，频发室性早搏，部分成对、间位或呈二联律、三联律，一度房室阻滞。心率变异性分析：SDNN 100（轻度异常）。

【影像学诊断】冠状动脉粥样硬化（图 5-44）。

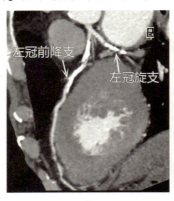
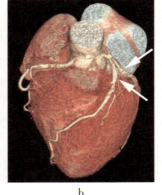

a　　　　　　　　　　　b

a、b：冠状动脉 CTA 三维 MIP 重建（a）及 VR 重建（b）示冠状动脉分支（左冠状动脉前降支、旋支）近段多发节段性钙化斑块（↑），部分管腔节段轻-中度狭窄。

图 5-44　冠状动脉 CTA

【影像学表现】CT：钙化斑块定位及积分定量明确，增强扫描可见冠状动脉主干及分支动脉腔内软斑块呈偏心性附壁或环形充盈缺损。冠状动脉CTA可观察冠状动脉起源及走行变异，评估支架植入后有无血栓形成。

【影像学鉴别诊断】对比增强CTA明确诊断。

4. 心梗后期影像学检查

通过核医学心肌成像或MRI心脏成像评估心肌存活情况。

【临床资料】男性，69岁。反复胸闷、头晕3年，胸痛1月，加重3天。高血压、冠心病病史20余年，血压达170/90 mmHg。实验室心肌酶检测：天冬氨酸转氨酶16.00 U/L（正常值：15～40 U/L），乳酸脱氢酶312 U/L（正常值：120～250 U/L），α-羟丁酸脱氢酶123 U/L（正常值：72～182 U/L），肌酸激酶360 U/L（正常值：50～310 U/L），肌酸激酶同工酶MB定量27.0 U/L（正常值：0～25 U/L）。

【影像学诊断】心肌梗死（图5-45）。

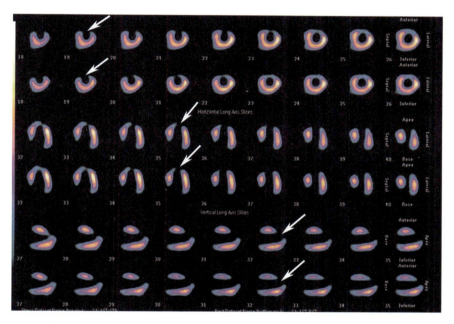

左心室运动负荷心肌灌注（上层）、左心室静息心肌灌注（下层）成像：心尖部、左心室前壁放射性核素分布缺损（↑）。

图5-45　运动负荷+静息心肌灌注断层显像

【影像学表现】核医学：左室心肌形态、室腔大小正常，运动负荷心肌灌注显像示左室心尖、前壁放射性核素分布缺损，静息状态下各断面图像与运动心肌显像所见相同，核素分布缺损区未见明显核素填充，呈固定性缺损。

【影像学鉴别诊断】①心肌炎：病毒性心肌炎多见心肌不规则放射性分布稀疏，可累及多个室壁，严重者因大片状心肌坏死，可呈大区域放射性分布缺损区。患者多为青少年发病，有病毒感染病史及明确心肌炎病史。②扩张性心肌病：多表现为心肌不规则放射性分布不规则稀疏，伴心室腔扩大、心肌壁厚度变薄，典型者呈"花斑样"改变。

(六) 急性肺栓塞

1. 首选影像学检查

急性肺栓塞首选影像学检查为肺动脉 CTA。

【临床资料】女性，65 岁。患者 1 天前无明显诱因出现一过性黑蒙、胸闷。急查：凝血功能 D - 二聚体 3 002.00 ng/mL。

【影像学诊断】急性肺栓塞伴肺梗死（图 5 - 46）。

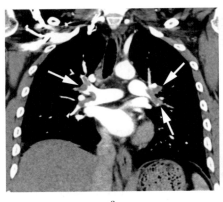 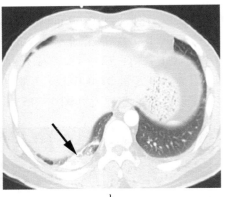

a   b

a：CTA 冠状位重组图像示双肺动脉主干及双上肺动脉、下肺动脉与其分支见多发充盈缺损（↑），局部管腔狭窄；b：轴位肺窗 CT 图像示右肺下叶后基底段见片带状实变影（↑），与胸膜呈宽基底粘连，为肺梗死影像。

图 5 - 46　肺动脉 CTA

【影像学表现】X 线：纹理稀疏，局部斑片状或楔形影尖端指向肺门区；出现右心室增大、肺动脉段突出及肺门影扩张等肺动脉高压征象；少至中量胸腔积液等。X 线阴性不能排除肺栓塞。CT：直接征象包括增强扫描示动脉腔内的充盈缺损。其中，中心性充盈缺损通常表现为轨道征，提示急性肺栓塞；偏心性或附壁性充盈缺损及血栓钙化通常提示慢性肺栓塞。其他间接征象包括：①"马赛克征"。即由于肺动脉栓塞区域血液灌注量减少，与正常或过度灌注区域形成密度差，相应肺区呈黑白相嵌征象。②可有肺梗死。新发肺梗死表现为基底部靠近胸膜、尖端指向肺门的三角形或楔形阴影；陈旧性肺梗死多为斑片状或索条状阴影。③胸腔积液。④肺动脉高压征象，表现为主肺动脉或左肺动脉、右肺动脉扩张，右心室增大。

【CT 影像学鉴别诊断】增强 CTA 检查，诊断准确性很高。

2. 进一步影像学检查

急性肺栓塞进一步影像学检查为核医学肺血流灌注成像

【临床资料】女性，29 岁。1 个月前受凉后出现咳嗽、咳痰。查体：双肺呼吸音粗，闻及散在哮鸣音。实验室检查：实际碳酸氢根 21.00 mmol/L（正常值：22 ~ 27 mmol/L）；修正后二氧化碳分压 33.60 mmHg（正常值：35 ~ 45 mmHg）；修正后氧分压 63.70 mmHg（正常值：83 ~ 108 mmHg）。

【影像学诊断】双肺多发肺栓塞（图 5 - 47）。

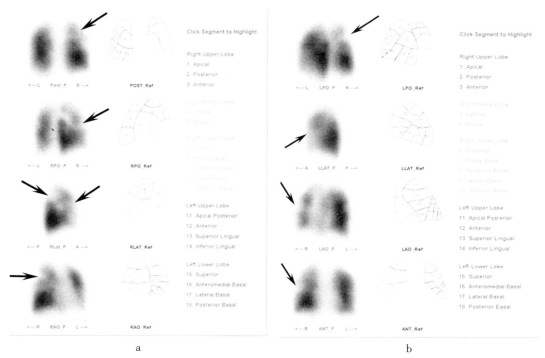

a、b：常规核素肺血流灌注显像示右肺上叶前、后段，中叶（2、3、4、5区）及左肺上叶舌段（13、14区）多发放射性核素分布稀疏缺损区（↑）。

图 5-47 肺血流灌注显像

【影像学表现】核医学：双肺组织局部可见多发楔形放射性核素分布稀疏缺损区，边缘欠清。

【影像学鉴别诊断】①肺动脉闭锁：肺部因无血流灌注，因而不显影。②肺动脉狭窄：由狭窄动脉供血的肺区，按肺段分布见无血流灌注区或稀疏区。③肺动脉发育不全或缺如：肺血流灌注缺损或稀疏，但通气功能正常。

二、呼吸困难

（一）急性呼吸窘迫综合征（acute respiratory distress syndrome，ARDS）

【临床资料】男性，68岁。高血压病史2年余，双下肢浮肿4个月，发热1天，气促10 h。查体：双肺闻及湿啰音，双下肢轻度凹陷性水肿。急查：凝血功能D-二聚体2 163.00 ng/mL；修正后酸碱度7.435，修正后二氧化碳分压28.50 mmHg，修正后氧分压46.20 mmHg，氧饱和度82.80%。

【影像学诊断】急性呼吸窘迫综合征（图5-48）。

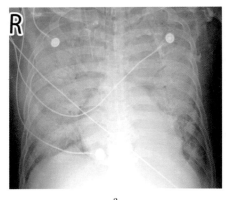 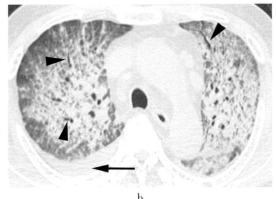

a：床旁胸片示双肺普遍模糊密度增高，呈"白肺"，肺门及肺纹理结构消失；b：轴位肺窗 CT 图像示双肺弥漫分布片状实变及渗出，见空气支气管征（▲）及双侧少量胸腔积液（↑）。

图 5-48　床旁胸部 X 线及胸部 CT

【影像学表现及鉴别诊断】X 线：发病 12 h 内胸片可完全无异常，或仅有小斑片状模糊影。心脏大小可正常。病变进展较快，呈多发片状及弥漫性融合阴影。弥漫肺实变使肺密度明显增高，形成"白肺"。胸腔积液提示可能合并肺炎。CT：初期为肺内弥漫分布斑片状磨玻璃样密度影，后逐渐发展至肺叶、肺段实变，并可见空气支气管征。从非重力依赖区到重力依赖区病变分布逐渐增加，密度逐渐增高。小叶间隔线少见。后期 CT 影像多样化，典型表现为粗糙的网格结构及非重力依赖区的磨玻璃密度影，提示可能存在肺纤维化。

【影像学鉴别诊断】①肺水肿：典型间质性肺水肿存在肺血流再分配现象，即双上肺纹理增粗、模糊，存在如 Kerley B 线和支气管"套袖征"等间质性肺水肿表现，心脏通常增大。典型肺泡性肺水肿渗出以肺门为中心并呈蝶翼样分布。②肺炎：两者影像上表现类似，需要结合临床表现鉴别。③肺出血：肺出血患者常有贫血，血红蛋白及红细胞进行性下降。

【影像学线索】双肺弥漫实变、渗出→推荐影像学检查为胸部正位 X 线，并结合高分辨率 CT 平扫。

（二）气胸

【临床资料】男性，25 岁。突发右侧胸痛 4 h。右侧呼吸运动、语颤减弱。

【影像学诊断】右侧液气胸（图 5-49）。

【影像学表现】X 线：肺野外带无肺纹理透亮区，患侧肺组织被压缩，肋间隙增宽，纵

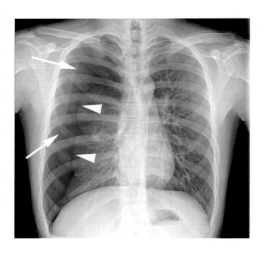

胸部 X 线平片示右肺野见大片无肺纹理透亮区（↑），右肺组织被压缩约 65%，肺边缘光滑锐利（▲），右侧肋膈角变钝，可见气液平面，提示存在胸腔积液。

图 5-49　胸部正位 X 线

隔及心影向健侧移位，合并胸腔积液，表现为肋膈角变钝，可见气液平面。胸部平片可通过患侧气胸与胸廓宽度的比例评估肺组织受压程度（表5-5）。CT：胸腔外带见大片游离气体，内侧见被压缩肺组织边缘，肺组织膨胀不全、透亮度减低，纵隔向健侧移位。

表5-5　气胸X线正位片评估

患侧气胸与胸廓宽度的比例	肺组织受压程度
1/4	35%
1/3	50%
1/2	65%
2/3	80%
全肺组织被压缩，呈软组织影聚拢于肺门	95%

【影像学鉴别诊断】肺气肿、肺大疱（肺囊性改变）：可见圆形薄壁透光区，疱内遗留的肺小叶或血管结构呈稀疏、细小肺纹理影。

【影像学线索】肺野内无肺纹理透亮区→首选影像学检查为胸部正位X线。

（三）气管异物（急性气道梗阻）

【临床资料】男性，30岁。醉酒后吞入异物3h，有呛咳。

【影像学诊断】食管异物，左主支气管异物（图5-50）。

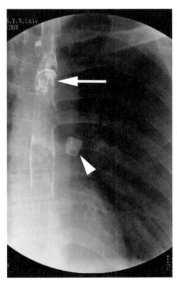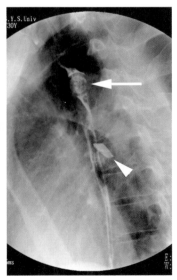

a　　　　　　　　　　　　　　b

a、b：后前位（a）、左前斜位（b）X线图像示食管胸中段圆形异物（↑），左主支气管走行区见不规则高密度异物（▲）。

图5-50　食管钡棉造影

【影像学表现】X线直接征象：不透X线异物（如金属、石块及牙齿等）在胸片上可以显影。X线间接征象：①钡棉造影可见异物处有纵行长条状钡棉悬挂，颈前软组织增宽、纵隔积气等则考虑穿孔或继发感染。②气管异物引起呼气性活瓣阻塞作用时，会发生双肺阻塞性肺气肿，肺透过度增高；主支气管异物会造成患侧肺透过度增高，透视下可见纵隔摆动。CT：直接显示异物及其引起的气道狭窄，有助于判断异物的部位，对于非金属异物的显示优于X线。

【影像学鉴别诊断】食管异物：胸部正位片，两者位置可以重叠。侧位胸片，食管异物位于气管后方，容易鉴别。如果异物较扁，食管异物最大径通常位于冠状面，最小径位于矢状面；气管异物则相反。

【影像学线索】①消化道、呼吸道不透X光致密影：首选影像学检查为胸、腹部X线平片。②可疑消化道不透X光异物：首选影像学检查为食道钡棉X线造影。③可疑消化道透X光异物：首选影像学检查为胸腹部CT平扫，以避免钡棉X线造影损伤消化道。

（四）慢性阻塞性肺疾病

【临床资料】男性，82岁。反复咳嗽、咳痰10年余。双肺闻及湿啰音。痰培养：流感嗜血杆菌生长。

【影像诊断】慢性阻塞性肺疾病（图5-51）。

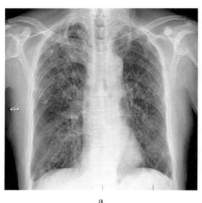
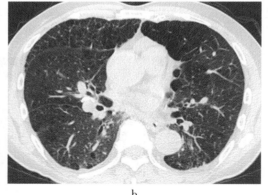

a：胸部正位X线示双肺透亮度增高，双肺纹理粗乱模糊，双肺散在条片状高密度影，以右肺中上野为著；双下肺动脉增粗，心影狭长，双膈低平；b：轴位肺窗CT图像示胸腔前后径增大；双肺透亮度不均匀，可见多发大小不等类圆形透亮区，双肺各叶支气管壁增厚。

图5-51 胸部正位X线平片及胸部CT检查

【影像学表现】X线：①早期胸片可无明显变化，当病变发展到一定阶段，可见肺纹理增多和紊乱。②支气管壁增厚，见"轨道征"；肺组织纤维化可表现为多发索条状、网格状或细蜂窝状改变；肺透亮度不均匀，形成小叶中心性肺气肿或肺大疱。弥漫性肺气肿表现为双肺野的透亮度均增加，胸廓前后径增大，肋间隙增宽，双膈面低平，心影狭长。③并发症：可合并肺动脉高压和肺源性心脏病，表现为右心增大，肺动脉圆锥膨隆，肺门血管呈残根状，即肺门血管影扩大及右下肺动脉增宽（最大横径＞15 mm），外围分支细小；可合并肺实质炎症。

CT：增厚支气管壁表现为"轨道征"，管腔不同程度狭窄或扩张。其可合并肺气肿、肺大疱及肺动脉高压。合并肺间质纤维化时，可见弥漫性网状影。

【影像学鉴别诊断】影像学表现无特征性，但结合临床病史、症状，一般可做出提示诊断。

【影像学线索】肺透亮度增高，支气管壁"轨道征"→推荐影像学检查为胸部正位DR，结合胸部CT平扫。

（五）间质性肺炎

【临床资料】男性，76岁。2个月前无诱因咳嗽、咳白色黏痰，1周前症状加重。双肺呼吸音粗，右下肺闻及湿啰音。ESR 131 mm/h，抗核抗体谱15项阴性。

【影像学诊断】间质性肺炎（图5-52）。

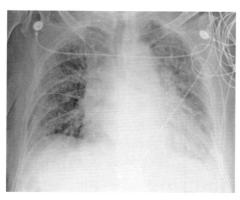
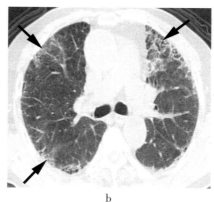

a   b

a（床旁胸部X线）：双肺纹理增粗、模糊，见斑点、点片状影，外带表现较明显；b（轴位CT肺窗图像）：胸廓前后径增大，双肺胸膜下网格状及磨玻璃样密度增高影（↑）。

图5-52 胸部正位X线及胸部CT平扫

【影像学表现】X线：病变分布广泛，以双肺门区及两中下肺野多见；早期表现为双下肺模糊阴影，密度增高如磨玻璃样；随着病情进展，肺野内见网状影及网织结节影，肺门影增浓模糊；细小支气管炎症性梗阻，可致双肺弥漫性肺气肿。CT：双肺野出现斑片状或大片状磨玻璃密度影，高分辨CT（high resolution CT，HRCT）图像表现为支气管血管束增粗、小叶间隔增厚、肺内蜂窝状改变及间质纤维化，严重病例出现肺气肿。

【影像学鉴别诊断】①小叶性肺炎：出现沿支气管走行的斑点或斑片状影，以双肺中下野内中带多见，可融合，呈大片状实变，伴阻塞性肺气肿或肺不张。②其他原因引起的肺间质性病变（如胶原病、尘肺等）：X线表现相似，需要结合临床症状鉴别。

【影像学线索】肺多发网格影、磨玻璃影→首选影像学检查为胸部正位DR，结合胸部CT平扫。

（六）肺水肿

【临床资料】男性，60岁。1周前受凉后出现发热、咳嗽、咳红色泡沫痰。双肺可闻及湿啰音。

【影像学诊断】间质性肺水肿（图5-53）。

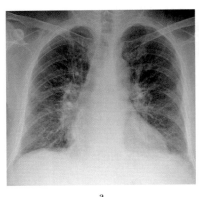
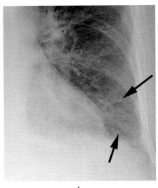
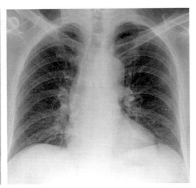

a：急诊胸部正位X线示双肺透过度减低，双肺纹理增多、增粗、模糊，以双肺上野为著，双上肺静脉扩张，双肺门增大、模糊，双肺可见 Kerley B 线，心影增大，双侧肋膈角变钝；b：为 a 局部放大显示左肺下野 Kerley B 线（↑）；c：胸部正位X线复查示1周后水肿减轻，双肺野纹理较前清楚。

图5-53　急诊胸部正位X线，1周后胸片复查

【影像学表现】X线：①间质性肺水肿。早期即肺淤血，表现为肺野透明度显著减低；肺门增大、模糊；肺纹理增粗、模糊；肺血流重新分配，表现为双上肺静脉扩张而下肺静脉不扩张；少量胸腔积液。间质性肺水肿阶段：在肺淤血基础上，肺野肋膈角区域及近肺门处出现间隔线（即 Kerley B 线、Kerley A 线），常合并心影增大。②肺泡性肺水肿为间质性肺水肿进展所致，胸片往往兼有这两型肺水肿的表现：肺野内呈广泛渗出实变，于肺内一侧或两侧广泛分布，以肺门为中心，呈典型的"蝶翼状"，边缘模糊；可见空气支气管征；阴影变化迅速，1天或几天可显著增多或减少；常有心脏增大；双侧胸腔积液。CT：间质性肺水肿可见小叶间隔光滑增厚，双侧支气管血管束增粗、模糊，肺门增大、模糊。随病程进展，双肺出现弥漫磨玻璃密度影及肺实变影表现。

【影像学鉴别诊断】①肺炎：与不典型肺泡性肺水肿相似，但肺炎有临床感染症状，一般在发病后2周左右肺部阴影出现明显变化。②肺出血：两者影像学表现十分相似，且临床上均有咯血。但肺出血患者常有贫血，血红蛋白及红细胞进行性下降，激素治疗有效。

【影像学线索】肺透亮度减低，并心影增大→推荐影像学检查为胸部正位DR，结合高分辨率CT平扫。

三、慢性咳嗽

（一）肺炎

1. 大叶性肺炎

【临床资料】女性，30岁。患者发热5天，咳嗽3天。双肺呼吸音粗，未闻及干湿啰音。白细胞计数 $10.0 \times 10^9/L$，中性粒细胞百分率80.30%。

【影像学诊断】右肺下叶大叶性肺炎（图5-54）。

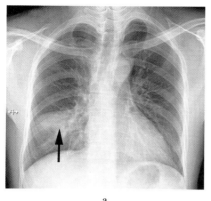 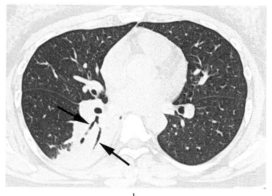

a：胸部 X 线平片示右下肺野片状高密度影（↑）；b：轴位肺窗 CT 图像示右肺下叶大片状实变影，实变灶内可见空气支气管征（↑）。

图 5-54　胸部正位 X 线平片及胸部 CT 平扫

【影像学表现】X 线：与病理分期密切相关，通常 X 线征象较临床症状出现晚，表现为不同形态和范围的渗出及实变。①充血期：较多肺泡尚充气，表现为肺局灶透亮度减低。②实变期：表现为大片均匀致密影，形态与肺叶或肺段轮廓相符，实变影内可见空气支气管征，叶间裂为鲜明平直的分界线。③消散期：病变逐渐吸收，呈边缘清晰的条索状影或完全消失。CT：病变呈叶、段分布，实变内见空气支气管征，肺叶体积常与正常时相等，病灶边缘因胸膜所局限而平直。消散期病变逐渐吸收，范围缩小乃至消失。

【影像学鉴别诊断】①干酪性肺炎：主要与上叶大叶性肺炎鉴别，干酪性肺炎内密度不均，可见虫蚀状空洞。②中央型肺癌：可见肺门增大或肿块，支气管近端狭窄闭塞，肺叶或肺段体积缩小。

【影像学线索】肺实变→推荐影像学检查为胸部正位 DR，结合胸部 CT 平扫。

2. 支气管肺炎

【临床资料】女性，73 岁。咳嗽、咳痰 1 周余。双肺底可闻及湿啰音。白细胞计数 $9.31\times10^9/L$。

【影像学诊断】双肺支气管肺炎（图 5-55）。

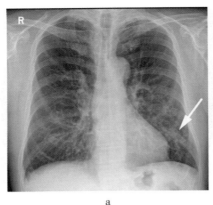 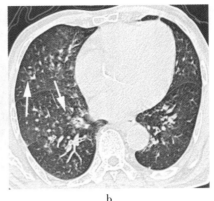

a:胸部X线平片示双肺纹理增多、增粗、模糊,局部周围可见散在少许小斑片状模糊影(↑);
b:轴位肺窗CT图像示双侧各叶、段支气管壁增厚,管腔狭窄,散在沿支气管走行分布的斑片影(↑)。

图5-55 胸部正位X线平片及胸部CT平扫

【影像学表现】X线:多见于两肺中下野内、中带,病灶沿支气管分布,呈斑点、斑片状影,可融合成大片状。支气管炎性阻塞致三角形、楔形肺不张,相邻肺野代偿性气肿。吸收不完全可演变为机化性肺炎。CT:病灶呈多肺叶、多肺段,沿支气管分布。腺泡肺泡炎时,CT表现为肺野内的小结节影,边缘模糊,病变位于肺野外带,呈"树芽征"。炎症导致的终末细支气管堵塞导致肺气肿,与正常肺组织相间形成"马赛克征";化脓菌可致空洞形成。

【影像学鉴别诊断】①浸润型肺结核:肺结核好发于上叶尖后段及下叶背段,通常病变呈多形共存,空洞、钙化多见;部分影像学鉴别困难者,需要结合临床病史、实验室及病原学检查。②坠积性肺炎:长期卧床,病灶多位于脊柱旁双下肺。

【影像学线索】肺内不规则斑片影→推荐影像学检查为胸部正位DR,结合胸部CT平扫。

3. 慢性肺炎

【临床资料】男性,71岁。反复咳嗽、咳痰1余年;双下肺闻及湿啰音。白细胞计数6.29×10^9/L,中性粒细胞百分率71.30%。

【影像学诊断】右肺下叶慢性肺炎(图5-56)。

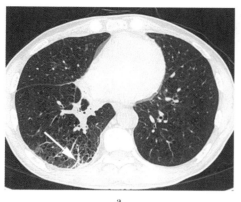 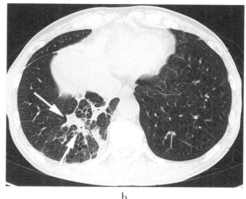

a、b：轴位 CT 图像示右肺下叶散在条片状、条索状影（↑），边缘清晰，其内可见空气支气管征，双肺小叶中心型肺气肿。

图 5-56　胸部 CT 平扫

【影像学表现】X 线：双肺纹理紊乱，伴有形态欠规则、分布欠均匀的条索状影及肺血管扭曲和移位，表现为网格状或蜂窝状影。支气管周围及肺泡渗出病灶呈结节状影，支气管狭窄、扭曲导致小叶肺不张呈斑片状影，局灶慢性炎症可呈团块状影，可合并弥漫性肺气肿。CT：局限性慢性肺炎表现为高密度肺段、肺叶实变影，多见于下叶背段及右肺中叶，病变的肺段或肺叶体积缩小；团块状的慢性肺炎可单发或多发，形态不规则，可见"桃尖征"，边缘较清楚，冠状、矢状位观察到病变分布多较分散、形态较长。实变灶内可见空气支气管征，支气管无明显狭窄或闭塞，有时可见柱状或囊状支气管扩张。

【影像学鉴别诊断】①支气管扩张并肺炎。②周围型肺癌：局限肿块，分叶及毛刺明显，邻近胸膜可见牵拉凹陷。

【影像学线索】肺内斑片、实变影→推荐影像学检查为胸部正位 DR，结合胸部 CT 平扫。

（二）支气管扩张

【临床资料】男性，45 岁。反复咳嗽、咳痰、咯血 2 年，高热 10 余天。呼吸急促，双肺弥漫性湿啰音及痰鸣音。全程 C 反应蛋白：193.85 mg/L。

【影像学诊断】双肺支气管扩张（图 5-57）。

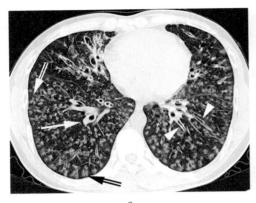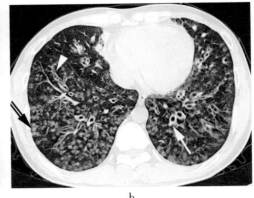

a、b：轴位肺窗 CT 图像示双肺下叶、右肺中叶、左肺上叶舌段支气管扩张，管壁增厚，呈"轨道征"（▲）或"印戒征"（↑）；部分管腔内黏液栓形成，呈多发"树芽征"（⇑）。

图 5-57　胸部 CT

【影像学表现】X 线：柱状支气管扩张有"轨道征"。支气管囊状扩张可形成多发囊腔。合并感染时，囊腔内可见气液平面影，扩张支气管周围有斑片影，边缘模糊。CT：柱状支气管扩张可见支气管内腔增宽（大于伴行肺动脉），管壁增厚；可见"轨道征"与"印戒征"。静脉曲张型支气管扩张：支气管管径增宽且内壁凹凸不平。囊状支气管扩张：一组或多发含气囊腔，内充满液体呈葡萄串状，囊内可见气液平面。细支气管扩张并黏液填充可形成"树芽征"及小叶间隔增厚；此外，病变周围可合并肺不张及肺气肿改变。

【影像学鉴别诊断】①肺大疱及蜂窝肺：肺大疱壁薄，位于胸膜下、肺尖及肺底部。蜂窝肺大小一般在 3～5 mm，位于胸膜下 5 mm 范围多见，呈多发囊性表现；严重的肺间质纤维化，表现为蜂窝肺合并支气管扩张。②多发性肺囊肿：与囊状支气管扩张对比，其相对较大，囊壁相对较薄，较少有气液平面。③肺气囊：多见于金黄色葡萄球菌肺炎，呈多个圆形的薄壁空腔，其变化快，常伴有肺内浸润病灶或脓肿，且常随炎症吸收而消退。

【影像学线索】支气管增宽→推荐影像学检查为胸部高分辨率 CT 平扫。

（三）继发型肺结核

【临床资料】女性，19 岁。低热、盗汗、乏力 1 周。白细胞计数 6.7×10^9/L；CRP 19 mg/L；结核菌素（PPD）试验阳性。

【影像学诊断】双肺继发型肺结核（图 5-58）。

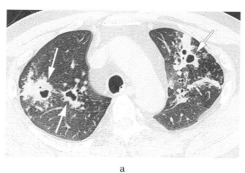 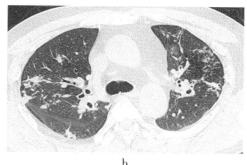

a、b：轴位肺窗 CT 图像示双肺上叶多发斑片、结节、"树芽征"、空洞（↑）。

图 5-58　胸部 CT 平扫

【影像学表现】X 线：①渗出浸润为主型：好发于上叶尖后段及下叶背段，呈斑片状或云絮状，边缘模糊，病灶内空气密度区为病灶溶解、空洞形成的表现。②干酪为主型：包括结核球与干酪性肺炎。结核球呈圆形或椭圆形，单发或多发，多数为 2～3 cm，少数可达 4 cm 以上，可形成空洞，可见钙化，周围散在斑点、结节状卫星灶。干酪性肺炎表现为肺段或肺叶大片实变，轮廓较模糊，上叶多见，内可见虫蚀状空洞，肺叶体积常因肺组织广泛破坏而缩小。③空洞为主型：以厚壁空洞、广泛纤维化及支气管播散病变为主体。双上肺见形状不规则的慢性纤维厚壁空洞，周围伴有广泛纤维性条索灶及散在新老不一的病灶。肺门牵拉上提，肺纹理呈"垂柳状"。CT：①渗出浸润为主型：渗出浸润病灶呈不规则斑片、结节状，密度不均，内可见空洞，边缘模糊；增殖性病灶密度较高，其内可见不规则钙化，边缘清楚，常与纤维化共存，故常伴支气管牵拉扩张、肺气肿、肺体积缩小等继发改变。②干酪为主型：结核球密度不均，可见钙化，边缘清晰，中心可见小空洞，周围常可见卫星灶，增强后无强化或轻度强化。干酪性肺炎表现为上叶大片实变，内可见虫蚀状空洞，下肺常可见沿支气管分布的播散灶。③空洞为主型：肺段或肺叶高密度阴影，一个或多个空洞，病变同/对侧肺野内可见新旧不一的支气管播散灶，密度差别大，可见钙化；空洞周围较多纤维条索灶，肺纹理粗乱、扭曲，可见支气管牵拉扩张。纵隔向患侧移位，常伴明显的胸膜增厚粘连。

【影像学鉴别诊断】若为典型多种形态病变，诊断不难。若为单发病变，如干酪性肺炎，要与大叶性肺炎及中央型肺癌及肺不张鉴别；结核球需要与错构瘤、周围型肺癌等鉴别。

【影像学线索】肺内多形病灶→推荐影像学检查为胸部正位 DR，结合胸部 CT 平扫。

四、慢性胸背部疼痛

（一）胸膜炎

【临床资料】男性，44 岁。1 月余前无明显诱因出现左侧胸痛，伴乏力、午后潮热。左肺呼吸音减弱。ESR 43 mm/h；CRP 19 mg/L；PPD 试验阳性。

【影像学诊断】结核性胸膜炎（图 5-59）。

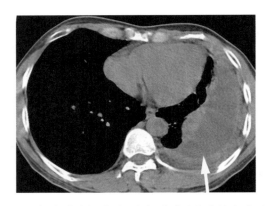

轴位纵隔窗 CT 图像示：左侧胸膜均匀增厚，左侧胸膜腔包裹性积液（↑）。

图 5-59　胸部 CT 平扫

【影像学表现】X 线：可表现为游离性胸腔积液、叶间积液、肺底积液、包裹性积液；大量胸腔积液时，患侧肋间隙可增宽，纵隔向健侧移位。后期可见胸膜增厚、粘连钙化，肋间隙变窄，纵隔向患侧移位，胸廓塌陷。CT：游离胸腔积液表现为双侧或单侧胸腔后部新月形液体密度影，患侧肺组织受压，表现为膨胀不全或肺不张。

【影像学鉴别诊断】需要与其他原因引起的胸腔积液鉴别，如化脓性胸膜炎、肾功能不全、心功能不全等。

【影像学线索】胸腔积液、胸膜粘连→推荐影像学检查为胸部 CT 平扫。

（二）胸膜间皮瘤

【临床资料】男性，53 岁。1 月余前出现胸闷、活动后气喘不适，间断咳嗽，卧位明显。

【影像学诊断】胸膜间皮瘤（图 5-60）。

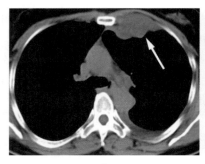
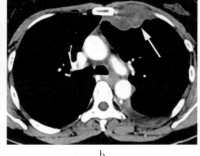

a　　　　　　　　　　　　　　b

a：轴位纵隔窗 CT 平扫示左前上胸膜明显不规则增厚，形成稍低密度肿块（↑），边缘分叶，与肋间肌分界不清，左侧少量胸腔积液；b：轴位纵隔窗 CT 增强扫描示左前上胸壁肿块呈轻度不均匀强化（↑），左侧少量胸腔积液。

图 5-60　胸部 CT 平扫+增强扫描

【影像学表现】X 线：单发胸膜肿块表现为丘状、半球形或不规则形软组织肿块，密度均匀，与相邻胸壁呈钝角；弥漫性间皮瘤表现为弥漫性胸膜增厚，厚薄不均，伴胸腔积液，转移瘤可伴有骨质破坏。CT：局限性胸膜间皮瘤可见于胸膜的任何部位，但多见于肋胸膜区域，多呈类圆形，密度均匀，偶可见钙化及出血坏死；边缘光滑锐利，与胸膜多呈钝角相交，偶呈锐角，增强多呈均匀一致的强化。弥漫性胸膜间皮瘤表现为胸膜广泛不规则或结节状增厚，厚度常超过 1 cm，甚至 2 cm 以上，以胸膜腔下部受累多见，常累及纵隔胸膜与叶间胸膜，少数见纵隔淋巴结肿大及胸廓骨质破坏。

【影像学鉴别诊断】①包裹性胸腔积液：内为液性密度，增强后无强化。②胸膜转移瘤：有时仅凭影像学检查难以鉴别，应结合病史，转移瘤常有原发肿瘤病史。③胸壁神经纤维瘤：平扫呈等密度，增强后轻度不均匀强化，无明显坏死。

【影像学线索】胸膜不规则增厚→首选影像学检查为胸部 CT 平扫＋增强扫描。

（三）胸膜转移瘤

【临床资料】女性，62 岁。5 天前出现活动、劳累后胸闷、疼痛伴气促。辅助检查：非小细胞肺癌抗原 3.32 ng/mL；癌胚抗原 613.98 ng/mL；肿瘤标记抗原 125 205.30 U/mL。

【影像学诊断】左肺下叶肺癌，并胸膜转移瘤、肺内转移瘤（图 5-61）。

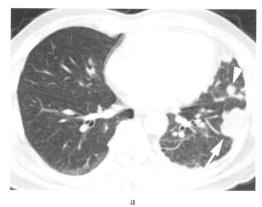
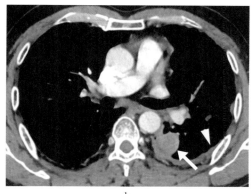

a　　　　　　　　　　　　　　　　　b

a：轴位肺窗 CT 图像示左肺内多发结节（▲）、肿块（↑），左侧胸膜结节状增厚；b：轴位增强 CT 图像示左侧胸膜条带状增厚（▲）、强化；左肺下叶肿块明显不均匀强化（↑）。

图 5-61　胸部 CT

【影像学表现】X 线：小的胸膜转移灶难以发现，较大的病灶可表现为半球形、扁丘状或不规则形肿块，与胸壁呈钝角相交；可伴胸腔积液。CT：大量胸腔积液可掩盖胸膜病灶而未见明显结节灶，部分见胸膜处多发不规则结节状增厚，增强检查明显强化；原发瘤为肺癌者可见肺部肿块。

【影像学鉴别诊断】①弥漫性胸膜间皮瘤：与胸膜转移瘤影像学表现类似，不易鉴别，但胸膜弥漫性增厚呈驼峰样大结节状阴影多提示弥漫性胸膜间皮瘤；单发胸膜肿瘤伴骨质破坏，多提示转移瘤。②良性胸膜增厚：多表现为胸膜扁平隆起，部分可见钙化，CT 追踪随访有助鉴别。

【影像学线索】胸膜不规则增厚→首选影像学检查为胸部 CT 平扫＋增强扫描。

五、咯血

（一）肺癌

【临床资料】男性，66 岁。无诱因咯血 1 月余，伴胸痛、声嘶、呼吸困难。左上肺叩诊浊音，呼吸音减弱。辅助检查：肿瘤标记抗原 125 62.20 U/mL；鳞状上皮细胞癌抗原 3.50 ng/mL。

【影像学诊断】左肺上叶中央型肺癌，并左肺上叶不张（图 5-62）。

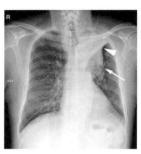
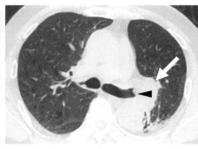
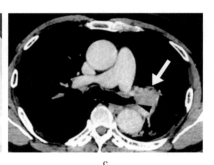

a：胸部正位 X 线平示左肺上叶不张（▲），左肺门增大（↑）；b、c：轴位胸部 CT 肺窗及纵隔窗图像示左上肺门肿块（↑），不均匀延迟强化，上叶支气管截断（▲）。

图 5-62　胸部正位 X 线平片与胸部 CT

【影像学表现】X 线：肺门肿块影，伴阻塞性炎症或阻塞性肺不张，阻塞性支气管扩张可表现为肺叶或肺段范围内的带状及条状高密度影，相邻支气管扩张呈手套状，称"手套征"，炎症不易吸收。CT：肺叶及肺段支气管壁增厚，可见腔内结节，以及管腔狭窄、闭塞，早期可见阻塞性肺气肿征象，可继发阻塞性肺炎或阻塞性肺不张，表现为肺实变或磨玻璃密度影；肺不张内可见黏液支气管征，亦可见阻塞性支气管扩张；可出现肺内转移，纵隔及双肺门淋巴结转移，胸膜转移及胸腔积液。

【影像学鉴别诊断】①支气管内膜结核：狭窄范围较长，可累及主支气管及叶、段支气管，远端支气管常扩张，无肺门肿块，病灶内常见钙化。②慢性肺炎：支气管通畅，无肺门肿块。③支气管扩张。④肺结核。

【影像学线索】肺门肿块→首选影像学检查为胸部 CT 平扫＋增强扫描。

（二）支气管扩张

参见本章第二节"三、（二）项下"相应内容。

（三）肺结核

参见本章第二节"三、项下（三）"相应内容。

六、体检发现肺部结节或肿块

（一）周围型肺癌

【临床资料】男性，64 岁。体检发现右肺肿块 1 月余。

【影像学诊断】右肺上叶周围型肺癌（图5-63）。

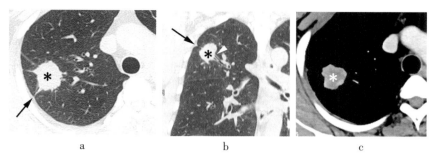

a、b：肺窗CT轴位（a）、冠状位（b）图像示右肺上叶实性肿块（＊），边缘分叶、毛刺，胸膜牵拉凹陷（↑），近端支气管截断（▲）；c：轴位增强纵隔窗示肿块不均匀强化（＊）。

图5-63　胸部CT平扫+增强扫描

【影像学表现】X线：部分肿瘤X线检查无明显异常，部分肿瘤表现为肺内孤立结节影，边缘模糊或清晰，部分可见分叶或毛刺，胸膜牵拉凹陷。CT：按照结节密度不同，周围型肺癌分为单纯磨玻璃密度（非实性）、混杂磨玻璃密度（部分实性）及实性三种类型（图5-64）。这三种类型的肺癌生长速度不一：实性肺癌的生长最快，其次为混杂磨玻璃密度肺癌，再次是单纯磨玻璃密度肺癌，单纯磨玻璃密度肺癌甚至可以长达数年不变化；实性肺癌的典型体积倍增时间为30～400天。肿瘤内部特征包括空泡、空洞、空气支气管征等。肿瘤边缘特征包括分叶、毛刺；肿瘤邻近结构可见支气管集束征、支气管截断征、胸膜凹陷征。CT增强后实性及部分实性肿瘤多表现为轻-中度不均匀强化。

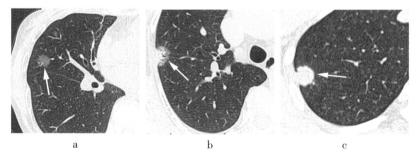

a：非实性结节（nonsolid nodule，NSN）/单纯磨玻璃密度结节（pure ground glass opacity，pGGO）（↑）；b：部分实性结节（part-solid nodule，PSN）/混杂磨玻璃密度结节（mixed ground glass opacity，mGGO）（↑）；c：实性结节（solid nodule，SN）（↑）。

图5-64　胸部高分辨率CT薄层扫描

【影像学鉴别诊断】①肺结核瘤：边缘光滑，见点状、斑片状钙化，周围可见卫星灶；如伴空洞，则为边缘性或裂隙状空洞。②错构瘤：典型错构瘤内见"爆米花样"钙化及脂肪密度，肿瘤边缘光滑锐利。③球形肺炎：多位于下肺野，CT值较低，边缘多模糊，邻近病变处胸膜反应明显。④转移瘤：有原发肿瘤病史，通常为实性、多发，可见分叶毛刺。

【影像学线索】肺部结节→首选影像学检查为胸部高分辨率CT平扫，实性及部分实性结节加行 CT 增强扫描。

【影像学随诊】体检偶然发现肺部结节，可遵循图 5-65 所示的随诊流程。

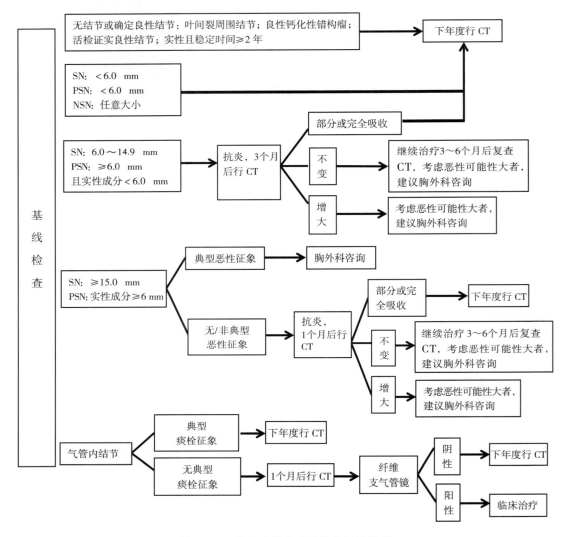

图 5-65 体检意外发现肺结节随诊流程

（二）错构瘤

【临床资料】男性，45 岁。体检发现左肺结节 1 个月。

【影像学诊断】错构瘤（图 5-66）。

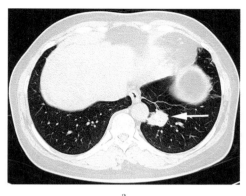 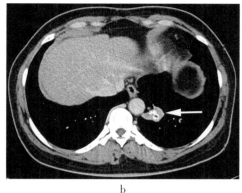

a：轴位肺窗 CT 图像示左肺下叶内基底段实性结节（↑），边缘毛糙；b：轴位增强纵隔窗 CT 图像示左肺下叶结节内可见"爆米花"样钙化（↑），轻度强化。

图 5-66　胸部 CT

【影像学表现】X 线：周围型错构瘤以肺内孤立结节多见，部分病变内见典型"爆米花"样钙化，结节边缘清晰，无或仅有浅分叶；中央型错构瘤可引起阻塞性肺炎、阻塞性肺不张。CT：周围型错构瘤多为长径 2.5 cm 以下的实性结节，钙化位于结节内部，呈斑点状或典型"爆米花"样，部分含脂肪成分，边缘光滑，可见浅分叶。中央型错构瘤发生在主支气管及叶支气管腔内，呈结节状，肺段支气管仅表现为支气管截断。

【影像学鉴别诊断】①周围型肺癌。②中央型肺癌、类癌等。中央型肺癌多引起支气管壁增厚及周围侵犯，可有淋巴结肿大；类癌一般强化明显。

【影像学线索】肺部实性结节→首选影像学检查为胸部 CT 平扫+增强扫描。

第三节　腹部影像学检查及征象解读

一、急性上腹部疼痛

（一）肝破裂

【临床资料】男性，20 岁。2 h 前骑电动车意外摔倒，右胸腹部剧烈疼痛。
【影像学诊断】肝右叶破裂（图 5-67）。

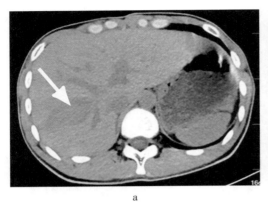 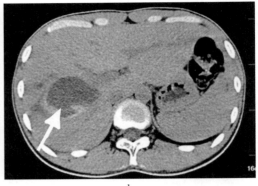

a：肝右叶增大，内见稍低密度区（↑），边界稍模糊；b：4天后复查，肝右叶稍低密度区密度较前减低，周围见稍高密度灶（↑），CT 值约 71 HU。

图 5-67　全腹部 CT 平扫

【影像学表现】肝破裂分为肝包膜下血肿、肝实质内血肿、肝单一撕裂、粉碎性肝破裂。CT：①肝包膜下血肿：呈新月形或双凸形，为磨玻璃低或等密度影，增强无强化。②肝实质内血肿：呈圆形、椭圆形，偶尔呈星状，略高或等密度灶，无强化，血肿密度随着时间推移逐渐减低。③肝单一撕裂：不规则窄带样低密度灶，边缘模糊。④粉碎性肝破裂：肝脏变形，腹腔大量出血。

【影像学鉴别诊断】①肝囊肿：肝内圆形低密度灶，边缘锐利、光滑，囊内密度均匀，CT 值 0～20 HU，合并出血后密度增高，但无强化，边界清楚；若合并感染，囊肿壁可强化。②原发性肝癌或转移瘤：可合并出血，增强后病灶不均匀或环形强化。③肝脓肿：临床上表现为肝大、肝区疼痛及全身感染；影像学上表现为厚壁囊性病灶，环征、脓肿内小气泡为其典型表现。

【影像学线索】肝脏血肿→首选影像学检查为腹部 CT 平扫，CT 增强扫描进一步明确肝脏破裂范围。

（二）脾破裂

【临床资料】男性，60 岁。4 h 前骑电动车时被出租车撞倒。强迫体位，急性病容。红细胞计数、血小板计数减少。

【影像学诊断】脾脏破裂（图 5-68）。

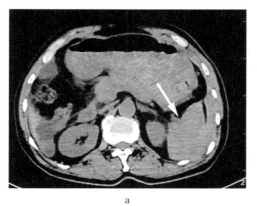
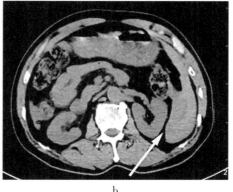

a、b：脾脏密度不均，边缘见条片状低密度影、稍高密度影（↑），与脾脏实质分界不清，脾脏周围片状密度增高影，CT 值范围为 60～70 HU。

图 5-68　全腹部 CT

【影像学表现】CT：①局限包膜下血肿表现为脾缘处病变，呈新月形或半月形病灶，邻近脾实质受压。若为新鲜血液，则 CT 值稍高，或与脾脏密度相似；随着时间进展，病灶密度逐渐减低，对比增强无强化。②脾内血肿：呈圆形、椭圆形略高密度灶、等密度灶或低密度灶，增强无强化；若脾脏包膜破裂，则形成腹腔积血。③脾脏单一撕裂表现为脾内窄带样低密度灶，急性期边缘模糊，治愈后形成边界清晰的裂隙。

【影像学鉴别诊断】①脾脏囊肿：脾内圆形低密度灶，囊内密度均匀，CT 值 0～20 HU，增强无强化，边缘锐利光滑。②转移瘤：有原发瘤病史，增强后有强化。

【影像学线索】脾脏血肿→首选影像学检查为腹部 CT 平扫，CT 增强扫描进一步明确脾脏破裂范围。

（三）胰腺破裂

【临床资料】男性，54 岁。6 h 前因重物碰撞致左上腹持续性疼痛。血红蛋白降低。

【影像学诊断】胰腺破裂（图 5-69）。

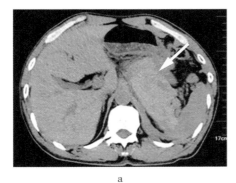
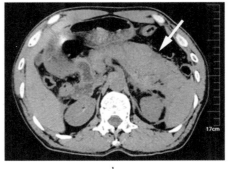

a、b：胰腺体、尾部增大，见团片状稍高密度影（↑），胰周脂肪间隙模糊，左肾前筋膜增厚。

图 5-69　全腹部 CT 平扫

【影像学表现】依据胰腺包膜是否破裂，将胰腺破裂分为完全性和不完全性。CT：胰腺完全破裂时，CT 及时扫描见不等量低密度液体将两断端分开，外伤后 24 h 或更晚时间见液体局限于肾前间隙内，引起小网膜囊假性囊肿及急性腹膜炎，可合并脓肿形成；不完全性破裂时，表现为片状稍低密度影，周围渗出，亦可形成假性囊肿。

【影像学鉴别诊断】结合外伤史，诊断一般并不困难。

【影像学线索】胰腺及周围血肿→首选影像学检查为腹部 CT 平扫，CT 增强扫描进一步明确胰腺破裂情况。

（四）肾外伤

【临床资料】男性，47 岁。3 h 前在工地劳作时右腰撞到地面石块。右肋脊点、肋腰点压痛明显，右肾区叩痛明显。白细胞计数升高，血红蛋白降低。

【影像学诊断】右肾撕裂伤并包膜下及肾周血肿（图 5 - 70）。

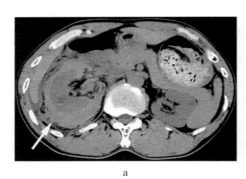
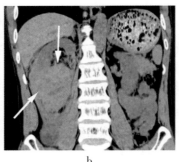

a、b：横轴位（a）右肾实质见片状低密度和稍高密度影，冠状位（b）右肾下部实质不连续，肾实质边缘及肾脏周围见密度增高影（↑）。

图 5 - 70 腹部 CT 平扫

【影像学表现】CT：①肾包膜下血肿。新月形或双凸状高密度区，与肾实质边缘紧密相连，增强无强化。②肾周血肿。撕裂伤常伴肾周血肿，为限于肾筋膜囊内的新月形高密度区，可伴有肾包膜下血肿。③肾实质挫伤。肾实质内多种形态、多种密度混杂影，无强化。④肾撕裂伤。肾实质不连续，间有高或低密度影，撕裂的肾组织发生强化，完全离断时不再强化。

【影像学线索】肾脏实质及周围血肿→首选影像学检查为腹部 CT 平扫，CT 增强扫描进一步明确有无合并尿漏。

（五）急性胰腺炎

1. 首选影像学检查

首选上腹部 CT 平扫，观察胰腺及胰周腹膜情况；CT 增强扫描可进一步评估胰腺组织是否出血、坏死。

【临床资料】男性，43 岁。1 天前油腻饮食后出现剑突下及左上腹胀痛。强迫体位，急性病容。血淀粉酶、尿淀粉酶升高。

【影像学诊断】急性胰腺炎（图 5 - 71）。

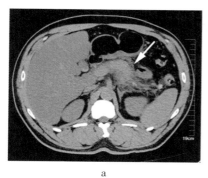 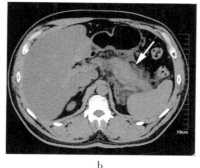

a　　　　　　　　　　　　　　　b

a、b：胰腺体、尾部肿大，边缘毛糙，周围脂肪间隙模糊，见条片状渗出（↑）。

图 5-71　上腹部 CT

【影像学表现】CT：①急性水肿性胰腺炎。胰腺体积增大，胰腺密度正常或轻度减低，胰腺轮廓模糊或清楚，可有胰腺周围积液。②急性坏死性胰腺炎。胰腺弥漫性体积增大；胰腺水肿区密度减低，坏死区密度更低，出血区密度明显增高，坏死区无强化；胰腺周围脂肪间隙消失；胰周积液；双侧肾周筋膜模糊，呈线状、片状增厚。急性胰腺炎并发症为胰腺脓肿、假性囊肿。MRI：急性胰腺炎时表现为胰腺肿胀、外形不规则，呈 T_1WI 低信号、T_2WI 高信号，胰腺边缘模糊不清；外漏胰液为 T_1WI 低信号、T_2WI 高信号区，无强化；假性囊肿则为圆形 T_1WI 低信号、T_2WI 高信号灶，边缘锐利、清晰。

【影像学鉴别诊断】明确的病史、体征及实验室检查，结合影像学表现，急性胰腺炎可明确诊断。

2. 次选影像学检查

次选超声检查观察胰腺形态，但其观察胰周腹膜情况不如 CT。

【临床资料】男性，39 岁。半小时前进食后突发上腹痛，为刀割样。上腹部压痛明显。既往饮酒史多年，每日约饮 3 两白酒。

【影像学诊断】急性胰腺炎（图 5-72）。

【影像学表现】超声：①急性水肿型胰腺炎。胰腺多呈弥漫性肿大，形态饱满，轮廓清晰，胰腺内部回声减低。②出血坏死型胰腺炎。胰腺常重度肿大，边界不清晰，形态不规则，胰腺内部回声不均匀，可见出血高回声及坏死无回声等；胰腺邻近组织水肿或炎性渗出，导致胰腺周边出现低回声带；胰管不扩张或轻度扩

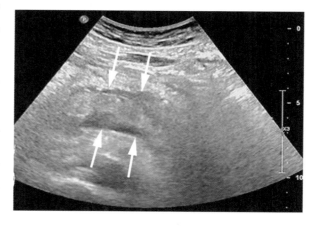

胰腺增大（↑），形态饱满，轮廓欠清晰，内部回声不均匀，实质回声减低。

图 5-72　上腹部超声检查

张;胰周积液或脓肿及假性囊肿形成;可伴有腹水、胸腔积液、肠管扩张等。

【超声影像学鉴别诊断】急性胆囊炎、消化性溃疡穿孔。

(六) 胆囊结石并急性胆囊炎

1. **首选影像学检查**

腹部超声检查,简单、经济、易行,是探查胆囊结石(尤其是胆固醇类结石)的首选手段,并可通过体位变化鉴别结石与息肉。

【临床资料】女性,58 岁。1 h 前进食后突发右上腹痛,墨菲(Murphy)征(+)。

【影像学诊断】胆囊结石并急性胆囊炎(图 5-73)。

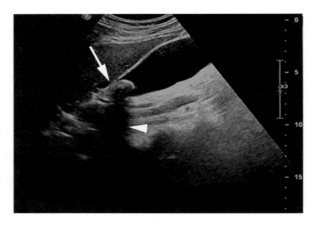

胆囊肿大,形态饱满,胆囊壁增厚,胆囊腔内可见多个强回声团(↑),后方伴声影(▲),可随体位移动。

图 5-73 上腹部超声检查

【影像学表现】超声:胆囊肿大;胆囊壁水肿增厚,呈"双边征";超声 Murphy 征阳性;胆囊无收缩功能;胆囊腔内可见结节状、簇状或团块状强回声团;严重者可出现胆囊穿孔或胆囊气肿。

【影像学鉴别诊断】基本可明确诊断。注意与其他引起上腹痛的疾病鉴别,包括急性胰腺炎、消化性溃疡穿孔等。

2. **推荐影像学检查**

推荐上腹部 CT 平扫,以明确观察胆囊颈、胆囊管及肝内、肝外胆管高密度结石,但胆囊内低密度的胆固醇类结石可能被遗漏。

【临床资料】女性,66 岁。近 5 年反复右上腹胀痛,3 天前再发,伴右肩胛区痛,并有恶心、呕吐,呕吐物为胃内容物,吐后腹痛缓解。

【影像学诊断】胆囊结石(图 5-74)。

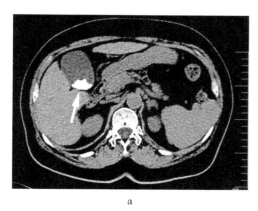 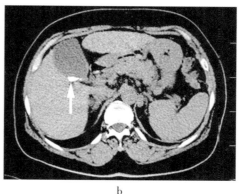

a、b：胆囊稍大，壁无增厚，腔内多发结节、团块状高密度影（↑），边缘锐利。

图 5-74 上腹部 CT

【影像学表现】腹部正、侧位 X 线：可发现胆囊阳性结石（10%～20%）。CT：可发现多种密度及形态的结石，高密度结石最为多见，胆固醇结石呈类圆形中心极低密度。MRI：在 T_1WI 上，因结石成分不同，胆囊结石大部分呈低信号，少数呈高信号；在 T_2WI 上，结石为胆囊内的清晰低信号影。

【影像学鉴别诊断】影像学可明确诊断。

（七）上消化道穿孔

【临床资料】女性，86 岁。9 h 前晚餐后出现右上腹疼痛，呈阵发性加重，急性病容。血白细胞计数升高。

【影像学诊断】上消化道穿孔（图 5-75）。

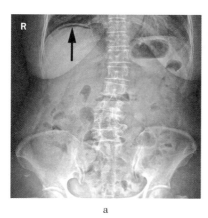 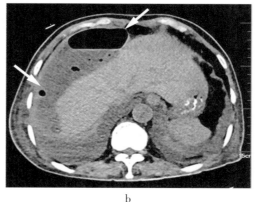

a：腹部立位平片示膈下可见新月形游离气体影（↑）；b：腹部 CT 平扫见腹腔内不规则游离气体（↑），腹腔积液。

图 5-75 腹部立位平片及全腹部 CT 平扫

【影像学表现】X 线平片典型征象为膈下新月形游离气体。CT 能更好地显示腹腔游离气体，常伴胃肠内液体漏出，继发腹膜炎并腹腔积液。

【影像学鉴别诊断】①腹部手术后短期出现膈下游离气体,为术后改变。②间位结肠:膈肌与肝脏间结肠影,气体位于正常肠管内。③左侧胃泡:可通过变换体位(如侧卧水平位)观察鉴别。

【影像学线索】膈下游离气体→首选影像学检查为腹部立位 DR,结合全腹部 CT 平扫查找穿孔原因。

二、急性下腹部疼痛

(一)泌尿系结石

1. 首选影像学检查

首选急诊腹部超声,经济、易行,但部分输尿管走行区受肠气干扰观察不清。

【临床资料】男性,32 岁。2 h 前无明显诱因出现右侧腹部疼痛,为绞痛,放射至阴囊,右下腹压痛(+)、反跳痛(+)。

【影像学诊断】右侧输尿管下段结石(图 5-76)。

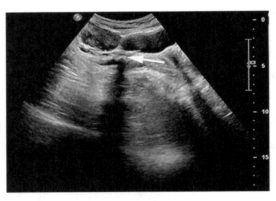

右肾集合系统分离,右侧输尿管上段扩张,右侧输尿管下段可见一强回声团(↑),后方伴声影。

图 5-76 泌尿系超声检查

【影像学表现】超声直接征象:输尿管腔内卵圆形或柱形强回声团,后方伴声影;间接征象:梗阻以上输尿管扩张,同侧肾积水。

【超声影像学鉴别诊断】与急性阑尾炎、肠梗阻、右侧附件区异位妊娠破裂、右侧卵巢囊肿蒂扭转鉴别。

2. 推荐影像学检查

推荐泌尿系 CT 平扫,对双侧肾脏、输尿管及膀胱全程观察。

【临床资料】男性,42 岁。10 余天前无明显诱因出现左下腹剧烈疼痛并逐渐加重,伴尿细、尿痛、灼烧感。左输尿管行程轻压痛。

【影像学诊断】左侧输尿管末段结石(图 5-77)。

【影像学表现】X 线:肾结石多表现为肾窦区或邻近部位的高密度影,分层、"桑葚状"及"鹿角状"均为其典型表现。典型输尿管结石呈卵圆形高密度影,长轴与输尿管走行一致。膀胱结石表现为耻骨联合上方致密影。CT:能确切发现泌尿系的高密度结石,并显示平片难以发现的阴性结石。

【影像学鉴别诊断】与肾钙质沉着症及髓质海绵肾鉴别,后两者为双侧多发细小钙化,均位于肾锥体处,且髓质海绵肾于钙化位置可并发小囊肿。

3. **进一步影像学检查**

进一步可行核医学肾动态显像,评价肾功能。

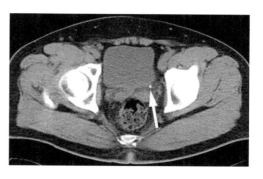

左侧输尿管末段腔内小结节状致密影(↑)。

图 5-77　泌尿系 CT 平扫

【临床资料】女性,45 岁。左输尿管结石术后 10 年,1 个月前 B 超检查示"左侧输尿管上段扩张、左肾积水、双肾结石"。查体:左肾区有叩痛。

【影像学诊断】左上尿路梗阻,右上尿路不全性梗阻;双肾积水;双肾功能轻度受损(图 5-78)。

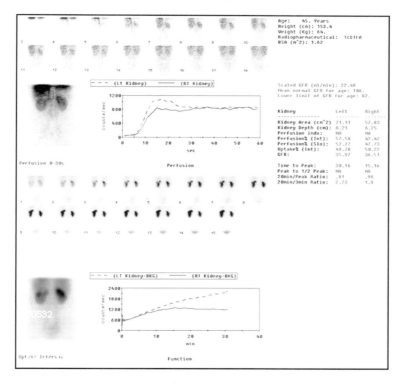

图 5-78　肾动态显像 + GFR 测定

【影像学表现】核医学:①血流相。腹主动脉显影约 2 s 后双肾开始显影,双肾放射性分布欠均,局部见放射性分布稀疏区。双肾血流灌注曲线灌注峰明显,灌注水平大致正常。②功能相。患肾体积增大,皮质稍变薄,显影稍减淡,清除相大致正常;肾盂及肾盏扩大,随时间延长,完全梗阻侧肾盂、肾盏内未见明显核素排泄,不全梗阻侧肾盂、肾盏可见持续核素浓聚。③肾图。完全梗阻侧肾图曲线呈持续上升型；不全梗阻侧肾图高峰时间延后，c 段半排时间延长，呈抛物线型。④定量分析。梗阻侧肾小球滤过率降低。

【影像学鉴别诊断】 主要与肾脏病变（如肿瘤、囊肿）等鉴别：①血供丰富的肾肿瘤，血流灌注相局部可见放射性异常浓聚，功能相始终呈放射性分布稀疏缺损；②肾囊肿血流灌注及功能相均呈放射性稀疏缺损；③泌尿系结石所致的肾积水血流灌注相及功能相早期为放射性稀疏缺损，如果肾皮质尚有功能，随时间延长，扩张的肾盂及肾盏内可见核素逐渐浓聚。

（二）急性阑尾炎

1. 首选影像学检查

首选下腹部 CT 平扫，结合 CT 增强扫描可鉴别炎症与肿瘤病变。

【临床资料】 女性，25 岁。6 h 前出现持续性钝痛，初始位于上腹，约 2 h 后转移并固定于右下腹。全腹肌紧张，压痛（＋）及反跳痛（＋），以右下腹为主。白细胞计数、中性粒细胞计数及中性粒细胞百分率均升高。

【影像学诊断】 急性阑尾炎（图 5-79）。

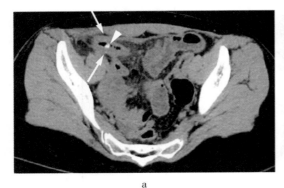 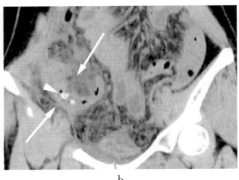

a　　　　　　　　　　　　　　　　b

a、b：横轴位（a）、冠状位重建（b）示阑尾增粗明显（↑），腔内高密度粪石（▲），阑尾壁增厚，周围脂肪间隙模糊。

图 5-79　下腹 CT 平扫

【影像学表现】 CT：急性阑尾炎时，阑尾增粗，直径≥8 mm，阑尾壁增厚，可见高密度粪石。阑尾周围发生疏松结缔组织炎时，周围脂肪密度增高，并见边界不清的软组织肿块影，邻近盲肠壁可增厚。可见脓肿形成。

【影像学鉴别诊断】 盲肠憩室炎：炎症渗出以右中上腹部盲肠为中心，阑尾正常或相对正常。

2. 次选影像学检查

次选阑尾超声检查，但其观察回盲部周围炎不如 CT。

【临床资料】 女性，18 岁。4 h 前无明显诱因出现上腹胀痛，约 2 h 后脐周疼痛，随即疼痛转移至右下腹，伴恶心、呕吐，麦氏点压痛（＋）、反跳痛（＋）。

【影像学诊断】 急性阑尾炎（图 5-80）。

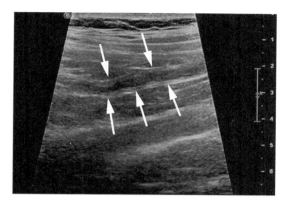

右下腹阑尾区可见一腊肠状低回声团（↑），边界尚清晰，管壁增厚，管腔内透声差，一端为盲端，未见明显蠕动。探头加压回盲部，患者疼痛及反跳痛明显。

图 5-80　阑尾超声检查

【影像学表现】超声：①单纯性阑尾炎。阑尾轻度肿大，直径多数在 8 mm 以下，管壁稍增厚，呈低回声，阑尾壁血流稍增多。②化脓性阑尾炎。阑尾中度肿大，直径多数大于 10 mm，管壁增厚，管腔扩张，管腔内透声欠佳，横断面呈"双环征"，阑尾壁及周围组织可见较丰富血流信号。③坏疽性阑尾炎。阑尾显著肿大，形态失常，结构不清晰，呈"蜂窝状"，周边可见液性暗区，阑尾及周围组织无血流信号。④阑尾周围脓肿。阑尾结构显示不清，阑尾区可见一混合回声包块，形态不规则，周围肠管水肿、增厚，肠系膜淋巴结常肿大，脓肿周围可见丰富血流信号。

【超声影像学鉴别诊断】需要与右侧输尿管结石、肠梗阻、右侧附件区异位妊娠破裂、右侧卵巢囊肿蒂扭转鉴别。

（三）下消化道穿孔

【临床资料】女性，82 岁。昨晚出现下腹持续刀割样剧痛，全腹肌紧张，呈板状腹，下腹压痛及反跳痛（+）。白细胞及中性粒细胞计数升高，中性粒细胞百分率升高。

【影像学诊断】乙状结肠异物并穿孔（图 5-81）。

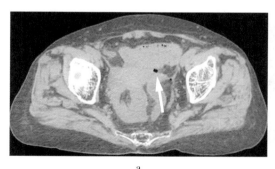
a
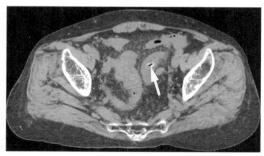
b

a：下腹部散在游离气体影（↑）；b：乙状结肠腔内枣核样致密影（↑）。

图 5-81　全腹 CT 平扫

【影像学表现】CT扫描可明确发现肠壁外小气泡，为游离气体。诊断穿孔的直接征象是肠壁局部破口，肠壁局限性增厚、局限性或包裹性积液均有助于准确定位。

【影像学线索】腹腔内游离气体→首选影像学检查为腹部 CT 平扫。

（四）肠梗阻

【临床资料】男性，26 岁。腹部胀痛伴肛门停止排气、排便 10 天，腹部明显胀气，肠鸣音较弱。既往史：5 年前因急性阑尾炎行阑尾切除术。

【影像学诊断】低位小肠梗阻（图 5-82）。

【影像学表现】最常见单纯性小肠梗阻。典型 X 线表现：①肠管积气扩张（小肠直径≥3 cm，结肠直径≥5 cm），常平行排列、互相靠拢；②肠腔内积液，立位肠腔内多发气液平面，气液平面较短，肠腔内气柱高，液平面阶梯状排列，此为特征性表现；③胃、结肠内气体少或消失。CT：可显示扩张的肠曲，并见多发气液平面。粘连性肠梗阻，梗阻水平的肠管聚集或与腹壁相连，狭窄移行段呈"鸟嘴样"；肿瘤病变致机械性肠梗阻，肠壁见软组织肿块，肠腔狭窄；若有肠套叠，可出现"三层肠壁"征。

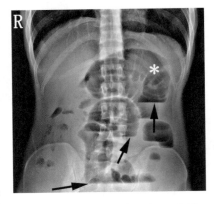

中上腹部肠管积气、扩张（*），见多发长短不一的气液平面（↑）。

图 5-82 立位腹部平片

【影像学线索】肠腔扩张、气液平面→首选影像学检查为腹部立位 DR。

（五）肠缺血坏死

【临床资料】女性，76 岁。半天前进食后呕吐胃内容物 2 次，伴脐周持续性绞痛，排 1 次暗红色稀烂便，随后有量约 50 mL 的暗红色血块排出，并有脐周压痛。

【影像学诊断】肠系膜下动脉血栓，降结肠缺血坏死（图 5-83）。

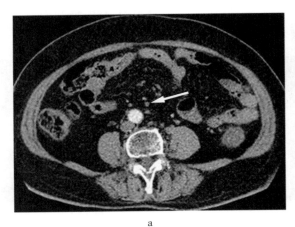
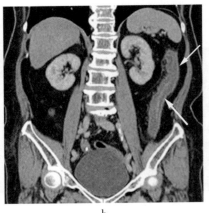

a　　　　　　　　　　　　　　　　b

a：肠系膜下动脉局部充盈缺损（↑）；b：冠状位显示降结肠肠壁增厚、强化减低（↑）。

图 5-83 全腹部 CT 增强扫描

【影像学表现】①一般性 CT 征象：肠壁增厚水肿、肠腔扩张、肠腔积液积气、肠系膜密度增高、腹腔积液等。②特征性直接征象（2 个）：肠系膜血管栓塞征，肠壁强化减弱或不强化征。③特征性间接征象（3 个）：肠壁肌层或黏膜下小气泡征，高密度肠液征并腹腔积液，门静脉积气征或气腹征，这 3 个征象均出现在肠缺血坏死后期。

【影像学鉴别诊断】①克罗恩病：CT 表现为节段性肠壁增厚，病变之间可见正常肠管，增厚的肠壁见异常强化。②溃疡性结肠炎：CT 见肠壁连续性增厚，黏膜面凹凸不平，见充盈缺损和隆起；肠管细短，结肠袋变浅或消失。

【影像学线索】肠壁水肿、积气，门静脉积气→首选影像学检查为全腹部 CT 平扫+增强扫描。

（六）腹外疝嵌顿

【临床资料】男性，64 岁。3 天前出现阵发性隐痛。肠鸣音减弱，右侧腹股沟区肿物突出。

【影像诊断】右侧腹股沟疝嵌顿并小肠梗阻（图 5-84）。

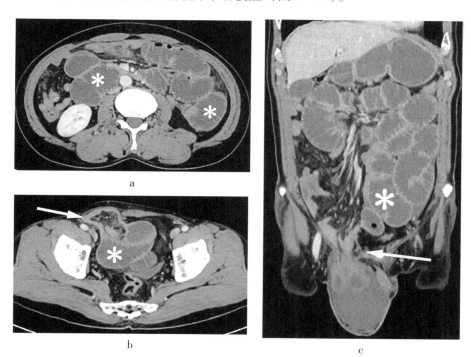

a：CT 横轴位示小肠肠管积液、扩张（*）；b、c：横轴位（b）、冠状位（c）示部分小肠及系膜疝入右侧腹股沟区皮下（↑），上方小肠扩张、积液（*）。

图 5-84 全腹 CT 增强扫描

【影像学表现】CT 上疝囊内容物的种类可通过观察疝囊内容物的形态、密度来判断：①疝出物为小肠时，疝囊内肠管多呈环状，肠管管径较小。②疝出物为结肠时，通常肠管管径较大，并见气粪影。③腹壁缺损较小时可引起疝嵌顿。嵌顿疝引起肠梗阻时，表现为疝囊近端肠管扩张并发气液平面，肠壁肿胀，疝囊积液。

【影像学线索】疝入腹股沟区肠管扩张积液→首选影像学检查为全腹部 CT 平扫 + 增强扫描。

(七) 肛周脓肿

【临床资料】男性，35 岁。4 天前进食辛辣食物后自觉肛周疼痛，近日加重。胸膝位：肛周 3—5 点位皮肤泛红，局部压痛，靠近肛门处明显，无波动感。

【影像学诊断】右侧肛周脓肿（图 5-85）。

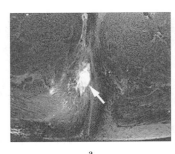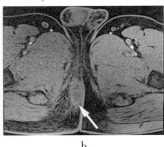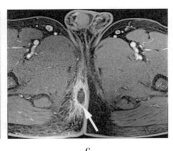

a　　　　　　　　　　b　　　　　　　　　　c

a、b：T_2W-脂肪抑制（fat suppression，FS）、T_1W-FS 分别示右侧肛周高信号影和低信号影（↑），周围间隙条索状高信号影，边缘毛糙；c：增强后右侧肛周病变可见周边明显强化（↑），内部未见强化。

图 5-85　盆腔 MRI 增强扫描

【影像学表现】CT：肛管直肠周围组织及间隙内密度增高影，脓腔形成时可见厚壁脓肿及脓腔，增强后脓肿壁明显环形强化，脓腔不强化；若出现气体影，为特征性改变。MRI：T_1W-FS 为等信号或略低信号，T_2W-FS 脓腔为明显高信号，周围脓肿壁为略高信号；增强后脓肿壁明显强化，脓腔不强化。

【影像学线索】肛周软组织肿胀→首选影像学检查为盆腔 MRI 增强。

三、慢性腹痛及不适

(一) 慢性胆囊炎

【临床资料】男性，57 岁。反复出现右上腹隐痛 3 年。既往有急性胆囊炎及胆囊结石病史。

【影像学诊断】胆囊结石，慢性胆囊炎（图 5-86）。

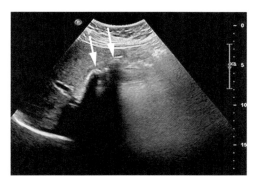

胆囊缩小，轮廓欠清晰，壁增厚、毛糙，胆囊腔内可见强回声团充填（↑），后方伴声影，未见明显移动。

图 5-86 上腹部超声检查

【影像学表现】胆囊缩小，胆囊壁增厚、毛糙，胆囊腔内可见强回声团，后方伴声影，胆囊收缩功能差。

【影像学鉴别诊断】胆囊壁增厚需要与胆囊癌鉴别，萎缩性胆囊炎需要与十二指肠鉴别。

【影像学线索】胆囊缩小、壁毛糙→首选影像学检查为腹部超声。

(二) 胃溃疡

【临床资料】男性，71 岁。2 月余前无诱因出现吞咽困难，伴进食时胸骨后疼痛，偶有呕吐胃内容物，1 周前症状加重。肿瘤标记抗原 CA19-9 62.10 U/mL；血红蛋白 107 g/L。

【影像学诊断】胃窦部溃疡（图 5-87）。

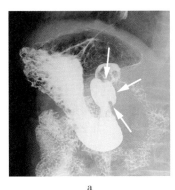
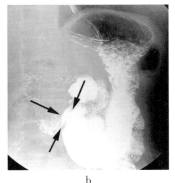

a   b

a、b：俯卧位（a）、立位（b）示胃窦部大弯侧腔外龛影（↑）。

图 5-87 上消化道钡餐

【影像学表现】X 线钡餐造影：龛影是胃溃疡的直接征象，为钡剂填充胃壁缺损处的直接投影。胃溃疡引起的功能性改变：①痉挛性改变；②胃液分泌增多；③胃蠕动的变化。胃溃疡瘢痕形成，致胃腔变形、缩小、充盈不良，小弯侧的溃疡可致小弯壁短缩，也可致胃体环形狭窄，而幽门处的溃疡则可导致幽门狭窄或梗阻。

【影像学鉴别诊断】胃良、恶性溃疡病变的 X 线鉴别诊断见表 5-6。

表 5-6 良、恶性胃部溃疡的 X 线鉴别诊断

胃部溃疡	良性	恶性
龛影形状	正面观：圆形/椭圆形，边缘光整	不规则，星芒状
龛影位置	胃腔轮廓之外	胃腔轮廓以内
龛影周围黏膜	黏膜皱襞向龛影聚拢，直达龛影口部	龛影周围指压迹样充盈缺损，环堤形态不规则、皱襞破坏、连续性中断
附近胃壁	柔软，见蠕动波	僵硬、固定、峭直、蠕动波消失

【影像学线索】胃部龛影→首选影像学检查为上消化道气钡双重造影。

（三）十二指肠溃疡

【临床资料】男性，47 岁。1 月余前每次饮酒后出现上腹阵发性隐痛，半天前饮酒后腹痛再发加重。大便隐血试验阳性，血红蛋白 46.0 g/L。

【影像学诊断】十二指肠球部溃疡（图 5-88）。

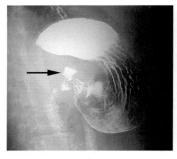 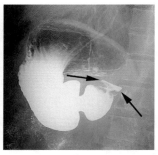

a、b：仰卧位（a）、俯卧位（b）见十二指肠球部变形，呈三叶草状（↑）。

图 5-88 上消化道钡餐

【影像学表现】龛影是十二指肠溃疡的 X 线钡餐造影直接征象，可显示为突起钡斑。十二指肠球部溃疡重要而常见的征象是球部因痉挛及瘢痕收缩所致的变形，其常表现为球部一侧壁的切迹样凹陷，也可呈"三叶形"或"葫芦形"。许多十二指肠球部溃疡不易发现龛影，若出现恒定的球部变形，亦可诊断。

【影像学鉴别诊断】①十二指肠炎：十二指肠球部痉挛与激惹，但无龛影或固定变形。②十二指肠球部恶性肿瘤：黏膜皱襞中断、破坏，软组织肿块向腔外蔓延。

【影像学线索】十二指肠球部变形→首选影像学检查为上消化道气钡双重造影。

（四）胃癌

【临床资料】女性，46 岁。1 个月前无明显诱因出现剑突下隐痛，进食后及夜间疼痛明显。发病以来体重下降 9 kg，有剑突下压痛。肿瘤标记抗原 CA19-9 为 3 420.14 U/mL，肿瘤标记抗原 CA125 为 147.00 U/mL。

【影像学诊断】胃体胃癌并大网膜转移（图 5-89）。

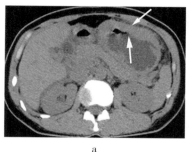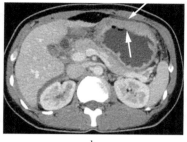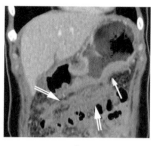

a：平扫胃体部胃壁不均匀增厚（↑），黏膜面凹凸不平；b：增强横轴位示增厚的胃壁呈中度强化（↑）；c：增强冠状位示网膜结节状、饼状增厚（⇑）。

图 5-89 全腹 CT 平扫+增强扫描

【影像学表现】X 线：上消化道气钡双重造影可将胃癌分为四型。①Ⅰ型：局限性充盈缺损，与邻近正常的胃壁结构分界清楚。②Ⅱ型：位于胃轮廓之内的不规则龛影，多呈半月形，外缘平直状，可见"半月综合征"。③Ⅲ型：类似于Ⅱ型，环堤外缘斜坡状隆起，宽窄不一且有破坏，与正常胃壁分界不清。④Ⅳ型：胃壁僵硬、不规则增厚，边缘不整。弥漫型者胃壁形态固定、僵硬，与正常胃壁无明确分界，称为"皮革胃"。CT：可见固定于胃壁的胃内软组织肿块，胃壁增厚僵硬、柔韧度消失为常见征象，胃壁可凹凸不平或呈结节状。

【影像学鉴别诊断】胃淋巴瘤：胃壁增厚更为明显，侵犯胃壁范围多较大，CT 强化程度不如胃癌明显，胃腔可无明显狭窄，侵犯邻近脏器较少。

【影像学线索】胃壁增厚→首选影像学检查为腹部 CT 平扫+增强扫描。

（五）直肠癌

【临床资料】男性，57 岁。1 个月前无明显诱因出现大便性状改变，为黄色稀烂便，偶有大便带鲜血，大便次数及排便量减少。近 1 个月体重下降 1.5 kg。癌胚抗原 32.96 ng/mL。

【影像学诊断】直肠癌（图 5-90）。

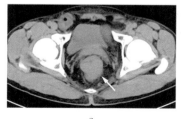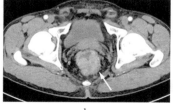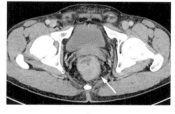

a：平扫直肠壁不均匀增厚，后壁最为明显（↑）；b：增强动脉期，增厚的直肠壁呈中度强化（↑）；c：增强静脉期，可见病变持续性不均匀强化（↑）。

图 5-90 全腹 CT 平扫+增强扫描

【影像学表现】X 线：气钡双重灌肠造影可将直肠癌分为三型。①增生型：腔内不规则充盈缺损，黏膜皱襞中断破坏或消失，肠壁僵硬、平直，结肠袋消失。②浸润型：

病变处肠腔狭窄，可偏于一侧或呈环形狭窄，肠壁僵硬，黏膜破坏消失，此型常可引起梗阻。③溃疡型：肠腔内较大龛影，边界多不整齐，龛影周围见充盈缺损和狭窄，黏膜中断破坏，肠壁僵硬，结肠袋消失。CT：肠壁增厚并强化为早期直肠癌的主要表现。进展期表现为：①肠壁局限或环形增厚，增强扫描病变处肠壁多较明显强化；②腔内肿块，多偏心性，表面不规则，可形成溃疡，增强扫描多明显强化；③肿块侵犯肠壁全周时引起肠腔狭窄，与正常肠壁分界清楚。

【影像学鉴别诊断】良性肿瘤及息肉形成的充盈缺损光滑整齐，黏膜规则，蠕动正常；CT 上腺瘤或息肉表现为形态规则的低密度肿物，偏侧生长，边缘光滑。

【影像学线索】直肠壁不规则增厚→首选影像学检查为腹部 CT 平扫 + 增强扫描。

（六）肝癌

【临床资料】男性，54 岁。1 天前于社区体检，B 超提示肝右叶团块。天冬氨酸转氨酶 48.00 U/L；甲胎蛋白 455.14 ng/mL。

【影像学诊断】肝右叶巨块型肝癌（图 5-91、图 5-92）。

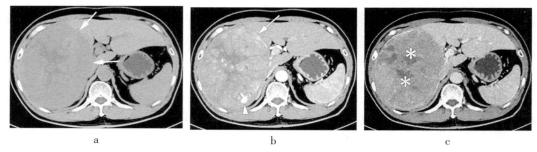

a：平扫肝右叶低密度肿块（↑），密度不均，内见不规则更低密度区；b：动脉期增强肿块明显不均匀强化，内见迂曲血管影（▲）；c：门静脉期增强强化减退，内见不规则未强化液化坏死区（*）。

图 5-91 上腹 CT 平扫 + 增强扫描

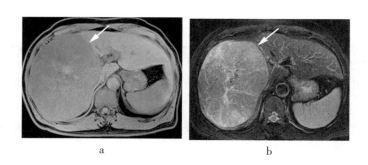

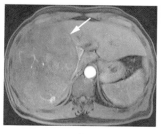 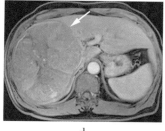 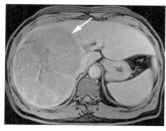

a：肝右叶巨大肿块（↑），T_1W-FS 不均匀低信号，内部有片状稍高信号区；b：T_2W-FS 肿块信号不均匀（↑），呈高及稍高信号混杂，边界尚清晰；c：动脉期增强肿块内出现点片、小片状早期强化灶（↑）；d、e：门静脉期及延迟期增强肿块强化程度减低（↑）。

图 5-92 上腹 MRI 平扫+增强扫描

【影像学表现】CT：①巨块型、结节型。单发或多发膨胀性生长肿块，巨块型中心液化坏死多见；多期对比增强扫描示病灶动脉期明显强化，门静脉期肿块强化程度迅速下降，平衡期密度继续下降，表现"快进快出"现象，是肝癌诊断的重要征象。延迟期假包膜样结构强化。②弥漫型。结节广泛分布，增强表现为"快进快出"，边界不清。MRI：肿块呈 T_1WI 等或稍低信号，T_2WI 稍高信号，对比增强典型者亦呈"快进快出"征象，假包膜样结构延迟强化。

【影像学鉴别诊断】①肝硬化结节：无肝动脉供血，无明显对比增强。②炎性假瘤：边界多不清楚，增强无"快进快出"。③转移瘤：呈典型的"牛眼征"，多发环形强化结节或团块，中央为液化坏死无强化区。④肝腺瘤：口服避孕药女性患者多见，CT 密度均匀，明显强化，呈"快进慢出"强化方式，边界清楚。⑤局灶性结节增生：典型者表现为肿块中央伴有延迟强化的瘢痕，普美显增强肝胆期病灶强化。

【影像学线索】肝脏肿块→首选影像学检查为上腹部 CT 平扫+增强扫描，进一步行 MRI 增强或普美显强化扫描以查找肝内转移子灶。

（七）慢性胰腺炎

【临床资料】女性，51 岁。3 月余前无明显诱因出现体重下降，伴进食后哽噎感。

【影像学诊断】慢性胰腺炎（图 5-93）。

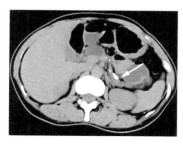 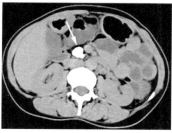 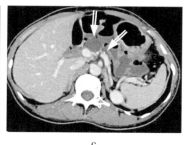

a：平扫示胰腺萎缩，体尾部多发钙化灶（↑）；b：平扫示胰头部不规则钙化灶（↑）；c：增强扫描示胰管不规则扩张，颈部较明显（⇑）。

图 5-93 上腹 CT 平扫+增强扫描

【影像学表现】CT：①胰腺大小可正常、缩小或增大；②胰管扩张；③胰管结石和胰腺实质钙化，其为慢性胰腺炎的较可靠CT征象；④假性囊肿：常位于胰腺内。MRI：胰腺弥漫或局限性增大、萎缩。T_1WI为混杂低信号，T_2WI为混杂高信号。钙化灶在MRI上表现为低或无信号。

【影像学鉴别诊断】炎症致胰腺体积局限性增大时，通常局限于胰头，这时不易与胰腺癌鉴别。胰腺或周围钙化，常支持炎症病变。而胰腺癌多有肝脏、淋巴结或邻近血管（尤其是肠系膜上静脉）受侵犯。

【影像学线索】胰腺萎缩、钙化及周围囊性灶→首选影像学检查为上腹部CT平扫+增强扫描。

（八）胰腺癌

【临床资料】女性，54岁。3年余前反复出现腹胀、嗳气，剑突下、下腹隐痛。1个月前，又反复出现剑突下、下腹隐痛，出现频率较前增加。肿瘤标记抗原CA199：6 050.06 U/mL。

【影像学诊断】胰头癌（图5-94）。

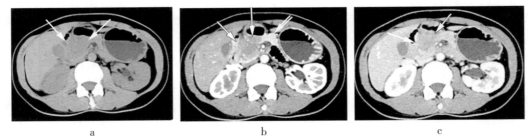

a：平扫于胰头区见稍低密度肿块影（↑），边界不清；b：动脉期增强胰头肿块呈低强化（↑），明显低于正常胰腺（⇑）；c：静脉期增强胰头肿块呈渐进性不均匀轻中度强化（↑）。

图5-94 上腹CT平扫+增强扫描

【影像学表现】CT：①胰腺局部肿块形成，是胰腺癌的主要表现。胰腺癌为乏血供肿瘤，增强时强化不明显。②"双管征"。胰管扩张并胆总管扩张，是诊断胰头癌的较可靠、典型的征象。③肿瘤侵犯胰腺周围血管。④肿瘤侵犯周围脏器。⑤肿瘤远处转移、血行转移、淋巴转移。MRI：病变呈T_1WI等或稍低信号，T_2WI等或高信号。磁共振胰胆道造影（magnetic resonance cholangiopancreatography，MRCP）可显示扩张的胰管和胆总管，即"双管征"，是诊断胰头癌的重要间接征象。

【影像学鉴别诊断】①慢性胰腺炎：CT示多数胰腺大小正常或胰腺萎缩，其中75%可发现胰腺内钙斑，多伴有假性囊肿。大部分患者的胰腺强化与胰腺实质强化相似，胰腺周围脏器和血管一般无受侵。②腹腔淋巴结结核：CT增强一般为环形强化，中央为无强化低密度区，当多个淋巴结融合成团时表现为蜂窝状肿块。

【影像学线索】胰腺肿块→首选影像学检查为上腹部CT或MRI平扫+增强扫描。

四、腹胀及消化不良

（一）胃食管反流

【临床资料】女性，51岁。半个月前无明显诱因出现恶心、反酸，伴有胸骨后烧灼感，偶有发作，持续数分钟，可自行缓解，伴上腹痛、腹胀。食管内pH测定示pH下降。

【影像学诊断】胃食管反流（图5-95）。

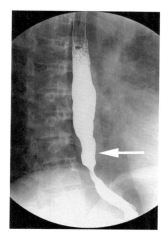

吞服对比剂之后食管明显扩张（↑），以中下段为著，卧位部分胃内对比剂反流入食管。

图5-95 上消化道造影

【影像学表现】胃内容物反流入食管。

【影像学鉴别诊断】诊断相对容易。

【影像学线索】食管中下段扩张→首选影像学检查为上消化道气钡双重造影（侧卧位、足高头低位动态观察）。

（二）贲门失弛缓症

【临床资料】女性，44岁。9个多月前出现进食后呕吐，常于进食后咳嗽时出现，呕吐物为进食的食物，最常于晚餐时出现；近3周症状明显加重，现只能进食流食。

【影像学诊断】贲门失弛缓症（图5-96）。

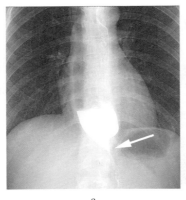
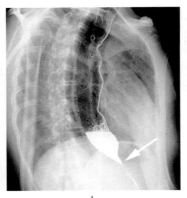

a、b：立位正位（a）及右前斜位（b）示食管下端呈"鸟嘴状"狭窄（↑），食管全程扩张。

图 5-96　上消化道钡餐

【影像学表现】X 线造影：①食管下段逐渐狭窄，呈"漏斗状"或"鸟嘴状"，边缘光滑，黏膜皱襞未见异常。②钡剂通过贲门受阻、延迟，间断性流入胃内。③狭窄段以上食管扩张。④食管蠕动减弱或消失，第三收缩波出现频繁。⑤并发炎症时，黏膜皱襞紊乱、增粗；合并溃疡可见龛影。

【影像学鉴别诊断】食管下端浸润型癌：癌灶与正常食管分界截然，狭窄段管壁僵硬，可成角，狭窄段黏膜皱襞紊乱、破坏、消失。

【影像学线索】食管下端"鸟嘴状"狭窄→首选影像学检查为上消化道气钡双重造影。

（三）肠系膜上动脉压迫综合征

【临床资料】女性，25 岁。患者 4 天前进食较多食物后出现上腹疼痛，坐位时疼痛稍缓解，自行服用胃药（具体药物不详），症状无缓解。

【影像学诊断】肠系膜上动脉压迫综合征（图 5-97）。

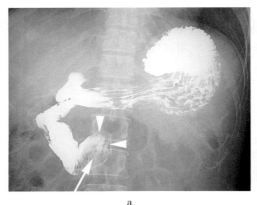
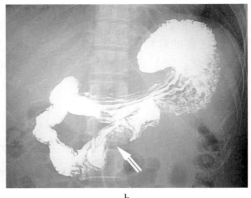

a：卧位正位片示十二指肠扩张（↑），十二指肠水平段钡剂中断，见"笔杆样"压迹（▲）；b：对比剂通过十二指肠水平段狭窄处（⇑）延迟。

图 5-97 上消化道钡餐

【影像学表现】X 线：十二指肠不同程度的扩张、梗阻，蠕动亢进、逆蠕动频繁；另一特征性表现为十二指肠升段"笔杆样"压迹（与肠系膜动脉走行一致的局限性纵行压迹），黏膜皱襞可变平，改变体位后，胃腔蠕动多次后对比剂可通过水平部截断处。超声及腹部 CTA 重建示腹主动脉与肠系膜上动脉夹角减小（＜15°）、间距缩短（＜8 mm）。

【影像学鉴别诊断】若只有十二指肠扩张，未见压迹，需要考虑十二指肠的淤积为其他原因所致，如功能失调或动力障碍等。此外，也需要与器质性病变如肿瘤、结核等因素引起的十二指肠梗阻鉴别。

【影像学线索】对比剂通过十二指肠水平段受阻→推荐影像学检查为上消化道气钡双重造影协诊十二指肠淤积症，彩超及中腹部 CTA 重建测量肠系膜上动脉与腹主动脉的夹角、间距。

（四）肝硬化

1. 首选影像学检查

首选腹部 CT 或 MRI 平扫+增强扫描。

【临床资料】男性，56 岁。3 年前反复出现右上腹腹胀。4 天前无明显诱因出现智力障碍、行为改变。既往饮酒史 20 余年。查体：皮肤色素沉着，巩膜轻度黄染；腹壁膨隆，肝区无叩击痛。辅助检查：总胆红素 24.30 μmol/L，直接胆红素 9.90 μmol/L，总胆汁酸 89.90 μmol/L。

【影像学诊断】肝硬化、脾大，门静脉高压伴侧支循环形成（图 5-98）。

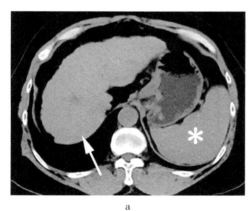
a

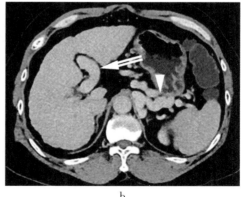
b

a：平扫示肝脏体积缩小（↑），肝叶比例失调，肝缘凹凸不平；脾大（＊）。b：门静脉期增强示门静脉增宽（⇧），脾静脉增粗迂曲（▲）。

图 5-98 全腹 CT 平扫+增强扫描

【放射影像学表现】CT：①早期可表现为肝脏增大，中晚期肝脏萎缩，肝脏各叶比例失调，肝缘凹凸不平，肝裂增宽。②继发性改变：脾大、门静脉海绵样变、门静脉侧支循环形成、附脐静脉开放、脾肾静脉沟通、腹水等。MRI：肝硬化再生结节一般呈 T_1WI 等信号、T_2WI 低信号影，无包膜，对比增强强化不明显。

【放射影像学鉴别诊断】部分肝硬化再生结节需要与肝癌鉴别，多期 CT 扫描示再生结节强化不明显，MR 成像 T_2WI 低信号可供鉴别，MRI 普美显（肝脏特异性增强对比剂）增强有助于检出恶变结节。

2. **推荐影像学检查**

推荐腹部超声检查。

【临床资料】男性，61 岁。反复出现上腹不适 5 年，腹胀 1 月余，伴身目黄染。既往乙型病毒性肝炎病史 10 余年，未规律治疗。

【影像学诊断】肝硬化伴大量腹水、胆囊壁水肿增厚、附脐静脉重新开放、脾脏肿大（图 5-99）。

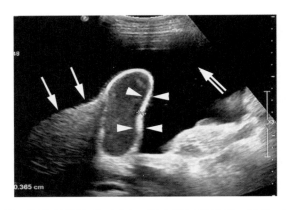

肝脏缩小，形态失常，肝缘呈锯齿状（↑），肝实质回声增粗、增强；胆囊壁水肿增厚（▲）；脾脏肿大；腹腔可见大量液性暗区（⇑）。

图 5-99 全腹部超声

【影像学表现超声】：①肝硬化：早期肝脏可轻度肿大或正常大小，后期肝脏缩小，形态失常，表面呈锯齿状，肝实质回声增粗、增强，门静脉管径扩张，肝静脉内径变小。②继发改变：胆囊壁水肿增厚、附脐静脉重新开放、脾脏肿大、腹腔积液。

【影像鉴别诊断】肝硬化腹水需要与结核性腹膜炎、缩窄性心包炎及癌性腹膜炎等疾病引起的腹水鉴别；脾大需要与白血病、疟疾、血吸虫病及黑热病等疾病鉴别。

五、女性盆腔不适

（一）子宫肌瘤

1. **首选影像学检查**

女性盆腔病变首选超声（经腹部或经阴道超声）检查，其简便、经济、无辐射损害，可重复动态观察。

【临床资料】女性，40 岁。反复下腹部不适伴经期延长 1 年余。

【影像学诊断】子宫多发肌瘤（图 5-100）。

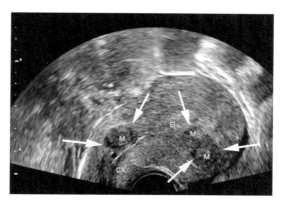

子宫增大，肌层可见多个低回声团（↑），内部回声欠均匀，呈旋涡状。

图 5-100　妇科阴道超声检查

【影像学表现】超声：子宫增大，形态失常，肌层回声不均匀，肌层内可见多个低回声团，类圆形，边界清楚，内部回声欠均匀，呈旋涡状，低回声团内部可见点条形血流信号，周边可见半环形血流信号。

【影像学鉴别诊断】子宫腺肌病及腺肌瘤、妊娠子宫、子宫肥大症等。

2. 推荐影像学检查

推荐盆腔 CT 或 MRI 平扫 + 增强扫描。

【临床资料】女性，38 岁。平素月经规律，量较多，有血块，色暗红；轻度贫血貌。

【影像学诊断】子宫肌瘤（图 5-101）。

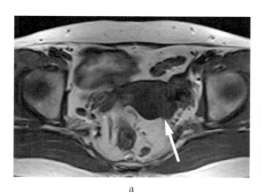

a

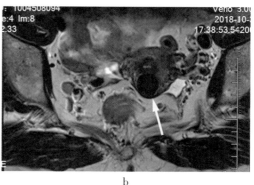

b

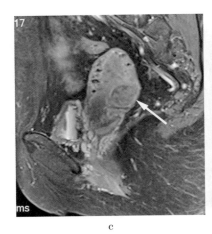
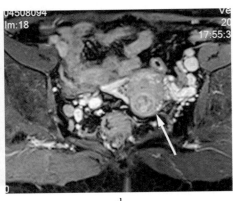

a~d：子宫后壁结节（↑），呈 T_1WI 等信号（a）、T_2WI 低信号（b），增强扫描其强化程度低于周围子宫肌层（c、d），边界清晰。

图 5-101　盆腔 MRI 平扫+增强扫描

【放射影像学表现】CT：子宫肌层内及浆膜下肌瘤表现为子宫增大；平扫及增强扫描示肌瘤密度稍低于正常子宫肌层；约10%肌瘤可发生钙化，且常见于绝经后退变的肌瘤。MRI：肌瘤信号 T_1WI 上与肌层信号相似，T_2WI 上呈明显低信号，边界清晰。若肌瘤继发钙化，则表现为 T_1WI、T_2WI 低信号；若继发囊变，则呈 T_2WI 高信号；若继发脂肪变，则压脂序列信号减低。

【放射影像学鉴别诊断】子宫肌瘤典型时，MRI 诊断明确；肌瘤不典型时，需要与平滑肌肉瘤鉴别。

（二）子宫内膜异位

【临床资料】女性，47岁。自诉月经前后下腹部胀痛，无腹胀。

【影像学诊断】右侧附件巧克力囊肿（图 5-102）。

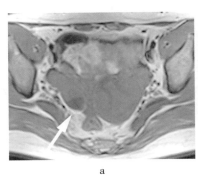
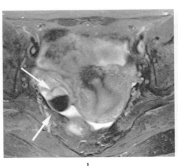
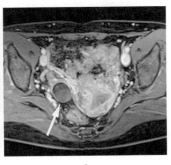

a、b：右侧附件区囊性团块（↑），其内可见分层液平面，上半部呈 T_1WI 等信号（a）、T_2WI 高信号（b），下半部呈 T_1WI 低信号（a）、T_2WI 极低信号（b），边缘清晰锐利；c：增强后，右侧附件区病灶呈薄壁强化，未见壁结节（↑）。

图 5-102　盆腔 MRI 平扫+增强扫描

【影像学表现】CT：表现为盆腔内囊性肿块并囊内出血，因出血时间不同，可表现为高密度、等密度或水样密度。当肿块与周围组织粘连时，表现为轮廓不清、密度不均，增强后囊壁不规则强化，而囊内容物无强化。MRI：卵巢或盆腔内不规则囊实性肿块，因病灶内出血，可表现为 T_1WI、T_2WI 高信号，或 T_1WI 低信号、T_2WI 高或混杂信号，也可形成液-液平面。

【影像学鉴别诊断】①卵巢囊肿：附件区或子宫直肠窝见薄壁囊性灶，边界清楚，圆形或椭圆形，呈水样密度。②卵巢囊腺瘤：盆腔内较大肿块，可为单房或多房，呈水样密度，囊壁、分隔多较薄且均匀一致，部分壁内可见乳头状突起，增强扫描见囊壁及分隔发生强化。

【影像学线索】盆腔附件区囊性团块伴出血→首选影像学检查为腹部或经阴道超声，进一步检查可行盆腔 CT 或 MRI 增强扫描。

（三）子宫内膜癌

【临床资料】女性，68 岁。绝经后不规则阴道出血 1 年余，肿瘤标志物正常。

【影像学诊断】子宫内膜癌（图 5-103）。

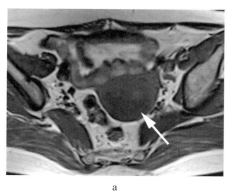
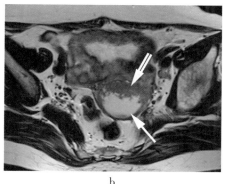

a b

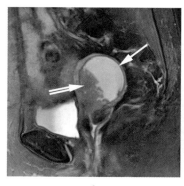
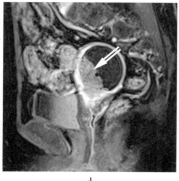
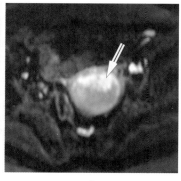

c d e

a～e：子宫腔增大、积液（↑），宫腔前壁内膜增厚，呈菜花状软组织肿块影（⇑），其 T_1WI 等信号（a）、T_2WI 稍高信号（b、c），DWI 示弥散受限（e），增强扫描呈中度强化（d）；子宫肌层受累大于 1/2 厚度，向下累及宫颈内膜。

图 5-103 盆腔 MRI 平扫+增强扫描+DWI

【影像学表现】CT：内膜增厚，有时难于与宫腔积液鉴别；当肿瘤侵犯子宫肌层时，子宫体积增大，瘤灶强化程度低于邻近正常子宫肌，边界不清；当侵犯宫颈时，可阻塞宫颈管致宫腔积液；可侵犯宫旁组织（如膀胱、直肠）并可见盆腔淋巴结肿大；也可发生肝或其他部位的远隔转移。MRI：子宫腔扩大，内膜增厚，T_1WI、T_2WI 呈等信号；当侵犯子宫肌层时，T_2WI 可显示肿瘤浸润肌层的深度，表现为联合带的低信号被不均匀稍高信号影中断；当侵犯宫颈时，宫颈管扩张，宫颈纤维基质带的低信号被中断。可并发附件转移、腹膜种植、淋巴结转移等。

【影像学鉴别诊断】子宫内膜癌的确诊主要依靠刮宫和细胞学检查，影像学检查的目的是确定肿瘤侵犯的范围、观察治疗效果或判断肿瘤有无复发。

【影像学线索】子宫内膜增厚→首选影像学检查为妇科超声，结合盆腔 MRI 平扫 + 增强扫描进一步评估肿瘤侵犯、局部转移，协助肿瘤分期。

（四）宫颈癌

【临床资料】女性，43 岁。2 月余前无明显诱因出现阴道血性分泌物，量少，色暗红，无血块，持续 1 月余；CA19-9、CA125 升高。

【影像学诊断】宫颈癌（图 5 - 104）。

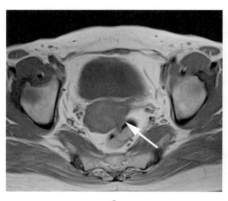
a

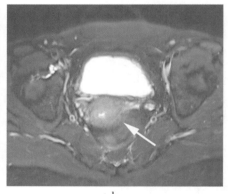
b

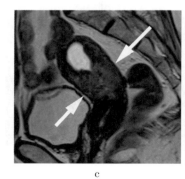
c

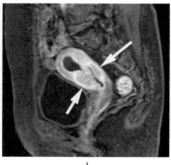
d

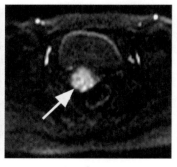
e

a～e：子宫颈见环壁软组织肿块（↑），呈 T_1WI 等信号（a）、T_2WI 稍高信号（b、c），DWI 示弥散受限（e），增强扫描呈中度强化（d）；未累及阴道上 1/3，阴道前穹隆、后穹隆无侵犯。

图 5 - 104　盆腔 MRI 平扫 + 增强扫描 + DWI

【影像学表现】CT：瘤灶较小时，宫颈可表现正常；随病灶增大，宫颈体积增大，瘤灶强化程度低于邻近正常子宫肌，且增大的病灶可阻塞宫颈管致宫腔积液；可侵犯宫旁组织，发生肝或其他部位的远隔转移。MRI：相对于正常宫颈，病变宫颈呈 T_1WI 等信号、T_2WI 稍高信号；宫颈管扩张，宫颈纤维基质带的低信号中断；容易直接侵犯阴道前穹隆、后穹隆或累及阴道上段；可并发腹膜种植、淋巴结转移及远处转移等。

【影像学鉴别诊断】①子宫内膜癌累及宫颈：发生于绝经期女性，多为腺癌，可见内膜不规则增厚。②宫颈炎：无阴道或盆腔器官侵犯，无淋巴结转移，确诊主要依靠刮宫和细胞学检查。

【影像学线索】子宫颈肿块→首选影像学检查为妇科超声，结合盆腔 MRI 平扫+增强扫描进一步评估肿瘤侵犯、局部转移，协助肿瘤分期。

（五）卵巢囊肿（合并蒂扭转、破裂）

1. **首选影像学检查**

首选妇科超声检查。

【临床资料】女性，32 岁。1 h 前突发下腹部疼痛，为绞痛，无放射痛，伴恶心、呕吐。查体：下腹部压痛（+）。既往发现右侧卵巢囊肿 3 年。

【影像学诊断】右侧卵巢囊肿蒂扭转（图 5-105）。

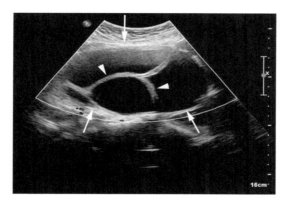

右侧附件区可见一巨大囊性包块（↑），内见粗大分隔（▲）。CDFI：病灶内部未见明显血流信号。

图 5-105　妇科超声检查

【影像学表现】超声：附件区可见较大囊性包块回声，内可见粗大分隔。CDFI：病灶内部未见明显血流信号。

【影像学鉴别诊断】需要异位妊娠破裂、黄体囊肿破裂、急性盆腔炎等鉴别。

2. **推荐影像学检查**

推荐盆腔 MRI 平扫+增强扫描。

【临床资料】女性，68 岁。10 天前无明显诱因出现右侧中腹部胀痛。查体：右下腹部可扪及一包块，质中，不活动，压痛（+）。

【影像学诊断】卵巢囊肿（图 5-106）。

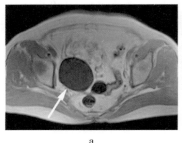 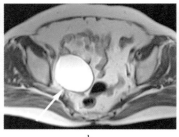 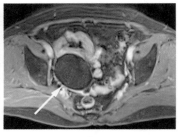

a b c

a~c：右侧卵巢增大并见囊性异常团块信号灶（↑），T₁WI 呈低信号（a），T₂WI 呈高信号（b），增强扫描见病灶边缘轻度强化（c）。

图 5-106　盆腔 MRI 平扫 + 增强扫描

【影像学表现】CT：附件区或子宫直肠窝内见密度均一囊肿，囊内无分隔，壁薄而光滑。MRI：表现为 T₁WI 低信号、T₂WI 高信号；若囊内含蛋白较多，T₁WI、T₂WI 均呈高信号。而多囊性卵巢则表现为卵巢被膜下多发类圆形 T₂WI 高信号小囊，卵巢常增大。

【影像学鉴别诊断】CT、MRI 检查易发现囊肿，但大多数不能确定类型。极少数囊肿内可有分隔，难以与卵巢囊腺瘤相鉴别。

3. 补充影像检查

CT 检查作为补充检查，可观察盆腔病变是否合并急性出血或钙化。

【临床资料】女性，26 岁。3 h 前于体位改变时突发右下腹绞痛。查体：宫颈举痛（+），宫体压痛明显，右附件区压痛、反跳痛明显。

【影像学诊断】卵巢囊肿蒂扭转、破裂（图 5-107）。

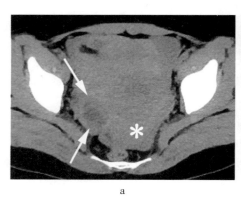 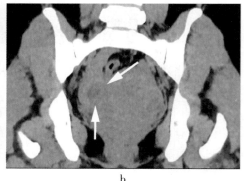

a b

a、b：子宫形态显示欠清，右侧附件区见囊性低密度影（↑），边界模糊，盆腔少许积液，并可见团片状出血稍高密度影（*）。

图 5-107　下腹部 CT 平扫

【影像学表现】CT：根据扭转程度分为完全扭转（≥360°）、不完全扭转（<360°）两种类型。CT 表现为输卵管体积增大，呈绳索状或不规则实性肿块，连续层面观察可见肿块一端连接囊肿，另一端连接卵巢或子宫角。一般囊壁最厚处为扭转的蒂部，是该

诊断的重要依据之一。卵巢囊肿可合并破裂、囊内出血。CT 还可显示子宫直肠窝的积液、积血征象。

【影像学鉴别诊断】需要与卵巢肿瘤蒂扭转鉴别：卵巢肿瘤蒂扭转多发生于育龄期妇女，而单纯卵巢扭转多见于儿童，可能与儿童卵巢系膜较长、活动度较大等有关。右侧卵巢肿瘤蒂扭转明显多于左侧。

(六) 卵巢囊腺瘤

【临床资料】女性，28 岁。患者 1 月余前无明显诱因下腹部隐痛，休息后可缓解。B 超示左侧附件区有一类圆形无回声团。

【影像学诊断】卵巢囊腺瘤（图 5-108）。

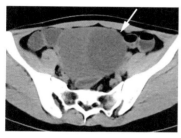 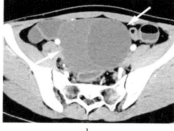 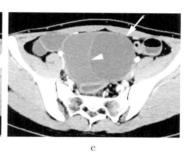

a　　　　　　　　　　　b　　　　　　　　　　　c

a：盆腔见多房囊性低、稍低密度团块（↑），壁薄，内见细小分隔，病灶与双侧附件关系密切；b、c：增强扫描囊腔内未见明确强化，囊壁、囊内间隔轻度强化（▲）。

图 5-108　全腹部 CT 平扫＋增强扫描

【影像学表现】CT：常表现为盆腔内较大肿块，呈水样密度，可呈单房或多房，囊壁和囊内分隔多较薄，且均匀一致；多房者各房密度可有差异；少数病例囊壁或分隔稍厚，见乳头状、结节状突起；增强扫描示囊壁和分隔强化。MRI：常为大小不等、边界清楚的多房状肿块；黏液性囊腺瘤肿块内多发分隔，由于富含黏蛋白，T_1WI 信号可有不同程度增高，T_2WI 呈较高信号；而浆液性囊腺瘤内则表现为 T_1WI 低或等信号，T_2WI 高信号；增强扫描肿瘤壁和分隔发生强化。

【影像学鉴别诊断】当卵巢囊腺瘤较小且为单房性时，与卵巢囊肿鉴别困难。

【影像学线索】盆腔附件区囊实混杂团块→首选影像学检查为妇科超声，进一步行 CT 或盆腔 MRI 平扫＋增强扫描协助进行良、恶性病变鉴别。

(七) 卵巢囊腺癌

【临床资料】女性，47 岁。患者 1 个月前腹胀，门诊 B 超提示盆腔及腹腔多发实性包块，盆腹腔大量积液。查体：于子宫左扪及一大小约 8 cm×7 cm 肿块，质中，活动度一般，无压痛。CA125 升高。

【影像学诊断】卵巢囊腺癌（图 5-109）。

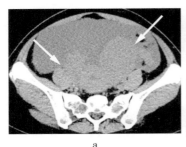 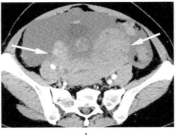 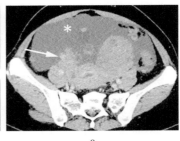

a~c：双侧附件区不规则形肿块影（↑），内侧与子宫分界不清，平扫呈等密度（a），增强后轻度强化（b、c），内见少许小囊变区；腹腔大量积液（*），CT值约12 HU，无强化。

图5-109 全腹部CT平扫+增强扫描

【影像学表现】CT：盆腹腔内囊实混杂肿块较大，其间隔和囊壁厚薄不均，软组织实性部分增多，肿瘤的间隔、囊壁和实性部分不均匀强化明显。多数肿瘤常合并腹水，输尿管、子宫可受累；腹膜腔转移时，大网膜弥漫性增厚，呈"网膜饼"状；黏液性囊腺癌发生种植转移时，则形成腹腔假性黏液瘤。MRI：盆腹腔内囊实性肿块，囊液在T_1WI上呈低至高信号，T_2WI上呈高信号，囊内分隔和囊壁形态不规则，并可见强化，囊液无强化。

【影像学鉴别诊断】卵巢囊腺癌与不典型卵巢囊腺瘤不易鉴别；病变直接侵犯周围结构或转移时，有助于恶性病变的诊断。

【影像学线索】盆腔附件区囊实混杂团块→首选影像学检查为妇科超声，进一步行CT或盆腔MRI平扫+增强扫描协助鉴别良、恶性病变。

（八）异位妊娠

【临床资料】女性，25岁。1 h前突发下腹部绞痛，伴恶心、呕吐，既往有人流手术史。

【影像学诊断】异位妊娠破裂（图5-110）。

【影像学表现】子宫轻度增大，形态略饱满，宫腔内膜较厚，未见妊娠囊或可见假孕囊。附件区可见一混合回声包块，内可见卵黄囊及胎芽，可见原始心管搏动。盆腹腔积液表现为游离液性暗区。

【影像学鉴别诊断】早期妊娠先兆流产、黄体囊肿破裂、卵巢囊肿蒂扭转、急性盆腔炎等。

【影像学线索】盆腔附件区妊娠囊→首选影像学检查为妇科超声。

（九）盆腔炎症

【临床资料】女性，30岁。反复腹痛

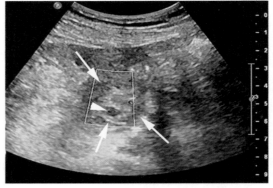

子宫增大，宫腔空虚，内未见妊娠囊。右侧附件区可见一混合回声包块（↑），可见原始心管搏动（▲），呈斑点状彩色血流。盆腹腔可见游离液性暗区。

图5-110 妇科超声检查

伴发热 2 年，再发并加重 3 月余。白细胞计数 11.5×10^9/L，中性粒细胞计数 72.9%，CRP 15 mg/L。既往有肺结核病史，曾行腹腔镜下盆腔粘连松解术。

【影像学诊断】右侧输卵管积水，考虑盆腔炎症所致（图 5-111）。

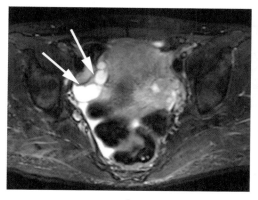 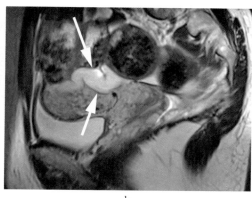

a、b：盆腔右侧附件区可见扩张、迂曲、腊管状输卵管影，内见积液信号影（↑）。

图 5-111 盆腔 MRI 平扫 + 增强扫描

【影像学表现】CT 和 MRI：炎症早期多无异常表现。当盆腔脓肿发生时，表现为盆腔内单发或多发类圆形、椭圆形病变，呈水样密度，或呈 T_1WI 低信号、T_2WI 高信号，部分脓肿内可见气泡影；增强扫描病变周边发生明显环形强化。若输卵管伞端由炎症引发粘连，可致输卵管扩张、管状延长，腔内见积液。

【影像学鉴别诊断】盆腔炎症形成脓肿时，CT 或 MRI 检查均有确切表现，结合临床资料可诊断。

【影像学线索】输卵管呈腊管状增粗→首选影像学检查为子宫输卵管造影术，结合妇科超声或盆腔 MRI 增强扫描协诊。

第四节 脊柱四肢关节影像学检查及征象解读

一、下腰痛

（一）脊柱退行性变

【临床资料】女性，68 岁。患者于 1 月余前出现腰部疼痛，逐渐加重，伴有站立和行走时左下肢麻木，步行或久站时疼痛加重，腰部活动稍受限。

【影像学诊断】腰椎退行性变（图 5-112）。

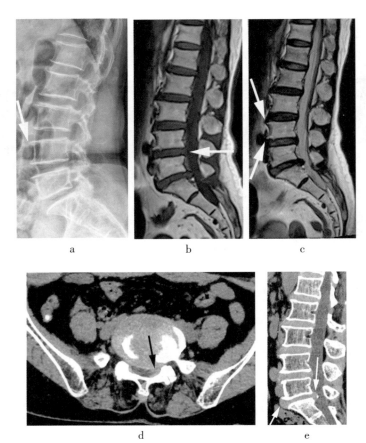

a：X线侧位片，椎体边缘骨质增生硬化（↑）；b、c：T_1WI 和 T_2WI 示椎体边缘骨质增生，第2腰椎～第1骶椎椎间盘不同程度向后突出或膨出，硬膜囊前缘受压呈波浪状（↑）；d、e：CT横断位及矢状位示椎间盘向周围膨出（↑），椎体边缘明显骨质增生硬化。

图5-112　腰椎侧位X线平片、腰椎CT平扫、腰椎MRI平扫

【影像学表现】X线：生理曲度变直，可伴有侧弯，椎间隙狭窄，椎体前后缘骨质变尖、骨赘形成，钩椎关节、关节突关节骨质变尖，椎间孔变窄。CT或MRI：椎间盘向四周均匀膨出，超过椎体边缘，外周可有弧形钙化，椎管狭窄，脊神经受压。

【影像学鉴别诊断】影像学表现具有特征性，可明确诊断。

【影像学线索】骨质增生→首选影像学检查为脊柱正侧位X线平片。

（二）腰椎间盘突出

【临床资料】男性，34岁。患者2年前出现腰痛，伴双下肢麻木、疼痛，间歇性跛行，步行距离约1 000 m，症状反复。

【影像学诊断】①腰椎退行性变；②腰4/5、腰5/骶1椎间盘突出（中央型）（图5-113）。

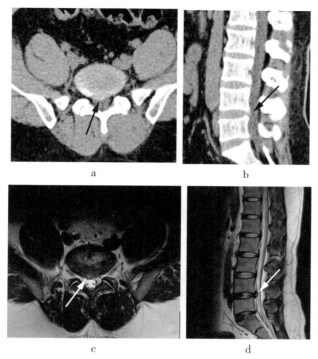

a、b：CT 示腰椎间盘向后突出（↑）；c、d：T_2WI 横断位（c）及矢状位（d）示腰4/5、腰5/骶1 椎间盘向后突出（↑），硬膜囊前缘受压。

图 5-113 腰椎 CT 及 MRI

【影像学表现】X 线平片无特异性，部分可提示的征象包括椎间隙狭窄、椎体后缘唇刺样增生、骨桥形成或见游离体；脊椎生理曲度异常。CT、MRI：①椎间盘后缘向椎管内局限性突出的软组织影，形态不一，MRI 较 CT 显示更清楚；②椎间盘钙化；③椎间盘内含气呈"真空"现象，该处 CT 值为负值；④许莫氏（Schmorl）结节，为椎体边缘清楚的局限性隐窝状凹陷，常在椎体对缘出现，其中心疝入的髓核和软骨板呈低密度，边缘为高密度反应性骨质硬化带。

【影像学鉴别诊断】①椎管内肿瘤：髓内、外实性肿瘤呈不同程度强化，而突出的椎间盘不强化；肿瘤病变可出现椎体或附件的骨质破坏，以及椎间孔扩大等。②椎间盘炎：早期为单纯椎间隙狭窄，逐渐发展为椎体骨性终板下骨质破坏，以及周围的骨质硬化、骨桥，至晚期可出现脓肿及肉芽组织增生。③硬膜外纤维化：有明确的椎管为手术史，纤维瘢痕的 CT 密度与椎间盘相似，边界不清，范围较大。

【影像学线索】椎间盘病变→首选影像学检查为椎间盘 CT 或 MRI。

（三）感染性病变

1. 化脓性脊柱炎

【临床资料】男性，74 岁。患者半年前无明显诱因出现腰痛，伴双大腿疼痛，偶有间歇性跛行，症状反复，20 天前症状加重，休息时不能缓解。

【影像学诊断】化脓性脊柱炎（图 5-114）。

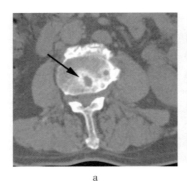 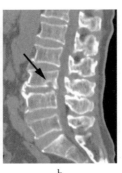

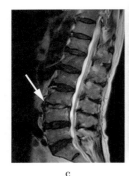 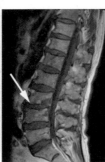 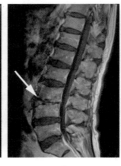 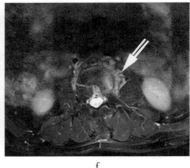

a、b：CT 示第 3、第 4 腰椎终板下骨质破坏（↑），见许莫氏结节形成，椎间隙变窄，椎体相邻缘明显骨质硬化；c～f：MRI 示 T_2WI（c）、T_1WI（d、e）及增强扫描（f）示椎间隙变窄、骨质破坏及椎体内侵蚀（↑），椎体周围可见软组织肿胀呈强化高信号区（⇑），边界不清。

图 5-114　腰椎 CT 及 MRI

【影像学表现】X 线：可见骨质破坏，并周围骨质增生硬化。CT：能更清楚地显示椎体终板骨质破坏，增强扫描清楚显示环形强化脓肿病灶。MRI：脊柱周围脓肿通常呈 T_1WI 低信号、T_2WI 高信号，增强扫描脓肿壁可见明显强化，病变范围及骨髓水肿显示更加清楚。

【影像学鉴别诊断】①脊椎骨髓炎：发病急，全身感染症状明显，椎体及椎间盘破坏进展快，椎体骨质增生硬化。②布鲁氏菌性脊柱炎：有疫区接触史，需要结合细菌学检查。③结核性脊柱炎：骨质硬化、死骨形成，椎间隙狭窄，椎旁冷脓肿。④椎间盘炎。

【影像学线索】骨质破坏、椎旁软组织肿胀→首选影像学检查为 X 线平片，以观察骨质破坏，结合 CT 及 MRI 进一步观察骨髓及椎旁软组织病变。

2. **结核性脊柱炎**

【临床资料】男性，73 岁。患者腰痛 10 年余，未规律诊治。血沉轻度升高。

【影像学诊断】腰椎结核（图 5-115）。

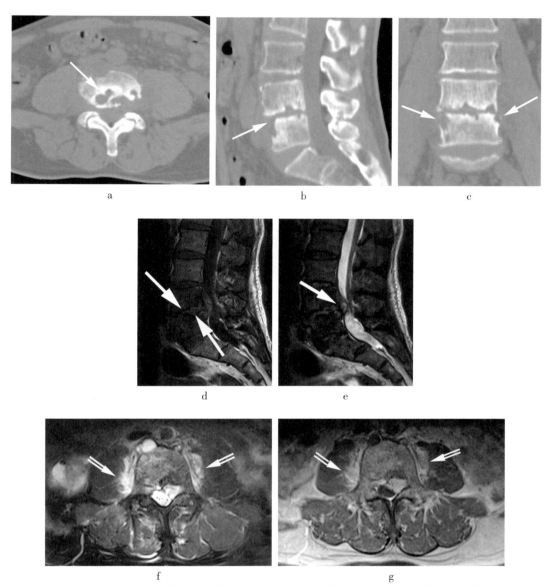

a～c：CT 示第 4、第 5 腰椎椎体对缘骨质破坏（↑），椎间隙明显变窄，并见死骨形成；d～g：MRI 平扫 T_1WI（d）、T_2WI（e）、T_2WI 压脂（f）及增强扫描（g）示骨质破坏、椎间盘破坏（↑）、椎间隙变窄、椎管内及椎旁冷脓肿形成（⇑）。

图 5-115　腰椎 CT 及 MRI

【影像学表现】腰椎结核椎间隙变窄或消失，相邻椎体破坏并死骨形成，椎旁冷脓肿形成。腰椎转移瘤除出现椎体破坏之外，还会出现附件骨质破坏、椎间隙不变窄或轻度狭窄。

【影像学线索】骨质破坏、椎旁软组织肿胀→首选影像学检查为 X 线平片，以观察骨质破坏，结合 CT 及 MRI 进一步观察骨髓及椎旁软组织病变。

(四) 常见骨肿瘤

1. **转移瘤**

【临床资料】女性，57 岁。患者结肠癌根治术后 1 年，右腰后部疼痛，体重下降约 10 kg。实验室检查：肿瘤标记物 CEA、CA19-9、CA125 均升高。

【影像学诊断】多发骨转移瘤（图 5-116）。

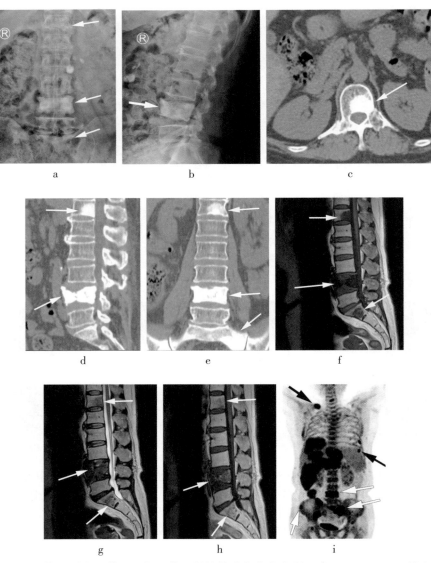

a、b：X 线示第 12 胸椎、第 4 腰椎、第 1 骶椎体片状高密度影（↑）；c～e：CT 骨窗示第 4 腰椎椎体楔形变，胸 12、骶 1 椎体片状成骨性高密度影（↑）；f～h：T_1WI（f）、T_2WI（g）示第 12 胸椎、第 4 腰椎、第 1 骶椎椎体病灶呈 T_1WI、T_2WI 低信号，增强扫描（h）示轻度强化（↑）；i：FDG 核素显像 MIP 示肱骨、肋骨、椎体、髂骨及股骨病灶核素呈高浓聚（↑）。

图 5-116 腰椎 X 线、CT、MRI 及 FDG 核素显像 MIP

【影像学表现】X线及CT：①溶骨型。表现为多发类圆形、虫蚀状或大片状骨质破坏区，可伴病理性骨折。②成骨型。表现为骨内片状、团块状致密影，骨小梁消失。CT显示破坏区软组织肿块。MRI：溶骨型转移瘤多为T_1WI低信号，T_2WI呈程度不同的高信号；成骨型转移瘤多为T_1WI、T_2WI均低信号。核医学骨扫描：全身多发骨核素异常浓聚，且呈杂乱分布，影像形态不规则，放射性计数密度为中高密度。

【影像学鉴别诊断】①脊椎结核。②多发性骨髓瘤：多发穿凿样骨质破坏，常伴骨质疏松。实验室检查示血清球蛋白增高，骨髓穿刺涂片示浆细胞增多，可见瘤细胞。③核医学骨扫描异常浓聚需要与多发骨折鉴别：多发骨折常有外伤史，局部疼痛；外伤受力点较局限时，侧位多处骨折点核素浓聚于一条直线；3～6个月复查时影像核素浓聚强度减弱。

【影像学线索】多发椎体及附件骨质破坏→推荐影像学检查中，CT为首选，MRI与核素骨扫描为确诊的主要检查方法。

2. **多发性骨髓瘤**

【临床资料】男性，49岁。患者2个月前无明显诱因出现下腰背部疼痛不适。查体：第1腰椎水平棘上及棘旁压痛，无伴下肢放射痛，直接叩痛及间接叩痛（+），脊柱活动无异常。

【影像学诊断】腰椎多发性骨髓瘤、第1～3腰椎椎体压缩性骨折、腰椎骨质增生、腰3/4至腰5/骶1椎间盘膨出（图5-117）。

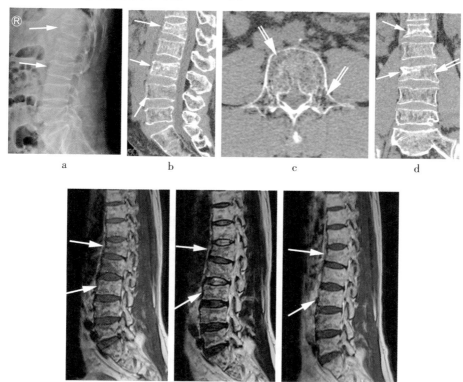

a：X线示椎体多发楔形变（↑）；b～d：CT示椎体多发压缩性骨折（↑），椎体密度不均匀减低（⇑）；e～g：MRI示T_1WI（e）、T_2WI（f）及增强扫描（g）可见椎体多发斑片状异常信号（↑）。

图5-117　腰椎侧位片X线、CT及MRI

【影像学表现】①X 线及 CT：骨质改变。常合并骨质疏松；有穿凿样、鼠咬状、皂泡样、蜂窝状、蛋壳样多发性骨质破坏；骨质硬化很少见（治疗后可出现骨质硬化）。②软组织改变。病变周围可出现软组织结节或肿块，不跨越椎间隙。MRI：骨内病变呈 T_1WI 低信号、T_2WI 高信号。

【影像学鉴别诊断】①脊柱转移瘤：可伴肺、四肢骨关节的病变及软组织肿块。②老年骨质疏松：骨髓 MRI 信号黄髓化改变，临床检验无异常。③骨巨细胞瘤：常发生在长骨的骨端，呈膨胀性生长，皂泡样改变，而骨髓瘤骨骼形态无膨胀或者变化较轻。

【影像学线索】多发椎体及附件骨质破坏→推荐影像学检查中 CT 为首选，MRI 与核素骨扫描为确诊的主要检查方法。

（五）椎管内肿瘤

1. 室管膜瘤

【临床资料】女性，59 岁。患者 1 周前行走时出现左下肢麻木。查体：左下肢肌力 4 级，左侧足底浅感觉减退。

【影像学诊断】脊髓圆锥室管膜瘤（图 5-118）。

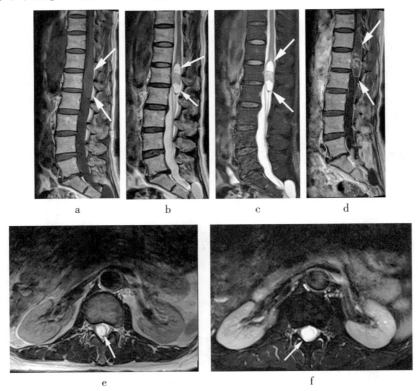

a～d：MRI 矢状位 T_1WI（a）、T_2WI（b）、T_2WI-FS（c）示脊髓内囊实性肿块（↑），呈梭形，上缘脊髓呈"杯口状"，增强扫描（d）见实性部分不均匀明显强化；e、f：MRI 横断位示肿块位于脊髓内（↑）。

图 5-118 腰椎 MRI + 增强扫描

【影像学表现】CT：平扫脊髓外形膨大，密度减低，钙化少见；肿瘤与正常脊髓分界欠清，囊变较常见。增强扫描实性部分轻度强化或不强化。肿瘤较大时，可压迫或侵蚀破坏邻近骨质，可见椎管扩大。MRI：在 T_1WI 上，肿瘤呈均匀低信号，信号与邻近脑脊液相似，当肿瘤囊变或邻近脊髓中央管扩张时，则信号不均匀。在 T_2WI 上，肿瘤呈高信号。增强扫描肿瘤实性部分均匀强化，水肿及囊变区无强化。蛛网膜下腔梗阻时，脑脊液流动减慢且蛋白含量增加，腔内脑脊液信号异常升高。

【影像学鉴别诊断】①星形细胞瘤：多见于儿童，颈、胸段脊髓多见，较少累及马尾和终丝，累及范围较大，囊变少见。②多发性硬化：急性期脊髓增粗，信号均匀一致减低，占位效应轻；晚期常出现脊髓萎缩。③神经鞘瘤：为髓外硬膜内肿瘤，常与神经根相连，可发生囊变，肿瘤常经扩大的椎间孔达椎管外，呈典型的"哑铃状"。

【影像学线索】椎管内占位→推荐影像学检查为 MRI 平扫+增强扫描。

2. 星形细胞瘤

【临床资料】女性，42 岁。患者右下肢麻木、乏力半年余，加重 1 月。查体：双侧肢体肌力 5 级，右下肢感觉稍减退。

【影像学诊断】椎管内肿块与脊髓粘连，考虑神经上皮肿瘤：星形细胞瘤（WHO Ⅱ～Ⅲ 级）（图 5-119）。

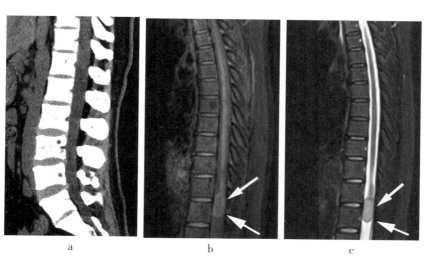

a　　　　　　　　　b　　　　　　　　　c

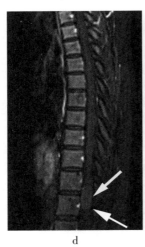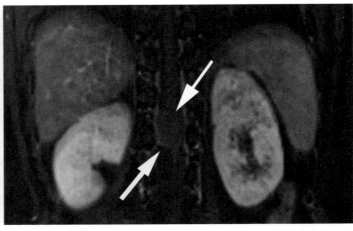

a：腰椎 CT 平扫矢状位，胸、腰段脊髓未见明显异常；b～e：第11、12胸椎平面椎管内偏右份见椭圆形结节（↑），T_1WI（b）等信号，T_2WI（c）稍高信号，增强后（d、e）轻度均匀强化，未见脊膜尾征；脊髓圆锥与肿块分界不清并受压左移。

图 5-119　腰椎 CT、胸椎 MRI 平扫 + 增强扫描

【影像学表现】CT：平扫脊髓外形可见膨大，部分呈略低或等密度，可伴囊变；以颈、胸段发病较多，脊髓远端及终丝也可发生。MRI：病变常沿脊髓呈偏心性生长，大部分 T_1WI 呈等、低信号，T_2WI 信号稍增高，增强扫描肿瘤轻度强化或无明显强化，水肿及囊变区无强化。

【影像学鉴别诊断】①室管膜瘤：与星形细胞瘤同为神经胶质细胞起源的脊髓原发肿瘤，增强最明显时间稍早于星形细胞瘤，强化较胶质瘤明显，囊变及出血多见。②多发性硬化。③神经鞘瘤。④转移瘤：脑脊液种植，位于脊髓、圆锥、马尾或终丝软脊膜表面。⑤淋巴瘤：原发脊髓淋巴瘤罕见，好发于颈、胸髓，可多发，呈 T_1WI、T_2WI 等信号或稍低信号并显著强化。

【影像学线索】椎管内占位→推荐影像学检查为 MRI 平扫 + 增强扫描。

二、颈椎、胸椎疼痛

（一）脊柱退行性变

【临床资料】女性，55 岁。患者头痛半年余，间断性发作，偶伴头晕。

【影像学诊断】颈椎退行性变（图 5-120）。

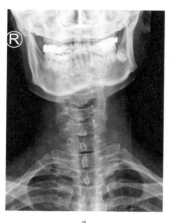
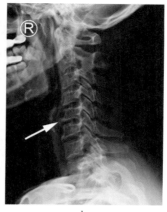

a b

a、b：X线示颈椎生理曲度变直，椎体边缘可见唇刺样骨质增生（↑）。

图 5-120 颈椎正侧位 X 线平片

【影像学表现】X 线平片及 CT：生理曲度变直、侧弯，椎间隙狭窄，椎体前后缘骨质变尖、骨赘形成，钩椎关节、关节突关节骨质变尖，椎间孔变窄。CT 或 MRI：椎间盘向四周均匀膨出超过椎体边缘，外周可有弧形钙化，椎管狭窄，脊神经受压。

【影像学鉴别诊断】本病的影像学表现具有特征性，一般无须鉴别。

【影像学线索】颈椎骨质增生→首选影像学检查为颈椎正侧位 X 线平片。

（二）颈椎间盘突出

【临床资料】男性，73 岁。3 个月前出现颈部疼痛不适，伴左手麻木。

【影像学诊断】颈 3/4、颈 4/5 椎间盘突出（中央型）；颈 5/6、颈 6/7 椎间盘膨出（图 5-121）。

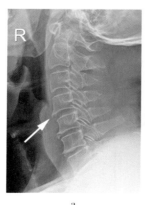
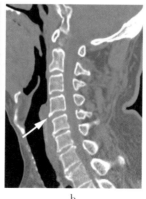

a b

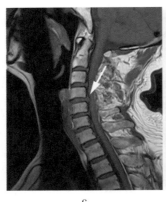 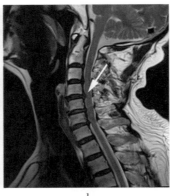 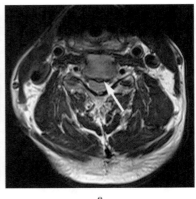

c　　　　　　　　　　d　　　　　　　　　　e

a：X 线示颈椎生理曲度变直，椎体边缘毛糙、变尖（↑）；b：CT 示颈椎多发骨质增生改变（↑）；c～e：T_1WI 矢状位（c）、T_2WI 矢状位（d）、T_2WI 横断位（e）示颈椎间盘突出（↑）。

图 5 - 121　颈椎 X 线、CT 平扫及 MRI 平扫

【影像学线索】椎间盘病变→首选影像学检查为椎间盘 CT 或 MRI。

（三）感染性病变：结核性脊柱炎

【临床资料】男性，54 岁。患者 4 天前淋雨后出现颈部、双侧肩关节及胸背部肌肉疼痛，伴活动受限，后症状明显加重，并出现发热，体温 38.4 ℃，伴咳嗽、咳痰；7 年前被诊断为肺结核，规律抗结核治疗后遵医嘱停药。

【影像学诊断】颈椎结核并椎旁冷脓肿形成（图 5 - 122）。

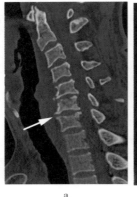 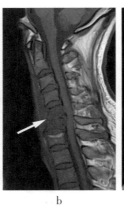 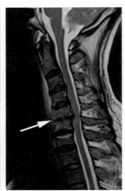

a　　　　　　　　　b　　　　　　　　　c

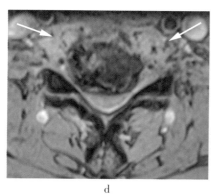 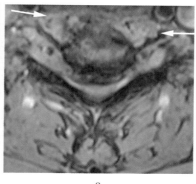

d　　　　　　　　　　　　　　　e

a：CT 示第 6、7 颈椎椎体边缘骨质不规则破坏，相应椎间隙变窄（↑）；b～e：MRI 示 T_1WI（b）、T_2WI（c）及增强扫描（d、e）可见第 6、7 颈椎椎体多发 T_1WI 低信号、T_2WI 高信号，椎体周缘脓肿形成（↑），边界不清。

图 5-122　颈椎 CT 及 MRI

【影像学表现】X 线：骨质破坏，椎体塌陷变扁或呈楔形，椎间隙变窄或者消失，后突畸形，冷脓肿（软组织增宽影），砂粒状死骨。CT：更清楚地显示骨质破坏、死骨、病理性骨折的碎片，有助于了解脓肿、死骨的位置及大小等情况，脓肿沿椎旁软组织纵向蔓延。MRI：病变椎体 T_1WI 信号减低，T_2WI 多呈混杂异常高信号；椎间盘 T_2WI 信号减低；增强扫描呈不均匀强化。脓肿、肉芽肿 T_1WI 呈低信号，T_2WI 呈混杂高信号，增强呈不均匀、均匀或环状强化。

【影像学鉴别诊断】①化脓性脊柱炎：临床症状明显，单节或双节脊柱破坏进展迅速，明显增生硬化。②脊柱转移瘤：椎弓根破坏是其特征，很少累及椎间盘。③椎体压缩性骨折：明确外伤史，楔形变大多仅累及一个椎体，无侵蚀性骨质破坏。

【影像学线索】骨质破坏、椎旁软组织肿胀→首选影像学检查为 X 线平片，以观察骨质破坏，结合 CT 及 MRI 进一步观察骨髓及椎旁软组织病变。

（四）多发性骨髓瘤

【临床资料】女性，59 岁。患者 1 个月前无明显诱因出现颈、胸部疼痛，站立时疼痛明显。鳞状上皮细胞癌抗原升高，血沉升高。

【影像学诊断】多发性骨髓瘤，伴病理性骨折（图 5-123）。

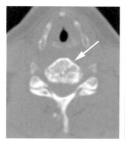 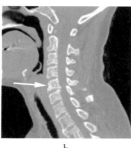 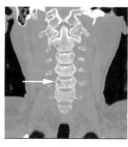 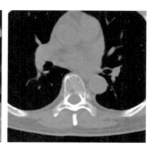

a　　　　　　　　b　　　　　　　　c　　　　　　　　d

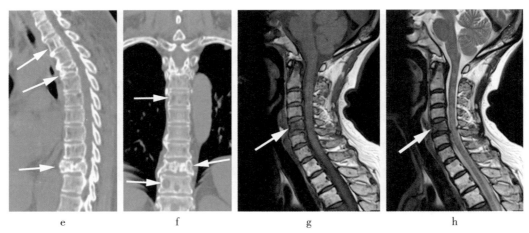

a～f：CT示颈、胸椎多发骨质破坏（↑），椎体及附件破坏灶呈虫蚀状、斑片状不均匀低密度灶，部分椎体变扁；g、h：T_1WI（g）、T_2WI（h）示椎体多发斑片状低信号（↑）。

图 5 – 123　颈、胸椎 CT 平扫及颈椎 MRI 平扫

【影像学线索】多发椎体及附件骨质破坏→推荐影像学检查中 CT 为首选，MRI 与核素骨扫描为确诊的主要检查方法。

（五）椎管肿瘤：室管膜瘤

【临床资料】男性，50 岁。患者半年前无明显诱因出现双下肢麻木，症状持续并逐渐加重，2 周前出现左手麻木。查体：右手、双下肢感觉稍减退。

【影像学诊断】颈、胸髓内室管膜瘤（图 5 – 124）。

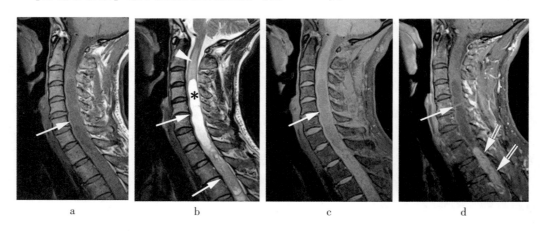

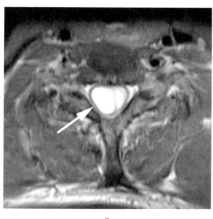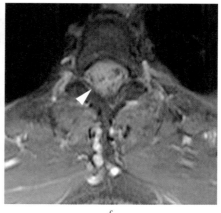

a～d：T_1WI 矢状位（a）、T_2WI 矢状位（b）、T_1WI 压脂矢状位（c）及 T_1WI 压脂增强矢状位（d）示颈椎脊髓内囊实性肿块，呈梭形，并延续至胸椎椎管内，病灶上份囊变（*），其以上颈髓水肿（▲），增强扫描实性部分明显强化（⇑）；e、f：T_2WI 横断位（e）、T_1WI 压脂增强横断位（f）示肿块上部分囊变（↑），下部分实性部分明显强化（▲）。

图 5-124　颈、胸椎 MRI + 增强扫描

【影像学线索】椎管内占位→推荐影像学检查为 MRI 平扫 + 增强扫描。

三、四肢大关节疼痛

（一）Colles 骨折

【临床资料】男性，46 岁。患者 2 h 前右腕部摔伤，掌侧着地，持续性锐痛，伴活动明显受限、畸形。

【影像学诊断】右腕 Colles 骨折（图 5-125）。

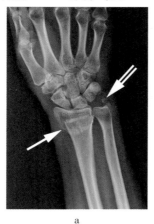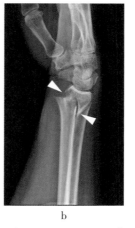

a、b：正位片（a）示右侧桡骨远端骨折（↑），右侧尺骨茎突骨折（⇑）；侧位片（b）示桡骨远侧断端向背侧移位、掌侧成角（▲）。

图 5-125　右腕关节正侧位 X 线

【影像学表现】X 线：桡骨远端距桡腕关节面约 2.5 cm 范围内的骨折。骨折远侧断端向背侧移位、向掌侧成角，可累及关节面，手呈银叉状畸形，伴或不伴尺骨茎突骨折及下尺桡骨分离。

【影像学鉴别诊断】诊断明确，无须鉴别。

【影像学线索】桡骨远端骨质不连续→首选影像学检查为腕关节正侧位 X 线平片。

（二）Smith 骨折

【临床资料】女性，77 岁。患者 3 h 前左腕部摔伤，手背侧着地，持续性锐痛，伴左腕关节活动明显受限，左腕关节明显畸形。

【影像学诊断】左腕 Smith 骨折（图 5 - 126）。

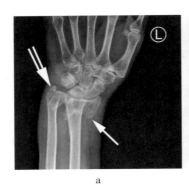 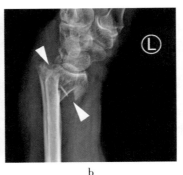

a、b：正位片（a）示左侧桡骨远端骨折（↑），左侧尺骨茎突骨折（⇑）；侧位片（b）示远侧断端向掌侧移位、背侧成角（▲）。

图 5 - 126　左腕关节正侧位 X 线

【影像学表现】X 线：桡骨远端骨皮质连续性中断，掌关节屈位，骨折远端向桡侧和掌侧移位、短缩，背侧成角。

【影像学鉴别诊断】诊断明确，无须鉴别。

【影像学线索】桡骨远端骨质不连续→首选影像学检查为腕关节正侧位 X 线平片。

（三）关节脱位

【临床资料】女性，78 岁。患者于 26 天前跌伤，右肩关节着地。右肩关节局部压痛（+），叩击痛（+），活动明显受限，以上抬受限为主，Dugas 征（+）。

【影像学诊断】右肩关节前下脱位并右侧肱骨大结节撕脱骨折（图 5 - 127）。

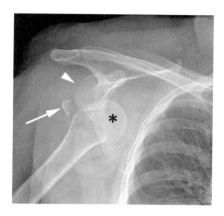

右侧肱骨大结节骨皮质连续性中断,可见骨碎片撕脱分离(↑);右侧肱骨头脱离右侧肩关节(*),向内下方脱出肩胛骨关节盂(▲)。

图 5-127 右肩关节正位 X 线平片

【影像学表现】X 线:易于显示肩关节脱位,常伴有肱骨大结节撕脱骨折。肩关节完全脱位表现为关节组成骨的关节面其对应关系的完全脱离或分离;肩关节半脱位表现为关节间隙存在,但失去正常均匀的弧度而宽窄不均。CT:可明确肱骨头前脱位、后脱位的程度,并观察有无关节盂唇细微骨裂或肱骨头压缩性骨折。必要时需要行 MRI 检查排除肩袖、关节盂等的损伤。

【影像学鉴别诊断】诊断明确,无须鉴别。

【影像学线索】关节对合失常→首选影像学检查为关节 X 线平片。

(四) 股骨头缺血性坏死

【临床资料】男性,56 岁。患者于 2 个月前无明显诱因出现右下肢麻痛,疼痛放射至右小腿外侧,无会阴部麻木,无明显间歇性跛行,卧床休息后仍有疼痛。查体:右下肢较对侧缩短约 1 cm,右髋关节各向活动受限。

【影像学诊断】右侧股骨头缺血性坏死(Ⅳ期)并右髋关节半脱位(图 5-123)。

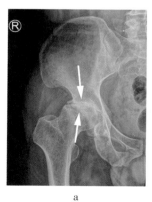
a

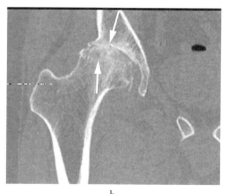
b

a、b:右髋正位 X 线(a)、右髋 CT 冠状位重建(b)示右髋关节间隙变窄,股骨头变扁,关节面下硬化(↑),右侧 Shenton's 线(申通氏线)不连续。

图 5-128 右髋正位 X 线平片及右髋 CT 平扫冠状位重建

【影像学表现及鉴别诊断】股骨头缺血性坏死又称为无菌性坏死，是由创伤、服用类固醇皮质激素或酗酒所致股骨头血供异常引起的骨细胞及骨髓成分坏死的病变。随着患者病情演变，临床上会出现疼痛及功能障碍。骨扫描及 MRI 敏感性优于 X 线及 CT，可于临床前期发现病变，CT、MRI 可显示髋关节周围肿胀、积液，MRI 增强扫描可明确滑膜增厚情况。

根据 Ficat 分期，股骨头缺血性坏死可分为：

0 期：无临床症状，X 线平片正常。

Ⅰ期：有轻疼痛；骨质疏松，MRI 可出现骨髓水肿异常信号。

Ⅱ期：疼痛、活动受限；出现骨质疏松、囊变及周围硬化，但股骨头形态尚未改变；股骨头"星芒状"结构处骨纹增粗、浓密。

Ⅲ期：软骨下表现为透亮线形成的"新月征"，并关节面软骨下骨塌陷，但关节间隙及髋臼侧骨质可未见异常。

Ⅳ期：股骨头变扁、碎裂及塌陷，关节间隙狭窄，继发髋关节退行性变。

【影像学鉴别诊断】①股骨头骨折，通常有比较明确的外伤史，股骨头可出现塌陷，但关节间隙无明显变窄，且无明显硬化。②早期 MRI 表现需要与髋关节一过性骨质疏松鉴别。股骨头缺血坏死主要表现为地图状边缘，T_1WI、T_2WI 低信号线，脂肪及水信号抑制序列病变呈高信号，与外缘的反应骨形成"双线征"；髋关节一过性骨质疏松的病变范围通常较广泛，不出现骨质破坏。

【影像学线索】股骨头水肿、囊变、硬化或塌陷→推荐影像学检查中，MRI 及核素骨扫描敏感性优于 X 线及 CT，可于临床前期发现病变，CT、MRI 可显示髋关节周围的肿胀、积液，MRI 增强可明确滑膜增厚情况。

（五）创伤性骨关节炎

【临床资料】男性，48 岁。患者 2 年前因扭伤致左踝关节疼痛、肿胀，伴活动受限。

【影像学诊断】左踝关节创伤性骨关节炎，伴周围骨化性肌炎（图 5-129）。

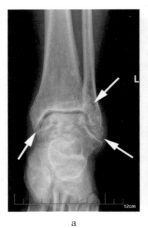 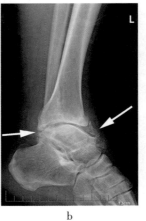

a b

a、b：左踝关节广泛骨质增生、关节间隙变窄，周围软组织内见片状、斑块状骨性高密度影（↑）。

图 5-129　左踝关节正侧位 X 线平片

【影像学表现】X 线：早-中期可见关节面骨质硬化，边缘骨赘突起，关节间隙狭窄；晚期可见骨端变形，关节对合失常，关节囊内多发游离体，周围肌肉钙化或骨化。

【影像学鉴别诊断】①退行性骨关节炎：无明确外伤史，关节边缘骨赘形成，关节间隙变窄。②类风湿性关节炎：常同时侵犯多个近侧指间小关节，对称发病，多伴有全身症状、贫血及皮下结节等；实验室检查示血沉增快、类风湿因子阳性；影像学表现为对称性的骨质疏松，骨质侵蚀及关节间隙变窄、变形等。③大骨节病：跟骨缩短为其重要诊断依据。关节退行性变累及全身各关节，以骨质增生为主，为多发、对称但不均衡。

【影像学线索】关节骨质增生、关节间隙狭窄→推荐影像学检查为 X 线平片，以观察骨质增生或破坏，进一步行 CT 及 MRI 观察骨髓及关节周围软组织病变。

（六）退行性骨性关节炎

【临床资料】女性，90 岁。双膝关节疼痛 10 余年，以膝前痛为主。

【影像学诊断】右膝关节骨性关节炎（图 5-130）。

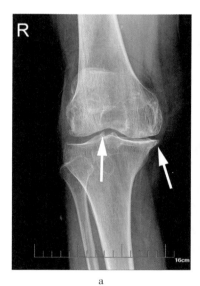 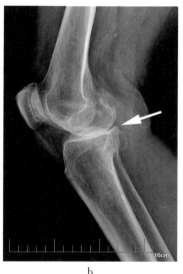

a、b：右膝关节髁间突、胫骨平台内侧骨质变尖（↑），右膝关节内侧间隙变窄，关节面下骨质硬化。

图 5-130　右膝关节正侧位 X 线平片

【影像学表现】X 线：关节边缘骨赘形成，关节面骨质硬化及少许囊变，关节间隙不对称狭窄。CT：能更加清楚地显示病变的范围及程度。MRI：除基本的骨质改变外，还能显示软骨、韧带、半月板及肌腱的早期损伤。

【影像学鉴别诊断】①骨关节结核：虫蚀样骨质破坏，骨密度降低。②类风湿关节炎：关节软骨破坏、骨质疏松、关节间隙变窄；关节面骨质侵蚀，关节变形，软组织肿胀。

【影像学线索】关节骨质增生、关节间隙狭窄→推荐影像学检查为 X 线平片，以观察骨质增生或破坏，结合 CT 及 MRI 进一步观察骨髓及关节周围软组织病变。

(七) 化脓性骨关节炎

【临床资料】 男性，7 岁。1 个月前，患者无明显诱因出现右肘部肿胀不适，伴活动明显受限，疼痛呈持续型。体温 39.3 ℃，白细胞 $12 \times 10^9/L$，血沉 88 mm/h，CRP 69.1 mg/L。查体：右肘关节活动受限，周围软组织肿胀，皮肤发红、皮温升高。

【影像学诊断】 右肘关节化脓性关节炎（图 5-131）。

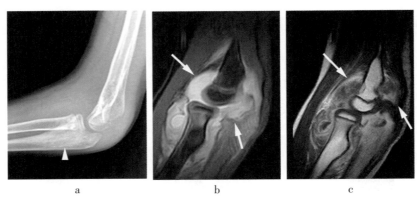

a~c：X 线（a）示肘关节周围软组织肿胀、模糊，关节面下骨质密度不均匀，尺骨近端密度增高（▲）；MRI（b 为 T_2WI-FS、c 为 T_1WI 增强）显示关节腔积液，滑膜明显增厚（↑），软组织广泛受累。

图 5-131　右肘关节 X 线及 MRI

【影像学表现】 X 线：早期表现为关节周围软组织肿胀，骨质密度减低，关节间隙可增宽；后期表现为关节间隙狭窄，关节面骨质破坏；晚期表现为关节间隙消失，甚至呈现骨性强直，骨质硬化。CT：早期较 X 线敏感，可显示关节积液，周围软组织肿胀；骨纹理稀疏减少，皮质变薄，关节面消失，关节面下骨质破坏。晚期显示骨质硬化，关节间隙变窄、强直。MRI：显示关节滑膜增厚及明显强化；骨髓水肿及周围软组织侵犯，脓腔呈 T_2WI 高信号；骨质破坏，边缘骨质增生、硬化呈 T_1WI、T_2WI 低信号。

【影像学鉴别诊断】 ①关节结核：病程缓慢，较少出现严重的全身中毒症状。结核性关节炎关节面破坏发生部位以非负重关节面为主；而化脓性关节炎关节面的破坏部位是以负重关节面为主。结核性关节炎在 X 线上的表现以骨质密度减低为主，骨质增生硬化少见；化脓性关节炎可合并有不同程度的增生硬化。②类风湿关节炎：常见多发对称性的手足小关节受累。早期病变以肌腱与韧带附着点及滑膜为主，局部骨质密度减低。长期慢性病变导致关节畸形，继发功能障碍。多伴有血清及关节液类风湿因子检测（+），关节液细菌检查（-）。

【影像学线索】 骨质破坏、椎旁软组织肿胀→推荐影像学检查为 X 线平片，以观察骨质情况，可进一步行 CT 及 MRI 观察骨髓及关节周围软组织病变。

(八) 骨质疏松症

【临床资料】 女性，68 岁。患者右膝及腰背部疼痛半年余，腰背部活动受限，第 12 胸椎、第 3 腰椎棘突叩击痛（+）。

【影像学诊断】 右膝关节、腰椎骨质疏松并骨质增生；第 12 胸椎椎体压缩性骨折（图 5-132）。

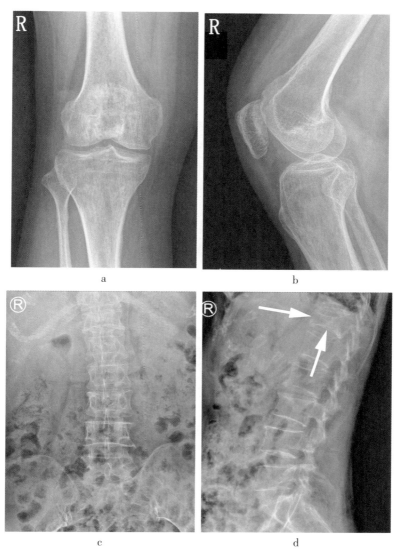

a、b：右膝关节正位（a）、侧位（b）示骨小梁稀疏，骨质密度减低，胫骨髁间嵴变尖；c、d：腰椎 X 线正位（c）、侧位（b）示骨质密度减低，骨质边缘骨质变尖，第 12 胸椎椎体楔形改变（↑）。

图 5-132　腰椎正侧位 X 线平片

【影像学表现】X 线：骨骼透亮度增高，骨皮质变薄，骨小梁稀疏（横向骨小梁减少，纵向骨小梁代偿增厚），松质骨出现大小不一透亮区，可伴骨折、畸形。

【影像学鉴别诊断】多发性骨髓瘤。其多为溶骨性骨质破坏，边缘模糊，实验室检查示本周蛋白增高。

【影像学线索】骨质密度减低→推荐影像学检查为 X 线平片，可进一步行骨定量 CT 评估脊柱的骨钙含量。

（九）肺性肥大性骨关节病

【临床资料】男性，67岁。胸闷、双下肢水肿2月余，加重4天。胸部CT提示左肺上叶肿瘤性病变。病理提示（左上肺）低分化腺癌。

【影像学诊断】①四肢长骨肺性肥大性骨关节病；②左肩胛骨核素浓聚，结合CT图像考虑骨转移瘤（图5-133）。

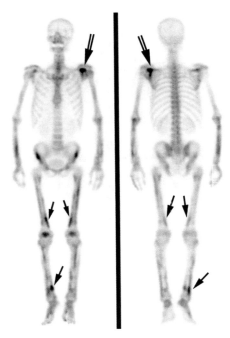

骨扫描显示四肢长骨骨皮质呈对称性条形、片状放射性异常浓聚（↑）；另左侧肩胛骨见异常核素浓聚（⇑），放射性计数为中到高密度。

图5-133 全身骨显像

【影像学表现】四肢长骨骨皮质显影增浓，呈条形、片状放射性异常浓聚，两侧大致对称，以双侧股骨及胫骨明显，呈双轨征。

【影像学鉴别诊断】需要与骨转移鉴别。

【影像学线索】四肢长骨骨皮质对称性异常核素浓聚→首选影像学检查为全身核素骨扫描、肺部CT。

四、四肢远端小关节疼痛

（一）类风湿性关节炎

【临床资料】男性，54岁。2年前出现双手近端指间关节、掌指关节肿痛，伴晨僵，持续时间超过1 h，后逐渐出现双手变形。超敏C反应蛋白71.68 mg/L。

【影像学诊断】类风湿性关节炎（图5-134）。

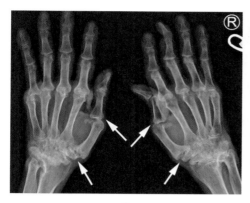 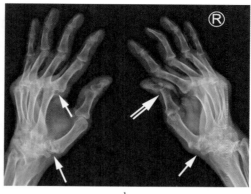

a、b：双手 X 线正位（a）、斜位（b）片示双手骨质疏松，关节面下骨质侵蚀（↑）并下尺桡关节、腕关节及近端指间关节间隙消失，关节变形呈"天鹅颈"样改变（⇑）。

图 5-134 双手正斜位 X 线

【影像学表现】X 线：早期软组织梭形肿胀、骨质疏松；进展期关节边缘骨皮质侵蚀性破坏，出现小囊状骨缺损；晚期关节面明显硬化，纤维强直或骨性强直，致关节脱位、畸形，手腕尺侧偏斜。MRI：骨髓水肿、骨侵蚀、滑膜增厚、关节积液、软骨破坏、血管翳强化。

【影像学鉴别诊断】①痛风：临床多有高尿酸血症，好发于足部第一跖趾关节，软组织及骨质内稍高密度痛风结晶沉着，可形成局部肿块，邻近骨质侵蚀缺损，呈偏心穿凿样或囊状改变。②风湿性关节炎：好发于四肢大关节，游走性疼痛，较少关节畸形，但晚期因骨质侵蚀亦会继发退行性病变及关节变形。③牛皮癣性关节炎：临床牛皮癣病史明确，手足远侧指间关节好发但不对称，指间肌腱与韧带附着处骨质增生。

【影像学线索】关节面下骨质侵蚀、软组织肿胀→推荐影像学检查为双侧关节 X 线平片（观察骨质破坏），以及 MRI 增强扫描（观察滑膜病变）。

（二）痛风性关节炎

【临床资料】男性，40 岁。患者 5 年前发现右踇趾肿物，约黄豆样大小，质地韧，边界尚清，活动度差，局部压痛，渐进性增大，伴右踇趾外翻畸形。血尿酸 > 870 μmol/L。

【影像学诊断】痛风性关节炎（图 5-135）。

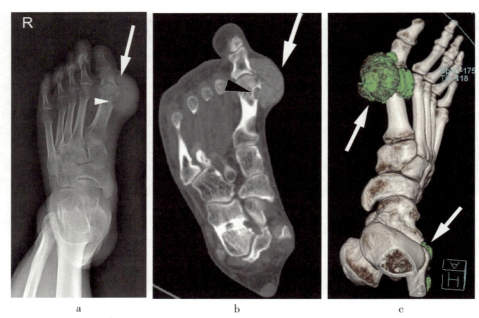

a、b：右足正位（a）、右侧CT横断位重建（b）可见右足第1跖趾关节内侧稍高密度软组织肿块影（↑），邻近骨质穿凿样侵蚀（▲）；c：右足双源CT痛风结晶分析示右足第1跖趾关节、外踝周围团块状、点状痛风结晶沉积（绿色）。

图 5-135　右足正位X线、右足CT重建及VR

【影像学表现】X线及CT：关节周围软组织肿胀，其内可见密度增高的痛风结晶或钙化点，骨质侵蚀及缺损呈偏心性或中央性，缺损边缘见硬化带，关节间隙变窄。MRI：痛风结节信号与钙盐含量相关，一般T_1WI呈低信号，T_2WI均匀等/高信号，增强扫描均匀强化，可伴肌腱、韧带、肌肉甚至骨髓强化。

【影像学鉴别诊断】①类风湿关节炎。②假痛风性关节炎：好发于大关节（膝关节多见），焦磷酸钙物质对称性沉积于关节软骨或关节旁，呈线状密度增高。

【影像学线索】关节变形、关节面下骨破坏、关节周围软组织密度增高→首选影像学检查为关节X线平片，影像学确诊手段为双能量CT痛风分析。

（王颖　许泽清　俞文　田素伟　李坤炜　李颖勤　陈炳辉　方义杰　杨松林　覃愉娟　李文娟　李葳　谢青　何星华　刘桂超　唐彩华　陈晓波　卢吴柱）

第六章 妇儿影像学检查

第一节 婴幼儿影像学检查及征象解读

一、新生儿吸入性肺炎

【临床资料】女性,足月出生 4 h。生后吐沫、气促 42 min,体温 37.4 ℃。外周血细胞检测:白细胞计数增加,部分中性粒细胞可见胞浆颗粒增粗,红细胞、血小板形态正常。

【影像学诊断】支气管肺炎(图 6-1)。

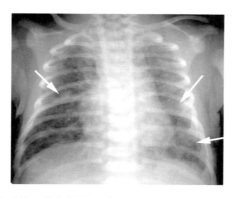

双肺多发斑片状、点状及云雾状模糊阴影(↑)。

图 6-1 急诊胸片(床边 DR)

【影像学表现】新生儿肺炎小病灶多集中于双下肺,可见多发斑点状、小斑片状模糊浸润影,病灶融合可致气道阻塞,出现肺气肿、肺不张等。

【影像学鉴别诊断】本病变与胎粪吸入综合征鉴别,两者均有宫内窘迫史或胎粪吸入史,双肺门影增浓,可见肺内结节状或斑片状实变影,不对称的肺过度充气,支气管充气征不明显。

【影像学线索】双肺散在渗出→首选影像学检查为胸部 X 线平片。

二、肺透明膜病

【临床资料】女性,早产儿,出生 6 h。出生后生活能力低下伴呻吟、吐沫 44 min。

【影像学诊断】①肺透明膜病(Ⅲ级);②肺透明膜病(Ⅱ级)(图 6-2)。

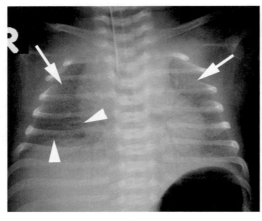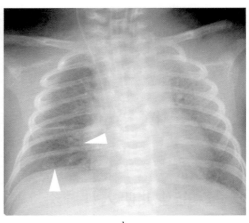

a   b

a:出生 6 h,双肺不同程度融合的细小颗粒状影(↑),病灶边缘模糊,广泛"枯树枝状"阴影,代表透亮度降低的肺野内支气管充气征更为明显;膈面及心缘模糊(▲);b:出生 19 h 复查,细颗粒影逐渐淡化,支气管充气征范围缩小,膈面及心缘恢复清晰(▲)。

图 6-2 急诊 X 线(床边胸片)

【影像学表现】见表 6-1。

表 6-1 肺透明膜病变影像学表现分级(根据病变严重程度)

分级	X 线表现	合并症	合并症 X 线表现
Ⅰ级	①肺内细小颗粒状阴影;②双中下肺野分布为著,可呈弥漫分布	无	—
Ⅱ级	①肺野透亮度不同程度降低,肺纹理呈网织状增重;②细颗粒状影遍布全肺野;③广泛磨玻璃样阴影中部分见充气支气管影;④膈面及两侧心缘可辨	无	—
Ⅲ级	①肺野透亮度进一步明显下降,颗粒状影不同程度融合;②支气管充气征更明显,广泛"枯树枝状";③膈面和心缘模糊、消失	过度通气→肺泡壁破裂→气漏	心缘旁见透亮线影;(水平侧位摄片)见胸骨下方带状透亮影
Ⅳ级	①"白肺";②支气管充气征存在或消失;③无法识别膈面及心缘形态	肺疝、膈疝	含气肠腔影突入左侧胸腔,纵隔、心影及患侧肺组织向健侧移位

【影像学鉴别诊断】①新生儿湿肺综合征:症状较轻,肺野透亮度降低,可见细颗

粒影、网状影分布于双肺野,以磨玻璃影为主,支气管充气征常不明显,病变较快被吸收、消散(常于 12～24 h 内),而肺透明膜病患儿的病灶常在 3～5 天后逐步消失。②新生儿肺出血:肺野透亮度减低,见点状、絮状密影;大量出血时,也可出现"白肺",空气支气管征阴性。③新生儿吸入性肺炎:有胎粪吸入史或宫内窘迫史,双肺门影增大、增浓,肺内不规则斑片状实变;双肺过度充气呈非对称性,支气管充气征少见。

【影像学线索】新生儿双肺模糊斑片、颗粒状阴影→首选影像学检查为胸部 X 线平片。

三、先天性心脏病

(一) 房间隔缺损

【临床资料】女性,3 岁。流涕、咳嗽伴气促 7 天。自出生以来,患儿常患感冒,伴气促,无明显发绀。查体:左前胸壁稍隆起,心脏搏动增强,触及右心室抬举。胸骨左缘第 2 至第 3 肋间闻及Ⅱ级至Ⅲ级收缩期吹风样杂音,伴第二心音亢进及固定分裂;扪及收缩期震颤。

【影像学诊断】①先天性心脏病(左向右分流型):房间隔缺损。②双肺充血(图 6-3)。

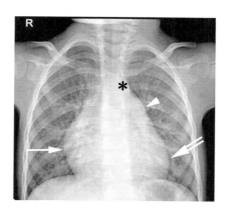

双侧肺循环血流量(简称肺血)增多,心脏呈二尖瓣型增大,主动脉结缩小(*),肺动脉段突出(▲),右心缘膨隆(↑),心尖上翘(⇑)。

图 6-3 胸部正位 X 线

【影像学表现】X 线后前位片:心脏左移,主动脉结缩小(右心增大致心脏旋转),肺动脉段突出,心尖上翘,肺血增多;双斜位片有助于观察肺动脉段隆起,心前间隙缩小;侧位片:心前缘与胸骨接触面之间的透亮间隙缩小,心后间隙三角形透亮区存在。

【影像学鉴别诊断】与左向右分流的各型先天性心脏病、有肺动脉高压表现的疾病鉴别。心脏彩超、CT 增强扫描及 MRI 心脏成像能显示缺损的直接征象,彩超为首选常规检查。

【影像学线索】肺血增多、心影增大→首选影像学检查为心脏彩超(确诊),结合胸部 X 线平片观察心脏形态及肺血情况。

(二) 法洛氏四联症

【临床资料】男性，4 岁。无诱因出现咳嗽伴发绀 12 天。既往进奶、哭闹时可见唇甲发绀。个人史：足月顺产，生后混合喂养，生长发育落后。查体：发育差，面色苍白，呼吸急促，三凹征（+）。心率 105 次/分，心界扩大，胸骨左缘第 2 至第 4 肋间可闻及喷射性收缩期杂音。杵状指，甲床青紫。实验室检查：ECG 示右室肥厚，Ⅰ、aVR、V5 导联呈 QR 型，Ⅱ、Ⅲ、aVF、V5 导联 T 波双向。

【影像学诊断】法洛氏四联症（图 6-4）。

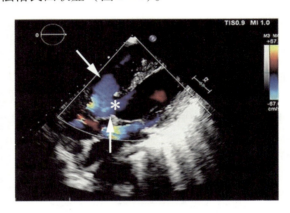

心脏超声检查示：主动脉前移、增宽（↑），前壁与室间隔壁不连续、见血流相通（*），室间隔上方主动脉骑跨。

图 6-4　心脏超声检查

【超声影像学表现】①左心室长轴切面：右心室肥厚；室间隔缺损；主动脉增宽，主动脉骑跨，骑跨率多在 50% 左右；大动脉短轴切面示室间隔缺损并肺动脉狭窄。②CDFI：室间隔缺损处呈双向分流，左心室及右心室血流共同进入主动脉；肺动脉狭窄处流速增快，呈五彩镶嵌。

【影像学鉴别诊断】①法洛氏三联症：肺动脉狭窄，继发右心室肥厚，伴有卵圆孔未闭或房间隔缺损，无室间隔缺损。②右心室双出口：右心室发出主动脉及肺动脉，骑跨率大于 75%。

【影像学线索】肺血增多、心影增大→首选影像学检查为心脏彩超（确诊），结合胸部 X 线平片观察心脏形态及肺血情况。

四、先天性髋关节脱位（发育不良）

【临床资料】女性，4 岁。患儿左下肢跛行步态 3 年余。专科情况：跛行步态，左下肢短缩、呈外旋畸形，双下肢不等长（左下肢短于右下肢约 55 mm）；左髋关节压痛（-）、叩击痛（-）。

【影像学诊断】先天性髋关节脱位（图 6-5）。

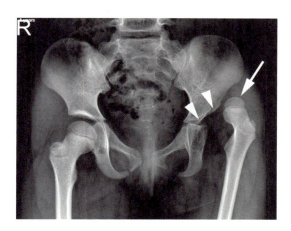

左侧髋臼窝浅宽（▲），左股骨头（↑）向外上方移位并脱出左侧髋臼窝。

图6-5　骨盆正位X线

【影像学表现】髋臼角增大，髋臼顶发育不良呈斜坡状，髋臼窝平浅宽大。患侧股骨头骨骺发育较对侧小，股骨头脱离髋臼，向上、向外移位，股骨头骨骺位于Perkin方格外上象限，Shenton's线不连续。

多种X线测量法可帮助了解髋臼窝和股骨头的关系（图6-6）。

（1）Perkin方格：经双侧髋臼最深处的"Y"形软骨中点，划一水平连线（Hilgenreiner线，H线）（图6-6a），再通过髋臼外缘作垂直线，构成四个象限（图6-6b）。正常股骨头应位于内下象限区域，若股骨头超出该象限范围，则为脱位或半脱位。

（2）Shenton线：沿股骨颈内缘与同侧闭孔上缘的连线，正常为光滑、连续的弧形抛物线（图6-6c中黄色虚线）。若该弧形线不连续，则为脱位征象。

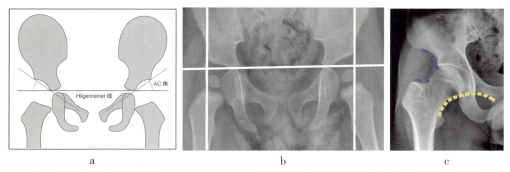

a：髋臼指数示意（资料来源：Simone Waldt. 骨科影像测量与分类［M］. 张殿星编译. 济南：山东科学技术出版社，2017.）；b：正常髋关节正位X线平片示双侧股骨头均位于Perkin方格的内下象限；c：正常髋关节的Shenton线（黄色虚线）及Calvé线（蓝色虚线）为连续的弧形线。

图6-6　髋关节X线测量

（3）Calvé线：髂骨翼外侧面与股骨颈外侧面连线，正常为光滑、连续的弧形线（图6-6c中蓝色虚线）。

（4）髋臼指数：Hilgenreiner线（H线）与髋臼面上下缘连线所构成的锐角，又称为髋臼角（AC角）（图6-6a），为诊断髋臼发育不良的最重要参考指标。正常髋臼角为 20°～30°（新生儿为 30°）。若髋臼角 >30°，考虑髋臼发育不良。

【影像学鉴别诊断】本病需要与外伤性脱位鉴别，结合病史及影像学特征，一般可明确诊断。

【影像学线索】股骨头与髋臼对合失常→推荐影像学检查为骨盆 X 线平片。

第二节 学龄儿童影像学检查及征象解读

一、佝偻病

【临床资料】女性，3 岁 2 月龄。发现生长迟缓 3 年、"O" 形腿 1 年余，伴食欲减退、少动、夜惊、多汗。实验室检查结果见表 6-2。

表 6-2 实验室血生化检查

检验项目	结果	参考范围
碱性磷酸酶	356.00 U/L	104～345 IU/L
总钙	1.420 mmol/L	2.11～2.52 mmol/L
磷	1.150 mmol/L	1.29～2.26 mmol/L
25-羟基维生素 D	28.90 ng/mL	缺乏，0～20 ng/mL；不充足，20～30 ng/mL；充足，30～100 ng/mL；过量，>100 ng/mL

【影像学诊断】结合临床，双下肢改变符合（维生素 D 缺乏性）佝偻病（图 6-7）。

【影像学表现】X 线：骺板先期钙化带变薄、模糊或消失；因骺板增厚及膨出，致干骺端骨质宽大，中央部呈"杯口状"凹陷；干骺端骨小梁稀疏，呈"毛刷状"改变，骨骺骨化中心出现延迟，体积小而边缘模糊，密度低且形态不规则；骨骺与干骺端间距增大。骨皮质变薄，承重长骨弯曲变形，可并有"O"形或"X"形腿部变形，可伴有病理性骨折。鸡胸，表现为肋骨前端与肋软骨交界处局部膨大，呈串珠状；头部呈方颅，囟门延迟闭合。治疗后恢复期：先期钙化带增厚、边缘较前清楚，骨骺骨化中心出现。

【影像学鉴别诊断】①与其他多种代谢性佝偻病鉴别：依靠临床表现和实验室检查。②与骨质疏松症鉴别：骨质疏松症表现为骨小梁稀疏，骨皮质变薄，但边缘清晰，少见病理性骨折或骨骼畸形。

【影像学线索】骨干骺端杯口状凹陷→推荐影像学检查为骨关节 X 线平片。

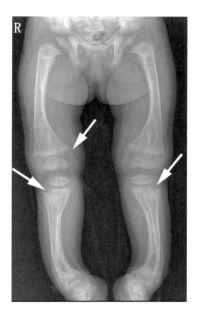

骨盆及双下肢诸骨骨密度减低，骨小梁稀疏粗糙，诸骨骺轮廓欠清晰。双侧股骨、胫腓骨弯曲畸形并两端干骺端膨大，双侧股骨下端、胫腓骨上端干骺端均呈杯口状及毛刷状改变（↑）。

图6-7　左膝关节正侧位X线平片

二、骨龄测量

【骨龄定义】在骨的发育过程中，每一个骨骺软骨内继发骨化中心出现时的年龄，以及骨骺与干骺端完全结合即骺线完全消失的年龄。

健康儿童的骨发育情况存在个体差异性。尽管同一个体两侧肢体出现骨化中心的时间不完全一致，但是绝大多数骨骺闭合的时间为双侧对称。因此，根据正常骨化中心的出现及骨骺与干骺端闭合时期的差别，可评估儿童骨龄发育是否正常。一般正常男童骨化中心出现时间及干骺闭合时间相对晚于正常女童1～2岁。

【骨龄测量的影像学检查】骨龄评价主要依赖X线平片，通常摄左腕关节（含左手诸掌指骨）正位片，需要评估骨骺的数目、大小、密度、边缘及闭合情况等，并与正常骨龄图谱对照（G-P图谱法）。

【首选影像学检查】左腕关节（含掌指）正位X线平片（图6-8）。

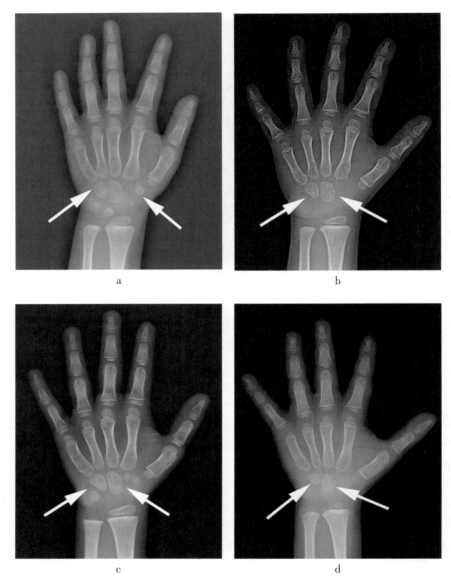

a：4岁女童，骨龄发育正常，腕部见6个骨化中心（↑），掌指关节及桡骨远端骨骺已出现；b：4岁女童，左腕部仅见2个骨化中心（↑），提示骨龄发育迟缓；c：5岁男童，骨龄发育正常，腕部可见5个骨化中心（↑），掌指关节及桡骨远端骨骺已出现；d：5岁男童，左腕部见2个骨化中心（↑），提示骨龄发育迟缓。

图6-8　左腕关节正位X线平片

第三节 孕产妇影像学检查及征象解读

产前超声简单、经济、有效、可重复性强,可避免 X 射线对人体的辐射伤害,因此其是孕产妇及胎儿影像检查的主要手段,是首选的影像学检查。

对于筛查可疑病变或超声受体位影响观察不清的病变,MRI 为重要的辅助检查方法。

一、早孕

【临床资料】女性,23 岁。停经 45 天,血清 β 人绒毛膜促性腺激素(HCG)明显升高。

【影像学诊断】宫内早孕(图 6-9)。

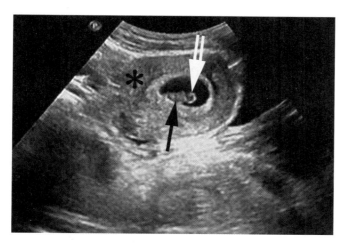

子宫增大(*),宫腔内可见卵黄囊(⇑)及胎芽(↑),可探及原始心管搏动。

图 6-9 妇科超声检查

【影像学表现】子宫增大,宫腔内可见孕囊回声,内可见卵黄囊及胎芽,可见原始心管搏动。

【影像学鉴别诊断】需要与子宫肌瘤、卵巢囊肿、闭经、假孕囊等鉴别。

二、异位妊娠

【临床资料】女性,21 岁。突发下腹痛 2 h。实验室检查:β-HCG 1.420 mmol/L,白细胞计数升高。

【影像学诊断】右侧附件宫外孕破裂,并盆腹腔积液、积血(图 6-10)。

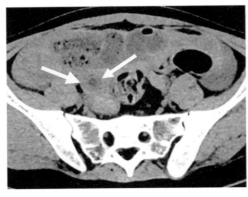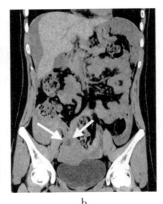

a、b：双侧附件结构不清，右侧附件区见椭圆形异常稍低密度灶（↑），壁厚，边界欠清；盆腹腔见大量混杂密度影，最高 CT 值约 66 HU。

图 6-10　急诊全腹部 CT 平扫

【影像学表现】CT 及 MRI：附件区见囊性混杂密度/信号肿块，条状血管或结节状胚芽结构（直接征象）；囊壁增厚，"面包圈"样密度增高，提示孕囊停育；囊内胚芽出血、机化呈点状高密度，提示胚芽死亡；盆腔积血，是间接提示宫外孕破裂的重要征象。

【影像学鉴别诊断】①卵泡或黄体囊肿：临床上患者无停经史、无阴道不规则流血；β-HCG 阴性；未见胚胎结构，增强 CT 囊壁不强化。②附件区炎性肿块：可有坏死囊变及炎性渗出，CT 值接近水或高于水；结核多有钙化及肠管粘连固定。

三、前置胎盘及胎盘植入

1. 首选影像学检查：产前超声筛查

【临床资料】女性，32 岁。孕 30^{+2} 周，2 天前无明显诱因出现无痛性阴道出血。

【影像诊断】部分性前置胎盘（图 6-11）。

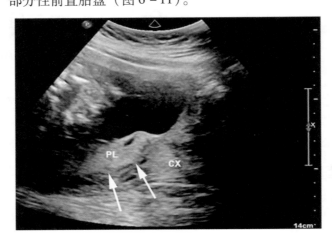

宫颈内口被部分胎盘组织所覆盖（↑）。

图 6-11　产科超声检查

【影像学表现】超声：前置胎盘位置较低，附着于子宫下段或覆盖子宫颈内口，分为以下几种类型（表6-3）。

表6-3 前置胎盘类型

胎盘类型	与宫颈内口关系
低置胎盘	胎盘下缘附着于子宫下段（距宫颈内口 2 cm 范围内），未达宫颈内口
边缘性前置胎盘	胎盘下缘紧邻宫颈内口边缘，未覆盖宫颈内口
部分性前置胎盘	胎盘部分覆盖宫颈内口
完全性前置胎盘	胎盘完全覆盖宫颈内口

【影像学鉴别诊断】需要与胎盘早剥、帆状胎盘前置血管破裂、宫颈病变（如宫颈息肉、宫颈糜烂、宫颈癌）等鉴别。

2. **推荐影像学检查**

产前超声提示异常，进一步行 MRI 辅助补充检查。

【临床资料】女性，31岁。孕32^{+3}周，无痛性阴道流血 2 h。产检 B 超示：宫内单活胎，LOA，胎盘下缘完全覆盖宫颈内口，达前壁 15 mm，考虑完全性前置胎盘。

【影像学诊断】单胎宫内妊娠，前置胎盘（完全性）（图6-12）。

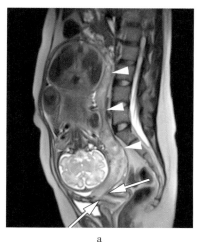
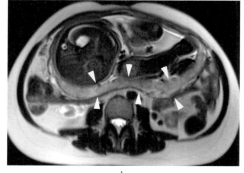

a：矢状面 T_2WI 示单胎，头位，胎盘位于子宫左后壁（▲），覆盖3/4周长宫壁，胎盘下缘完全覆盖宫颈口（↑）；b：横断面 T_2WI 示胎盘主体附着于宫体后壁（▲），未见胎盘植入子宫肌层的征象。

图6-12 盆腔 MRI 平扫

【MRI 影像学表现】MRI 是诊断前置胎盘及胎盘植入的重要影像学手段。MRI 提示胎盘植入的征象：胎盘信号侵入子宫肌层或盆腔邻近组织器官；胎盘信号不均匀，T_2WI 见线状低信号带；子宫下段膨隆；膀胱受累呈"帐篷"样改变；胎盘局部外突；胎盘内见管径>6 mm 的增粗迂曲的血管或血管团。

四、胎盘早剥

【临床资料】女性，35 岁。孕 28^{+1} 周，2 h 前无明显诱因出现阴道出血，伴下腹痛、恶心、呕吐。查体：急性病容，下腹部有压痛。

【影像学诊断】胎盘早剥（图 6 - 13）。

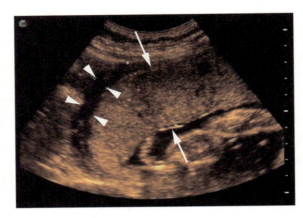

子宫腔内可见单活胎儿回声；胎盘（↑）与子宫前壁间可见不规则液性暗区（▲），内部未见血流信号。

图 6 - 13　产科超声检查

【影像学表现】胎盘与子宫肌层之间可见不规则液性暗区，内部未见明显血流信号。

【影像学鉴别诊断】需要与前置胎盘、先兆子宫破裂鉴别。

（李颖勤　陈晓波）

第七章

比较影像学

第一节 X线检查的优缺点及临床适应证

一、X线在头颈部影像学检查技术中的优缺点及临床适应证

X线平片主要显示骨质、含气空腔,以及钙化、骨化和不透X线的异物。但因头部X线检查结构重叠过多,其已逐渐被CT和MRI取代。

临床适应证:X线可观察颅骨、鼻骨、颈椎的骨质形态和密度,对软组织的包块、异物具有一定诊断意义,也可用于诊断儿童腺样体肥大。

二、X线在胸部影像学检查技术中的优缺点及临床适应证

胸部X线平片的主要价值在于健康普查,并对心脏形态、肺血情况、气胸、肋骨骨折等可明确诊断,还可动态随访,了解心肺术后改变。但因其密度分辨力低,可造成隐蔽部位病变漏诊或误诊。

临床适应证:以双肺、纵隔、心脏形态、横膈形态为主要检查内容。

三、X线在腹部影像学检查技术中的优缺点及临床适应证

正常的腹内器官及其内容物间缺乏自然对比,因此腹部X线平片常用于肠梗阻、胃肠道穿孔或泌尿系结石等急腹症的诊断。腹部X线平片目前逐渐被CT和MRI检查代替。

临床适应证:主要用以诊断肠梗阻、胃肠道穿孔及观察尿路的病变,如有无不透光结石或异常钙化阴影等。排泄性尿路造影可显示泌尿系统形态并大致评估肾功能。

四、X线在脊柱四肢关节影像学检查技术中的优缺点及临床适应证

由于骨与软组织具备良好的自然对比,且X线平片具有较高的空间分辨力,可显示骨与关节的大体或细微的骨质结构,可行功能位置(如脊柱过伸过屈位、膝关节应力位、颞颌关节张闭口位等)摄片,X线平片至今仍是骨关节检查首选的影像学检查方

法。但肌肉软组织结构在 X 线平片上缺乏良好对比度，应有目的地选择 CT 或 MRI 检查。

临床适应证：骨外伤、发育情况、多种骨关节病的检查，以及软组织内的钙化和金属异物筛查。

五、X 线在妇儿影像学检查技术中的缺点及临床适应证

X 线对孕妇和儿童辐射损害大。X 线照射会对人体的细胞产生累积性辐射效应，暴露于辐射环境中的女性卵巢、胎儿（尤其受孕后 8～15 周时期）、儿童生殖腺等对放射线效应最为敏感。因此，怀孕一个半月内如无必要，应绝对禁止 X 线影像学检查，以降低胎儿致畸风险。对儿童进行 X 线检查时，必须做好非检查部位的防护，尤其是对性腺、甲状腺和眼球晶状体的防护。

乳腺 X 线检查（钼靶、钨靶等）采用软射线投照，辐射剂量明显减低。乳腺 X 线摄影可发现早期微小恶性钙化灶，是乳腺癌筛查的首选检查技术。

第二节　CT 检查的优缺点及临床适应证

一、CT 检查的优点

CT 成像克服了普通 X 线结构重叠的缺点，通过断层成像提高病灶的检出率。与 MRI 相比，CT 扫描无体内植入金属物的禁忌，且检查时间较短，因此 CT 常用于全身多系统器官病变的检出，尤其是应用于急诊患者疾病的初步诊断。

二、CT 检查的缺点

CT 建立于 X 线技术基础之上，人体接受照射同样会受到电离辐射损害，尤其对孕产妇及婴幼儿存在辐射危害。CT 组织分辨率低于 MRI，在神经、五官检查中的应用逐渐减少，特别是对软组织和血管性病变的诊断及鉴别诊断不如 MRI，难于判断不同时期出血、黏液、细胞内脂肪、瘢痕或部分肿瘤组织的成分。由于碘对比剂通过肾脏排泄，因此肾功能不全患者应由医生评估后酌情行 CT 增强扫描。

三、CT 检查的临床适应证

（1）头颈部 CT 的适应证：颅骨肿瘤、头颈部外伤、先天畸形、颈部淋巴转移瘤等。

（2）胸部 CT 的适应证：肺部肿瘤或感染、胸部外伤、肺血管病、肺发育变异等；纵隔肿瘤，血管性病变及转移性病变，心包、胸腔、胸膜病变等。其中，低剂量高分辨 CT（high resolution CT，HRCT）扫描已经成为早期肺癌筛查及鉴别的主要手段。针对支

气管扩张及肺间质病变的观察，CT 优于 X 线平片。

（3）CT 扫描是腹腔疾病的主要检查方法，可了解腹膜病变、腹腔内脏器病变性质，明确诊断胃肠穿孔位置、腹膜炎范围，清晰显示腹膜后病变（如淋巴结肿大等）。诊断腹腔深部病变（如急性阑尾炎、输尿管结石、恶性肿瘤和腹部感染性病变），等等。

（4）CT 可多方位重建和评价脊柱、四肢及关节的细微骨折或复杂性骨折，有助于确定有无脱位，评价关节内及周围有无异常。四肢及脊柱的 CT 适应证包括：关节退行性疾病，椎间盘膨出与突出，脊柱及四肢外伤，脊柱不稳与滑脱，椎管变形或狭窄，以及脊柱与四肢的炎症、结核、肿瘤等。

第三节　磁共振检查的优缺点及临床适应证

一、MRI 检查的优点

MRI 对人体没有电离辐射损伤；多序列成像；不会产生 CT 检测中的伪影，尤其避免 CT 后颅窝伪影的产生；软组织结构显示清晰，对中枢神经系统、生殖系统及肌肉系统等病变的显示优于 CT；胆道成像、泌尿系统水成像等均无须注射对比剂增强。

二、MRI 检查缺点

MRI 对肺部的检查效果不如 X 线和 CT；对胃肠道病变的检出率不如内窥镜检查；对骨折诊断敏感性低；体内留有金属植入物者其植入物会造成扫描局部有明显伪影干扰，尤其心脏起搏器植入者无法行 MRI 检查；危急重症患者不宜行紧急 MRI 检查；不推荐妊娠 3 个月内者行 MRI 检查；幽闭恐惧症者不宜检查；肾功能不全患者不宜进行 MRI 增强扫描。

三、MRI 检查的临床适应证

（1）颅脑与脊髓 MRI：对脑先天性发育异常、脑梗死、脑血肿分期、脑白质病变、炎性病变、脑肿瘤等诊断敏感，定位准确。其对颅底及脑干的病变显示优于 CT。应用 TOF-MRA、SWI 序列无须对比剂增强即可显示脑血管病变，辅助诊断动脉瘤或动静脉畸形。MRI 可直接显示颅神经早期病变，并对脊髓肿瘤、脊髓空洞、脊髓损伤等有重要的诊断价值，可显示椎间盘变性、突出或膨出，明确椎管内病变。

（2）头颈部 MRI：对眼、耳、鼻咽、喉部的肿瘤病变显示良好，可清晰而准确地评价颅底骨质、颅神经受累情况。颈部血管 TOF-MRA 成像，无须对比剂增强。对颈部的肿块，MRI 可明确其范围及组织学特点。

（3）胸部 MRI：可直接显示心肌和左、右心室腔（采用心电门控辅助），了解心肌损害的情况并可测定心脏功能；可显示纵隔及胸膜病变。

（4）腹部MRI：增强MRI有利于腹部实质性脏器疾病的诊断，尤其是结合肝脏特异性对比剂（普美显）能进一步判断肝脏局灶性病变性质及早期发现肝脏转移子灶。磁共振胰胆道造影（MRCP）显示胆道和胰管内病灶造成的充盈缺损，优于经内镜逆行性胰胆管造影（endoscopic retrograde cholangiopancreatography，ERCP）。磁共振尿路造影（magnetic resonance urography，MRU）无须对比剂增强，可显示扩张的输尿管和肾盂、肾盏，尤其适用于肾功能差或静脉肾盂造影不显影的患者。MRI可显示腹膜后肿瘤及大血管病变。

（5）盆腔MRI：因无辐射，是男、女生殖系统检查的重要手段，T_2WI明确子宫内膜和肌层的分层结构，可早期诊断子宫体、宫颈及卵巢的肿瘤病变。MRI能清晰地显示男性前列腺、阴囊及睾丸不同的组织结构，对病变诊断具有明显优势。

（6）骨骼肌肉系统MRI：能良好显示关节内的软骨盘、肌腱、韧带的损伤，可早期发现骨髓及肌肉病变，增强后对滑膜病变显示清楚。

第四节　超声检查的优缺点及临床适应证

一、超声检查的优点

（1）超声能够实时地动态观察组织器官或病变部位的内部结构及血流情况等。

（2）超声设备易于移动，无创性，对于行动不便的患者可在床边进行诊断。

（3）价格低廉，超声检查的费用常远低于CT或MRI。

（4）超声对人体无辐射，可重复使用。

二、超声检查的缺点

（1）在图像清晰度和分辨率等方面，超声技术明显弱于CT、MRI。

（2）气体及骨骼对超声检查影响很大，通常情况下无法观察肺部及骨骼内部的病灶，故对充满气体的肠道等空腔器官病变易漏诊。

（3）超声检查容易受到各种因素影响，如患者体位、肥胖等。

（4）超声检查结果与操作医生的水平有关。

（5）孕妇滥查超声可能致胎儿畸形。

三、超声检查的临床适应证

（1）腹部超声或经直肠超声检查适应证：在尽量避免在肠气干扰的情况下，超声适用于腹部消化系统、泌尿系统、生殖系统、腹膜及腹膜后间隙病变的检查，尤其在产科适用于对各期胎儿及胎盘进行评价。

（2）心血管系统超声检查适应证：适用于心脏结构、瓣膜功能、心肌病变、心包疾患，以及心脏血流动力学变化的检测，而经食管超声是心脏彩超的有益补充。在心外大血管方面，可观察主动脉、肺动脉、下腔静脉病变及检测血流，诊断颈部及上、下肢外周血管相关病变。

（3）超声检查可用于浅表器官（如甲状腺、乳腺）常规的检查，也可辅助部分肌肉骨骼系统疾病诊断。

（4）胸膜、肺与纵隔检查适应证：检查肺外带、胸膜及胸壁病灶，半定量胸腔积液等。

（5）介入超声检查适应证：①诊断性介入超声：穿刺抽液、抽吸细胞、切割组织病检、术中引导。②治疗性介入超声：穿刺引流、药剂注入、物理能量导入（如射频、微波、激光等）。

第五节　核医学检查的优缺点及临床适应证

一、核医学检查的优点

（1）核医学检查是一种无创性检查。将较短物理半衰期、极微化学量的核素应用于医学检查，降低药物毒副作用概率，且患者接受的辐射吸收剂量位于安全低值。

（2）核素影像主要反映脏器或组织的功能、血流、代谢及基因表达等，核素分子探针显像能从分子、基因、受体水平精准诊断特异性疾病。

二、核医学检查的缺点

（1）核素成像清晰度不及 CT 和 MRI，无法精确显示细微结构。近年来，SPECT 和 PET-CT、PET-MR 获得功能代谢影像相叠加，更有利于提高病变定位和定性诊断。

（2）不同脏器显像需要用不同药物；同一脏器基于不同目的的显像，也要用不同药物。

三、核医学检查的临床适应证

（一）SPECT 检查的适应证

（1）广泛用于全身各系统、器官的功能代谢检查及病变定量、定性分析。其中，脑血流灌注显像应用于短暂性脑缺血发作（transient ischemic attack，TIA）、脑梗死、癫痫病灶定位、脑外伤后遗症等诊断；心肌灌注显像广泛应用于冠心病的诊断，能准确判断局部心肌缺血/梗死的部位和面积，评估心肌梗死存活心肌的面积，评估冠心病内科或外科治疗的疗效，从而指导临床治疗。

（2）肝血池显像对诊断肝血管瘤的敏感性、特异性高。肝胆显像用于诊断新生儿胆道畸形；异位胃黏膜显像可特异性诊断巴雷特（Barrtt）食管、梅克尔（Meckel）憩室及肠重复畸形；肾功能动态显像能定量、定性地分析和评估分肾功能；肺通气灌注显像有助于诊断肺动脉栓塞。

（3）甲状腺显像应用。异位甲状腺探查，甲亢及亚急性甲状腺炎等良性病变；甲状腺癌131碘（^{131}I）全身扫描能及时发现转移灶，并可用于^{131}I治疗方案的制定、疗效评价及治疗后追踪。

（4）骨骼显像诊断敏感性高，广泛用于恶性肿瘤骨转移（早于X线及MRI 3～6个月发现病灶）、各种代谢性骨病及骨关节疾病、急性骨髓炎、应力性骨折、观察移植骨活性及股骨头缺血性坏死等。

（二）PET-CT检查的适应证

（1）肿瘤的临床分期；监测肿瘤治疗疗效、判断预后和评估肿瘤复发；鉴别肿瘤残余与纤维化。

（2）帮助确定肿瘤的活检部位；确定肿瘤放疗的生物靶区。

（3）良性疾病与恶性肿瘤的鉴别诊断。

（4）判断心梗后心肌存活情况。

（5）对癫痫、帕金森病及老年性痴呆的诊断及病情评估。

（三）核医学检查禁忌证

孕妇及哺乳期妇女禁用或慎用。

（李颖勤　陈晓波　许泽清）

第八章 常见高危影像学表现

第一节 中枢神经系统高危影像

一、大面积脑梗死

【概述】大面积脑梗死主要由大脑前动脉、中动脉、后动脉主干闭塞所致。

【急诊影像学策略】首选 CT 平扫 + CTA。

【影像学表现】CT 呈现脑实质大片低密度区（↑），病变范围与脑内大血管供血区一致，可跨脑叶分布，累及灰白质，增强无强化，CTA 可显示血管狭窄或闭塞段（图 8-1）。

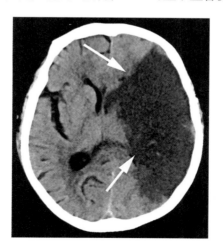

图 8-1 左侧大脑中动脉供血区大片梗死

二、大量脑出血

【概述】大量脑出血是由外伤、脑血管病变（包括高血压、高血脂、糖尿病及吸烟等）所致。临床上急性出血表现为剧烈头痛、呕吐，重症者迅速转入意识模糊或昏迷。

【急诊影像学策略】首选 CT。

【影像学表现】CT 呈大片状高密度影（↑），CT 值为 60～80 HU，高密度血肿周围被低密度水肿带环绕，占位效应明显（图 8-2）。

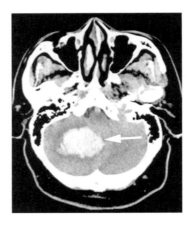

图 8-2　右侧小脑半球大量脑出血

三、脑疝

【概述】脑疝是由颅内压增高致各分腔压力不均而诱发，这使脑组织移位超过一定界限。临床上表现为剧烈头痛、呕吐、意识昏迷等高颅压症状。按照脑疝发生部位分为以下常见的三种类型：①小脑幕切迹疝（颞叶钩回疝）；②枕骨大孔疝（小脑扁桃体疝）；③大脑镰下疝（扣带回疝）。

【急诊影像学策略】CT 或 MRI 检查。

【影像学表现】①图 8-3a 示大脑镰下疝（▲）：大脑中线偏移，脑组织跨中线向健侧移位。②图 8-3b 示小脑幕切迹疝（↑）：基底池（鞍上池）、环池、四叠体池变形、狭窄或消失，脑干受压。③图 8-3c 示枕骨大孔疝（⇑）：小脑扁桃体下移，低于枕骨大孔水平以下 >5 mm，进入颈段椎管内，延髓受压。

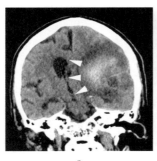 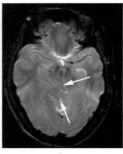 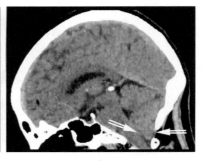

　　　　a　　　　　　　　　　　b　　　　　　　　　　　c

a：CT 示大脑镰下疝（▲）；b：MRI 示右侧小脑幕切迹疝（↑）；c：小脑扁桃体下疝（⇑）。

图 8-3　脑疝

四、眼眶内异物

【概述】眼眶内异物主要由眼穿通伤所致，临床上可出现眼红肿、疼痛及视力下降等症状。

【急诊影像学策略】首选 CT。

【影像学表现】异物表现为眼眶内高密度影（↑），形态各异，边界清楚（图 8-4）。

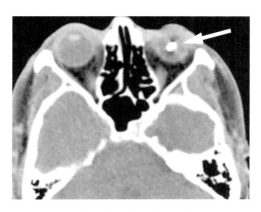

图 8-4　左侧眼球异物

五、眼球破裂

【概述】眼球破裂是指眼球塌陷、瞳孔变形，前房及玻璃体积血，球结膜下出血或血肿形成，视力严重下降。

【急诊影像学策略】首选 CT。

【影像学表现】眼环连续性中断、变形和断裂，眼球体积缩小，眼球积血（↑），部分患者伴有异物残留（图 8-5）。

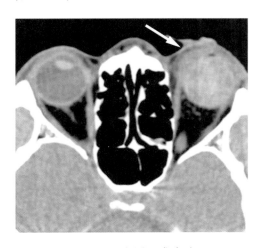

图 8-5　左侧眼球破裂

六、颅底骨折

【概述】 颅底骨折在临床上可出现呕吐红色或咖啡色液体,可伴有颈部活动受限、呼吸困难、四肢瘫痪等征象。

【急诊影像学策略】 首选CT。

【影像学表现】 颅底骨折常累及颅底孔道,从而损伤通过的神经和血管,可伴窦腔积血。前颅窝筛板骨折易造成脑膜撕裂,形成脑脊液鼻漏;中颅窝骨折(↑)易累及蝶窦、翼腭窝、视神经管、岩骨尖、圆孔、卵圆孔、棘孔和破裂孔;后颅窝骨折可累及乳突(▲)、小脑实质(图8-6)。

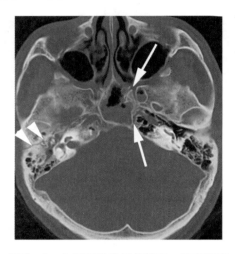

图8-6 右侧颞骨骨折并鼓室、乳突积液

第二节 心脏大血管高危影像

一、主动脉夹层

【概述】 主动脉夹层是急性主动脉综合征之一。其是由主动脉腔内的高压血流通过主动脉内膜的破口进入主动脉壁中层并扩张延伸而形成血肿,在动脉内形成真、假双腔。

【急诊影像学策略】 首选主动脉CTA(CT平扫无异常不能排除主动脉夹层)。

【影像学表现】 CT平扫可观察有无钙化内移征象,增强后,主动脉可见低密度内膜片、内膜破口及真、假双腔(图8-7)。

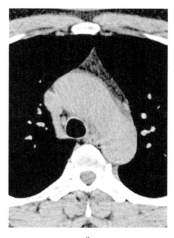
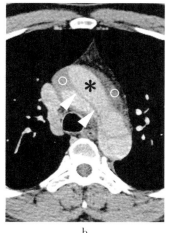

a：CT 平扫示主动脉未见异常；b：增强后，主动脉可见低密度内膜片（▲）、内膜破口、真腔（*）及假腔（○）。

图 8-7　主动脉夹层

二、主动脉壁间血肿

【概述】　主动脉壁间血肿是急性主动脉综合征之一。其为主动脉壁内局限性血肿或主动脉壁内出血，增厚的主动脉壁没有内膜撕裂，不与管腔相通。壁间血肿沿壁内破裂形成夹层，向外扩张形成真性动脉瘤，或者破裂后形成假性动脉瘤。

【急诊影像学策略】　首选主动脉 CTA。

【影像学表现】　CT 平扫可观察有无钙化内移征象；主动脉壁呈环形或新月形增厚，厚度≥5 mm（↑），平扫时为高密度，增强后无强化，无内膜破口（图 8-8）。

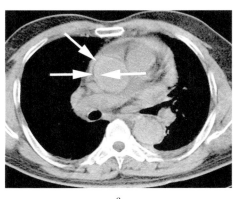
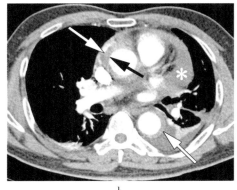

a：CT 平扫示升主动脉、降主动脉壁环形增厚，呈高密度影（↑）；b：CT 增强示增厚的主动脉壁无强化（↑），为壁间血肿影像，并心包积液（*）、胸腔积液。

图 8-8　主动脉壁间血肿

三、穿透性主动脉粥样硬化性溃疡

【概述】穿透性主动脉粥样硬化性溃疡是急性主动脉综合征之一。其是指主动脉壁的粥样硬化斑块破裂后,穿透内膜或内弹力板并侵及中膜,之后脱落呈溃疡样改变。其通常位于外膜下,常伴周围壁间血肿;向壁内破裂后可形成夹层,向外破裂后形成假性动脉瘤。

【急诊影像学策略】首选主动脉CTA。

【影像学表现】增强后可显示主动脉壁上溃疡状突起(↑),深度≥5 mm(图8-9)。

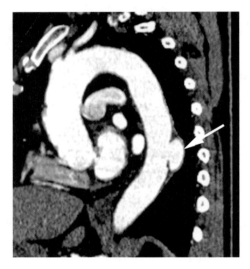

图8-9 降主动脉穿透性主动脉粥样硬化性溃疡

四、主动脉真性动脉瘤

【概述】主动脉真性动脉瘤是因主动脉壁薄弱而引起的主动脉管腔全层局限性病理性显著扩张,见于动脉硬化、感染、先天畸形、创伤、梅毒、大动脉炎等。瘤体扩张程度越明显,周围器官受压症状越重,破裂风险越大。

【急诊影像学策略】首选主动脉CTA,腹主动脉超声亦是优先选择。

【影像学表现】正常主动脉最大管径:升主动脉≤4 cm,降主动脉≤3 cm,腹主动脉≤2 cm。CT可见主动脉局部管腔呈囊状、梭形或囊梭混合型扩张(↑),以管腔增宽≥相应正常部位管径的1.5倍,或超过近段管径的1/3宽度定义为动脉瘤(图8-10a)。二维超声表现为主动脉管腔呈瘤样扩张(▲);CDFI:主动脉瘤内部血流缓慢,呈涡流(图8-10b)。

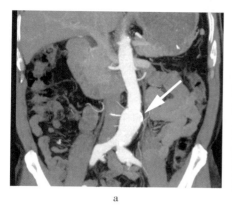 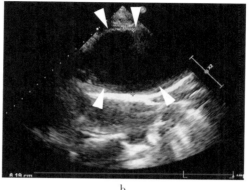

a：CTA 重建示腹主动脉局部瘤样扩张（↑）；b：主动脉超声示动脉明显增宽（▲）。

图 8-10　腹主动脉瘤

五、主动脉假性动脉瘤

【概述】主动脉假性动脉瘤为主动脉破裂后形成的包裹性血肿，"瘤壁"由机化的纤维组织构成，是无正常动脉壁的三层结构。主动脉假性动脉瘤可继发于主动脉夹层、壁间血肿或穿透性主动脉粥样硬化性溃疡，也可以继发于外伤等。

【急诊影像学策略】首选主动脉 CTA。

【影像学表现】平扫紧贴主动脉壁的瘤样呈等密度影或稍低密度影，瘤体（*）强化与正常血管腔（↑）同步或稍迟，多数存在血栓（图 8-11）。

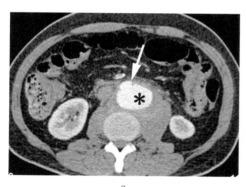 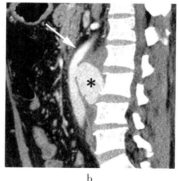

CT 增强扫描横断面（a）及矢状面（b）见腹主动脉（↑）后方假性动脉瘤（*）。

图 8-11　腹主动脉假性动脉瘤

六、急性肺栓塞

【概述】急性肺栓塞是指由外界侵入血液循环的物体或脱落的部分静脉血栓，被血流带往右心室，从而进入肺动脉，造成肺动脉较大分支闭塞，并由此导致肺动脉血管网甚至心脏冠状动脉急剧的反射性痉挛、支气管痉挛，并突发心力衰竭而猝死的一种疾病。

【急诊影像学策略】首选肺动脉 CTA。

【影像学表现】肺动脉干及分支可见铸型、中心性、分叉状充盈缺损（↑）；可伴或不伴肺梗死（⇑，图 8-12）。

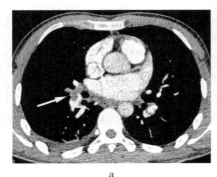 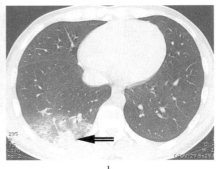

a：CT 增强扫描纵隔窗示右下肺动脉栓塞（↑）；b：CT 高分辨肺窗示右肺下叶肺梗死（⇑）。

图 8-12　右下肺动脉栓塞并右肺下叶肺梗死

七、冠脉狭窄及心肌梗死

【概述】心肌梗死是指冠状动脉主干或分支急性、持续性缺血缺氧导致的心肌坏死。其临床表现为持续性剧烈胸骨后疼痛，休息及服用硝酸甘油等药物不能完全缓解，常可危及生命。

【急诊影像学策略】评价心室壁情况首选超声检查，筛查评价血管情况行冠脉 CTA，金标准为冠脉 DSA 造影。

【影像学表现】冠状动脉 CTA 可显示动脉软斑块、混合斑块形成，观察管腔狭窄（⇑）程度（图 8-13a）。二维超声表现为节段性室壁运动异常（↑），左室射血分数减低，可伴有真性室壁瘤、假性室壁瘤、室间隔穿孔、心室附壁血栓、乳头肌功能不全或断裂等并发症（图 8-13b）。

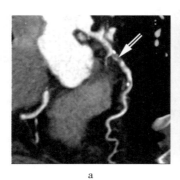 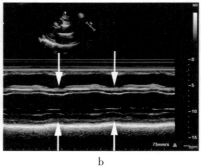

a：CTA 示左冠状动脉前降支近段混合斑块，管腔重度狭窄（⇑）；b：心脏超声示室间隔及左室后壁运动幅度减低（↑）。

图 8-13　急性冠脉综合征

八、心包填塞

【概述】心包填塞是指外伤致心脏破裂或损伤心包内血管,造成心包腔积血(又称为血心包),引起心包填塞,是心脏创伤导致急速死亡的重要原因。

【急诊影像学策略】首选 B 超。

【影像学表现】图 8-14a 示:二维超声表现为心包腔内可见大量液性暗区(↑),其中心尖部后方深度大于 2 cm。图 8-14b、c 示:CT 表现为心包腔内血肿高密度影充填,增强后无强化(▲)。

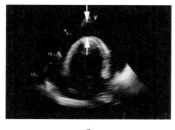 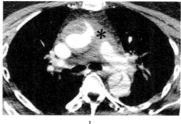 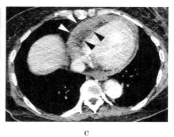

a　　　　　　　　　　　b　　　　　　　　　　　c

a:超声示心包大量积液(↑);b、c:CT 示主动脉夹层 DeBakey I 型,升主动脉部分破裂,纵隔积血(*)、心包积血(▲)。

图 8-14　心包填塞

第三节　肺部高危影像

一、气管及支气管异物

【概述】气管支气管异物指异物误入气管或支气管。其好发于小儿,是小儿耳鼻喉科最常见的危重急症之一。

【急诊影像学策略】首选 X 线。不透光的金属异物在正侧位 X 线平片上或透视下可直接诊断,可透光异物在 X 线平片上不能显示,需要行 CT 检查。

【影像学表现】气管或支气管走行区可见不透 X 线影(↑);透视下可见纵隔摆动;患侧阻塞性肺气肿(⇑)或者肺不张;若合并肺部感染,可见斑片状渗出、实变影等(图 8-15)。

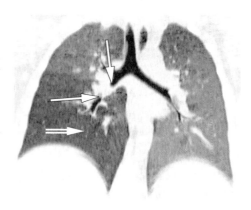

右中间段支气管异物(↑)并右肺下叶阻塞性肺气肿(⇑)。

图 8-15　支气管异物

二、多发肋骨骨折伴液气胸

【概述】多发肋骨骨折伴液气胸是胸部外伤的常见表现。

【急诊影像学策略】首选 CT。

【影像学表现】图 8-16 示：多发肋骨连续性中断（↑），胸腔积液、积气（⇑），多合并肺挫伤（*）。

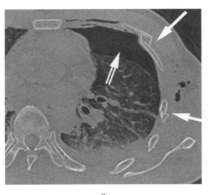 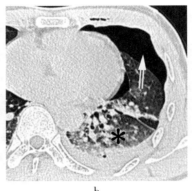

CT 骨窗（a）及肺窗（b）：双侧多发肋骨骨折（↑）伴液气胸（⇑），双肺挫伤（*）。

图 8-16 肋骨骨折

三、张力性气胸

【概述】张力性气胸又称高压性气胸，表现为被压迫肺组织逐渐萎陷，纵隔向健侧偏移，导致严重的呼吸和循环功能障碍。

【急诊影像学策略】首选 X 线平片评估肺压迫不张的程度，显示胸腔积液及纵隔移位。

【影像学表现】一侧胸腔呈无肺组织透亮区（↑），被压缩肺组织边缘清晰，患侧肺被压缩并聚集在肺门区呈球形阴影（⇑）。气液平面提示血气胸。（图 8-17）

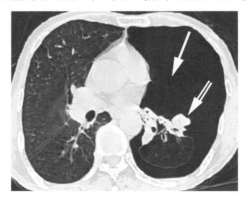

左侧气胸（↑），肺组织压缩约 90%，受压缩的肺组织聚集在肺门周围（⇑）。

图 8-17 气胸

四、一侧肺不张

【概述】一侧肺不张是一侧主支气管完全性阻塞的后果,梗阻原因多种多样,可以是支气管异物、血块、痰栓、良性肿瘤、肺癌、支气管内膜结核等。

【急诊影像学策略】首选 X 线平片,可行增强 CT 查找肺不张原因。

【影像学表现】患侧支气管狭窄或闭塞(▲),肺野呈均匀一致性密度增高影(↑),纵隔向患侧移位,胸廓塌陷,肋间隙变窄,膈面升高;健侧肺组织呈代偿性肺气肿(图 8-18)。

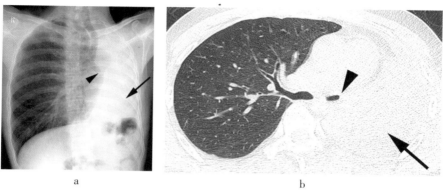

胸部正位平片(a)及胸部 CT 平扫肺窗(b):左侧中央型肺癌,左主支气管截断(▲),致左全肺不张(↑)。

图 8-18 单侧全肺不张

五、外伤性膈疝

【概述】外伤性膈疝是指胸腹部外伤后致膈肌破裂,腹腔脏器经裂口突入胸腔。

【急诊影像学策略】首选 CT。

【影像学表现】膈肌连续性中断(↑),腹腔脏器(如肝、胃、结肠、小肠等)通过破裂口向上进入胸腔(图 8-19)。

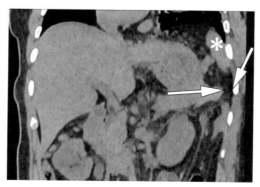

左侧外伤性膈疝,脾脏(*)、腹腔内脂肪疝入胸腔,局部积血;膈肌破裂口(↑)。

图 8-19 膈疝

六、急性呼吸窘迫综合征

【概述】急性呼吸窘迫综合征（ARDS）为多种原因引起的一种临床综合征，主要表现为进行性、急性缺氧性呼吸衰竭。ARDS 引起肺部实变、通气-血流比例失调，是肺毛细血管损伤后毛细血管通透性增加而引起的非心源性肺水肿，主要病理改变为弥漫性肺泡损害。

【急诊影像学策略】首选 X 线。

【影像学表现】图 8-20 示：双肺弥漫性斑片状、片状实变影，广泛肺实变使两肺密度普遍增高，形成"白肺"（↑）；可合并肺炎、胸腔积液等。

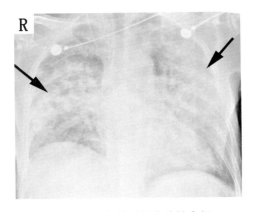

图 8-20 急性呼吸窘迫综合征

第四节 腹盆部高危影像

一、消化道异物

【概述】消化道异物多发生于儿童，有明确误食异物史，可有咽部异物感、胸骨后不适、进食疼痛等。食管 3 个生理狭窄处是异物停留的常见位置，以食管入口处最多见。

【急诊影像学策略】胸透、胸片、钡棉造影、CT、食道镜或胃镜检查。

【影像学表现】①对于不透过 X 线的异物，一般可在透视及 X 线平片中观察异物的大小、位置及形态（↑，图 8-21）；②CT 能

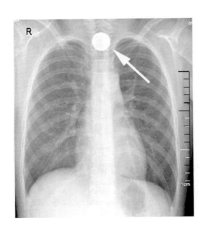

图 8-21 食管上段异物（硬币）

准确地显示异物在消化道腔内情况及异物与大血管的关系。无阳性发现也不能否定异物的存在，注意追踪随诊。

二、消化道穿孔

【概述】消化道穿孔是指各种病因导致消化道穿孔，胃肠道内气体进入腹腔。

【急诊影像学策略】首选 X 线透视或腹部平片。若仅极少量游离气体则 CT 检查为首选。

【影像学表现】X 线表现为膈下新月形游离气体（↑），因右膈高于左膈，立位示右膈下气体早于左侧出现；腹脂线模糊；麻痹性肠腔扩张等（图 8-22）。CT 可显示微小点状腹腔游离气体，利于早期提示穿孔、判断穿孔位置，并诊断腹膜炎，观察腹水（也称腹腔积液）情况。

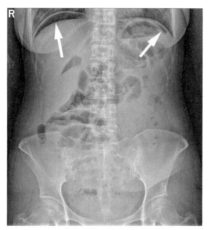

图 8-22 消化道穿孔

三、急性胆道梗阻

【概述】急性胆道梗阻是指急性胆管腔狭窄或阻塞引起胆汁通过障碍，主要临床表现为阻塞性黄疸。胆管或胰头肿瘤、胆道结石和炎症狭窄为常见病因。

【急诊影像学策略】首选 CT。

【影像学表现】扩张胆管突然中断，管径在 2 cm 以内的胆管逐渐变小，末端见到高密度结石（↑），可明确为胆管结石（图 8-23）；胆管壁增厚，管腔不规则变窄，狭窄末端见到软组织肿块，提示恶性肿瘤；若胆管狭窄逐渐移行，过渡区上下范围≥3 cm，多提示炎性狭窄。

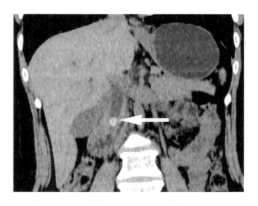

图 8-23 胆总管末端结石并梗阻

四、出血坏死性胰腺炎

【概述】出血坏死性胰腺炎为严重类型的胰腺炎，胰液大量渗出，加重邻近组织广泛出血、液化，形成更严重的腹膜或腹膜后炎症，甚至蜂窝织炎。

【急诊影像学策略】首选 CT 增强扫描。

【影像学表现】图 8-24 示：胰腺实质密度不均匀，出血灶平扫密度高于正常胰腺组织，增强后见胰腺内有不规则或大片无强化的液化坏死区（↑）。

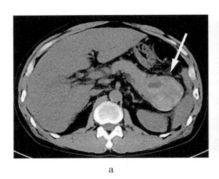 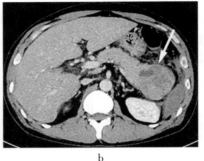

a：CT 平扫；b：CT 增强扫描。

图 8-24　出血坏死性胰腺炎（胰尾部）

五、肝脏破裂

【概述】肝脏破裂因钝性伤或穿通伤导致，包括肝包膜撕裂、肝实质裂伤/挫伤、肝实质内或包膜下血肿。

【急诊影像学策略】首选 CT，超声亦可作为辅助检查手段。

【影像学表现】CT：①肝实质裂伤。线状或分支状低密度病灶，急性血凝块时稍高密度。②肝脏血肿（*）。实质内血肿稍高密度，形态不规则，单发或多发；典型包膜下血肿呈半月形或梭形，界限清楚（图 8-25a、b）。③肝挫伤。由于水肿、出血、坏死和胆汁外渗，肝挫伤表现为界限不清的病灶，低于肝实质密度。二维超声：腹腔实质性脏器包膜回声中断，实质内部出现不均质低回声区（↑），伴腹腔积液（图 8-25c）；CDFI：不均质低回声区内部未见血流信号。

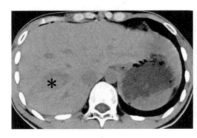 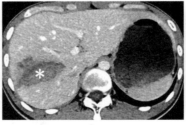 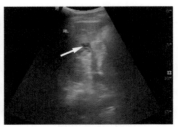

a：CT 平扫；b：CT 增强扫描；c：超声。

图 8-25　肝脏破裂

六、脾脏破裂

【概述】脾脏是腹腔脏器闭合性损伤及破裂最常见的器官。

【急诊影像学策略】首选 CT，超声亦可作为辅助检查手段。

【影像学表现】CT：①包膜下血肿。急性期梭形或半月形高密度灶。②挫裂伤。脾实质内低密度区，呈线条状或不规则形，并见小点状、片状出血高密度影。③撕裂伤。实质内线状或不规则密度减低，撕裂处脾表面锐利，伴腹腔积血。④实质内出血（↑）。圆形或不规则形高密度影（图 8-26）。增强扫描正常脾脏实质强化，血肿区无强化。

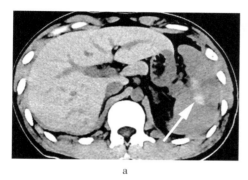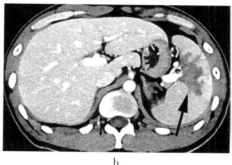

a：CT 平扫；b：CT 增强扫描门静脉期。

图 8-26 脾脏破裂出血

七、急性绞窄性肠梗阻

【概述】急性绞窄性肠梗阻是指由于肠系膜血管狭窄，致使血循环障碍，引起小肠坏死。常见的原因包括小肠系膜扭转、粘连带压迫和内疝等。

【急诊影像学策略】首选 CT 增强扫描。

【影像学表现】最敏感的 CT 诊断征象为"鸟嘴征"，即扩张肠管（↑）呈鸟嘴样变窄（▲）（图 8-27）。而"X 征"为肠扭转的特征性征象，由扭转处肠管输入段、闭袢近远段及输出段相互交叉而成。肠壁积气、肠壁密度增加、肠壁强化程度减弱是特异度最高的 CT 征象。

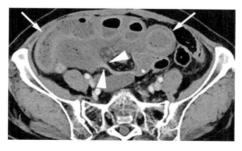

图示为小肠系膜扭转：可见扩张肠管壁呈环形增厚（↑），狭窄处呈"鸟嘴征"（▲）。

图 8-27 绞窄性肠梗阻

八、肠系膜血管栓塞

【概述】急性肠系膜血管栓塞分为肠系膜上动脉栓塞和肠系膜上静脉血栓形成,可造成肠管急性坏死。

【急诊影像学策略】首选 CT 增强扫描。

【影像学表现】肠系膜上动、静脉在 CT 平扫时偶可见高密度血栓影,增强扫描呈血管腔内充盈缺损(↑),且无对比增强(图 8-28)。

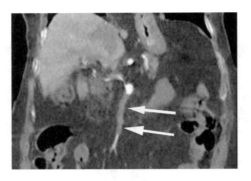

图 8-28 肠系膜上动脉栓塞

九、肠壁缺血

【概述】肠壁缺血是指多种病因引起的肠系膜血管血流阻塞、回流障碍,致肠壁缺血、水肿或坏死。

【急诊影像学策略】首选 CT 增强扫描。

【影像学表现】直接征象:肠系膜上动、静脉血栓形成。间接征象:①肠壁环形水肿、增厚(▲),异常强化;②肠管扩张(*)及气液平面;③肠系膜水肿及腹水;④门静脉及肠壁积气(↑),提示肠壁坏死(图 8-29)。

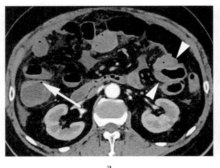 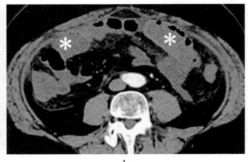

a　　　　　　　　　　　　b

a、b:CT 增强扫描后的不同层面。

图 8-29 小肠肠壁缺血

十、卵巢囊肿蒂扭转

【概述】卵巢囊肿蒂扭转多发生于体位骤变、妊娠早期或产后。瘤蒂长、活动度较好、中等大小或重心偏于一侧的病灶更为好发。

【急诊影像学策略】首选妇科超声,CT 可作为辅助检查手段。

【影像学表现】卵巢增大,可见囊性包块(↑),肿块囊壁局限或弥漫增厚(>3 mm)、模糊,附件增粗扭曲,病变内出血致密度增高;增强扫描轻度强化或无明显强化(图 8-30)。子宫向患侧偏移,见腹水。

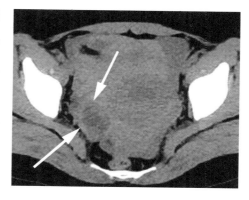

图 8-30 卵巢囊肿蒂扭转

十一、异位妊娠破裂

【概述】90% 以上的异位妊娠发生在输卵管。常见病因为输卵管炎症、粘连,如慢性输卵管炎、盆腔结核、子宫内膜异位症等。

【急诊影像学策略】首选二维超声或经阴道高频超声检查,CT 可作为辅助检查手段。

【影像学表现】二维超声表现为附件区混合回声团,内可见孕囊样回声,典型者可见卵黄囊、胎芽回声,以及原始心管搏动,呈闪烁状(↑),破裂后出现腹腔积液(图 8-31a)。

CT 表现为附件区囊性或囊实性肿块(⇑),与卵巢不相连,密度不均,增强扫描包块无明显强化,周边可有一定程度强化(图 8-31b)。若异位妊娠破裂,可见盆腔积血(CT 值 70～80 HU)。

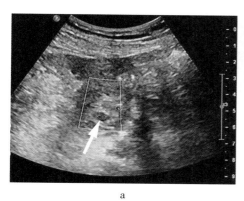 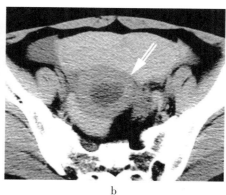

a　　　　　　　　　　　　b

a:超声可见孕囊,中心蓝色血流显示原始心管搏动(↑);b:CT 平扫见宫旁囊性厚壁包块(⇑)。

图 8-31 异位妊娠破裂

第五节 脊柱及四肢高危影像

一、脊髓横断性损伤

【概述】脊髓横断性损伤由急性外伤所致,临床上出现截瘫及失血性休克等症状。

【急诊影像学策略】首选 CT,观察骨折及骨性椎管;进一步行 MRI 以明确脊髓损伤程度。

【影像学表现】CT 直接征象:脊髓结构不连续。CT 间接征象:椎体骨折,且明显分离移位(↑,图 8-32)。

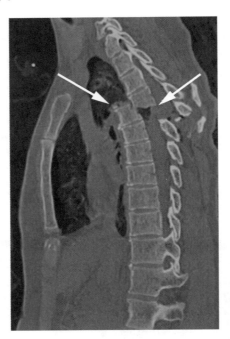

图 8-32 脊髓横断性损伤(第 4~5 胸椎椎体水平)

二、严重骨关节创伤

【概述】严重骨关节创伤由急性外伤所致,临庆上出现关节活动异常,损伤周围血管、神经引起休克。

【急诊影像学策略】首选 X 线平片;CT 三维重建观察骨折移位、关节脱位情况;MRI 观察骨水肿及软组织损伤范围。

【影像学表现】直接征象:多发透亮骨折线影及游离碎骨片,且骨折断端移位明显

(↑，图8-33)；可能引起邻近血管破裂出血。

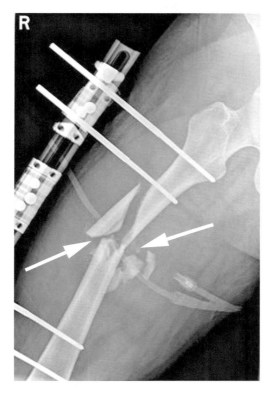

图8-33　股骨中上段粉碎性骨折

（谢青　李坤炜　李文娟　田素伟　覃愉娟　李颖勤　陈晓波　方义杰）

第九章

常见影像学征象、病例分析及复习思考题

第一节 常见影像学征象分析

一、头颅五官常见影像学征象

（一）脑出血性病变

【病理基础及影像学表现】脑出血是指各种因素导致的颅内血管破裂出血，可发生在脑实质内、脑室内及蛛网膜下腔。急性期出血在 CT 上表现为高密度，不同时期的出血在 MRI 上信号表现多样。（图 9-1）

【临床意义】脑出血性病变常见于高血压性脑出血、脑血管畸形、动脉瘤破裂，以及脑梗死或脑血管栓塞后再灌注所致出血等。

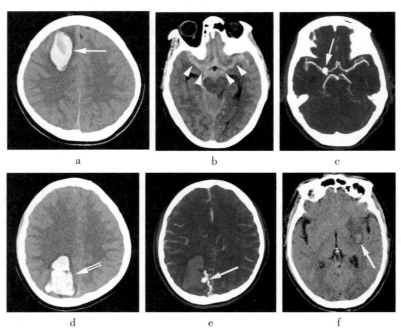

a：高血压性脑出血（↑）；b、c：动脉瘤（↑）破裂并蛛网膜下腔出血（▲）（b：CT 平扫；c：CT 增强扫描）；d、e：血管畸形（↑）并出血（⇑）；f：梗死后出血（↑）。

图 9-1 脑出血性病变

（二）颅内部分囊性占位

【病理基础及影像学表现】 颅内部分囊性病变是颅腔内占据一定空间位置的一组囊性或囊实混杂疾病的总称。CT 或 MRI 上常表现为局灶性囊性或囊性为主的混杂密度/信号肿块（↑），区别于周围脑实质，邻近脑实质可出现受压、水肿等表现。（图 9-2）

【临床意义】 颅内囊性占位以颅内肿瘤（转移瘤）、脑脓肿最为常见。

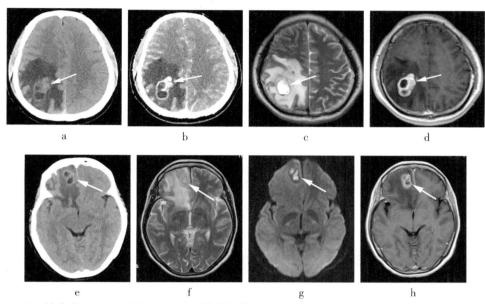

a~d：转移瘤（a：CT 平扫；b：CT 增强扫描；c：T_2WI；d：MRI 增强扫描）；e~h：脑脓肿（e：CT 平扫；f：T_2WI；g：DWI；h：MRI 增强扫描）。

图 9-2　颅内囊性占位性病变

（三）脑积水

【病理基础及影像学表现】 脑积水是指颅脑疾病使脑脊液分泌过多，或（和）循环、吸收障碍而致颅内脑脊液储存量增加，引起脑室系统扩大或（和）蛛网膜下腔扩大。其在 CT 或 MRI 上常表现为脑室或（和）脑池扩大（↑）、颅板下脑外间隙增宽。（图 9-3）

【临床意义】 脑积水分类见表 9-1。

表 9-1　脑积水分类

分类	类型
脑脊液动力学	①梗阻性（非交通性）；②非梗阻性（交通性）
脑脊液蓄积的解剖位置	①脑内（脑室系统内）；②脑外（蛛网膜下腔）
临床发病过程	①急性（<1 周）；②亚急性（1 周~1 个月）；③慢性（>1 个月）
病因	①先天性；②后天性（创伤性、耳源性、感染性、占位性、出血性等）
病理生理学	①高压性；②常压性；③低压性
影像学	①单纯性；②继发性；③代偿性
年龄分类	①婴幼儿；②成人

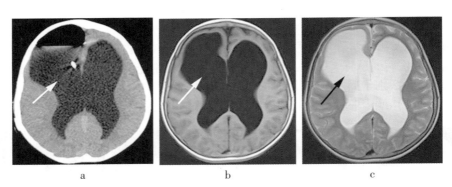

a～c：脑积水（a：CT；b：T_1WI；c：T_2WI）。

图 9-3　脑室扩大

（四）颈部淋巴结肿大

【病理基础及影像学表现】正常颈部浅表淋巴结短径≤5 mm，深部淋巴结短径＜10 mm，质软、光滑、无压痛。异常肿大淋巴结短径≥10 mm，CT 或 MRI 常表现为颈部结节、肿块（↑），根据不同病因可伴钙化、坏死或出血。（图 9-4）

【临床意义】颈部淋巴结肿大的病因包括炎症、肿瘤（原发性或继发性）、组织细胞性增生、反应性增生等。

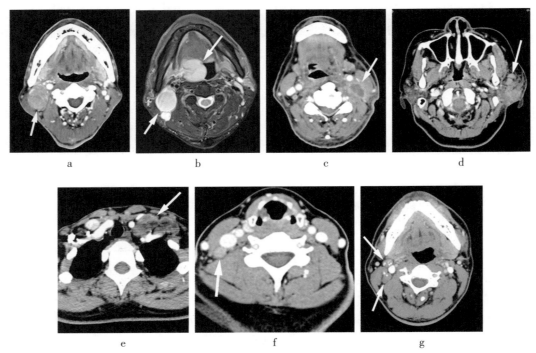

a、b：淋巴瘤（a：CT 增强扫描；b：MR T_2WI-FS）；c：（喉癌）淋巴结转移；d：坏死性淋巴结炎；e：淋巴结结核伴坏死；f：淋巴结结核伴钙化；g：木村病。

图 9-4　颈部淋巴结肿大

（五）脑膜尾征

【病理基础及影像学表现】脑膜尾征是指部分颅内病变邻近的硬脑膜因肿瘤侵犯、脑膜组织淤血或炎性反应，引起硬脑膜增厚。CT 或 MRI 增强扫描示病变邻近脑膜增厚并强化，呈"鼠尾样"改变（↑）。（图 9-5）

【临床意义】脑膜尾征最常见于脑膜瘤，也见于邻近或侵犯脑膜的肿瘤，包括转移瘤、星形细胞瘤、胶质母细胞瘤、髓母细胞瘤、脊索瘤、垂体腺瘤、神经鞘瘤、淋巴瘤等。

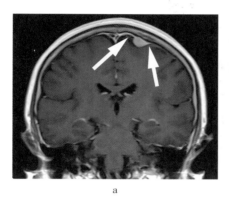
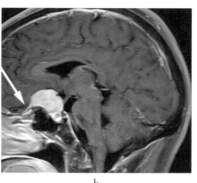

a：左额部脑膜瘤；b：鞍结节脑膜瘤。

图 9-5 脑膜尾征

（六）海蛇头征

【病理基础及影像学表现】海蛇头征是指脑静脉发育畸形，包括单支或一簇异常扩张的静脉；迂曲增粗的静脉呈放射状汇入中心扩张的静脉干，呈"海蛇头"状（↑）。（图 9-6）

【临床意义】海蛇头征常见于静脉畸形（又称为静脉血管瘤）。

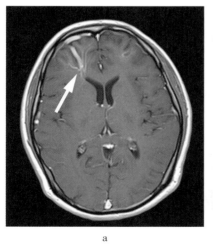
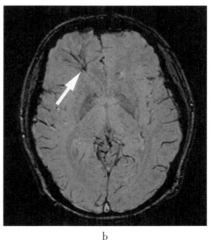

a、b：右额叶静脉畸形（a 为 T_1WI 增强；b 为 SWI）。

图 9-6 海蛇头征

（七）"D"字征和"O"字征

【病理基础及影像学表现】 颅内病灶呈宽基底与颅骨结构相连（▲），即"D"字征（↑），是一种提示病灶位于脑实质外的征象（图9-7a）。颅内病灶常以锐角与颅骨结构相切，即"O"字征（⇑），是一种提示病灶位于脑实质内的征象（图9-7b）。

【临床意义】 "D"字征和"O"字征可用于鉴别脑外肿瘤、脑内肿瘤。

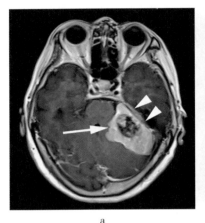
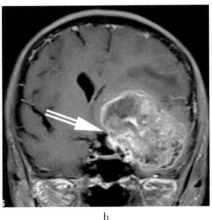

a："D"字征，左桥小脑角区脑膜瘤（颅内的脑外肿瘤）；b："O"字征，左额颞叶胶质瘤（脑内肿瘤）。

图9-7 "D"字征和"O"字征

二、呼吸系统常见影像学征象

（一）实变

【病理基础及影像学表现】 实变是指肺泡腔内的气体被炎症、水肿、出血等病理性液体或细胞替代产生的片状阴影（↑）。CT示形态不规则密度增高影，不能透过其中观察到肺血管等细致结构，但可见空气支气管征。（图9-8）

【临床意义】 常见于感染（含肺结核）、肺水肿、肺创伤、肺肿瘤等。

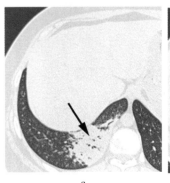
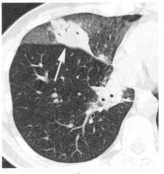
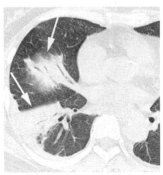

a　　　　　　　　　b　　　　　　　　　c

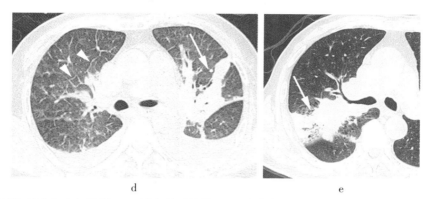

a：肺感染伴空气支气管征；b：继发性肺结核；c：肺挫伤；d：肺水肿（▲为水肿增厚的小叶间隔）；e：肺癌。

图 9-8　肺实变

（二）实性结节与肿块

【病理基础及影像学表现】肺实质内局限密影（↑），多呈圆形/卵圆形；肺内结节直径≤3 cm，其中小结节≤1 cm，粟粒病灶≤3 mm；而直径>3 cm 则为肿块。良性病灶形态多规则，恶性病灶多呈分叶状并见边缘毛刺。（图 9-9）

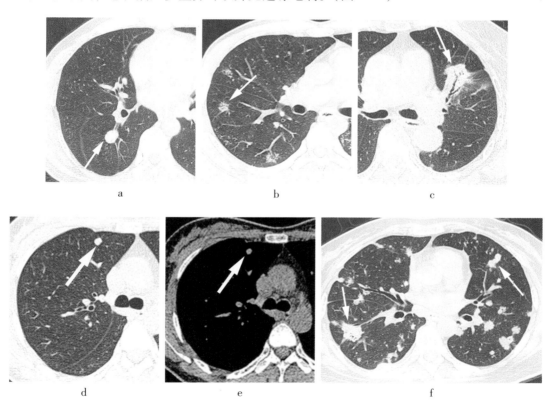

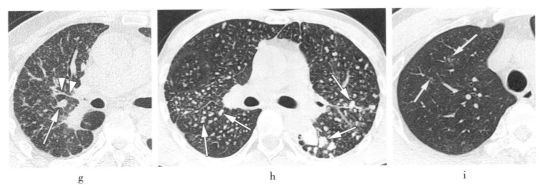

a：结核球；b：肺结核支气管播散；c：肺癌；d、e：错构瘤；f：转移瘤；g：癌性淋巴管播散（▲：增粗淋巴管）；h：尘肺；i：细支气管炎。

图9-9 肺结节与肿块

【临床意义】 单发良性实性结节见于结核球、错构瘤等；恶性者多见于周围型肺癌、肉瘤或转移瘤等。实性小结节分类及影像学特征见表9-2。

表9-2 实性小结节分类及特征

小结节（≤1 cm）分类	分布	常见疾病
血源性结节	随机分布	①急性血行播散性肺结核；②血源性转移瘤
淋巴管周围结节	胸膜、支气管血管束、小叶间隔旁	①癌性淋巴管播散；②尘肺；③结节病
小叶中心结节	小叶中心	①过敏性肺炎；②感染性病变
小气道结节	小叶中心，与支气管血管束相连	①细支气管炎；②结核支气管播散

（三）空洞与空腔

【病理基础及影像学表现】 空洞与空腔是指肺内病变组织坏死后，经引流支气管排出坏死组织，气体进入坏死腔内而呈圆形、椭圆形或不规则环形透亮区（↑）。空洞的X线及CT表现：①虫蚀样空洞。其为无壁空洞，是大片坏死组织内形成的空洞，边缘不规则，中心呈虫蚀状透亮区。②薄壁空洞。洞壁厚度≤3 mm。③厚壁空洞。洞壁厚度>3 mm。空腔：肺内正常生理腔隙的病理性扩大，壁薄且均匀，合并感染时腔内可见气液平面，亦可伴周围实变。（图9-10）

【临床意义】 见表9-3。

表9-3 空洞及空腔常见疾病

空洞/空腔	常见疾病
虫蚀样空洞	干酪性肺炎
薄壁空洞	①肺结核；②肺脓肿；③肺转移瘤
厚壁空洞	①肺脓肿；②肺结核；③周围型肺癌
空腔	①肺大疱；②肺囊肿；③肺气囊

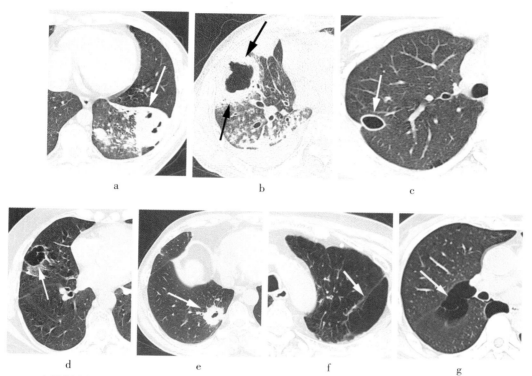

a：虫蚀样空洞（干酪性肺炎）；b：厚壁空洞（肺结核）；c：薄壁空洞（肺结核）；d：薄壁空洞（肺癌）；e：厚壁空洞（肺癌）；f：肺气肿合并肺大疱；g：肺气囊。

图 9-10　空洞与空腔

（四）磨玻璃影

【病理基础及影像学表现】磨玻璃影反映的是发生于肺间质或肺实质的早期病变，以及肺气腔不完全充盈或轻度增厚的肺间质病变。CT 表现为磨砂玻璃样略高密度影，肺血管及支气管分支穿行于内（↑）。（图 9-11）

【临床意义】常见于肺通气不良、炎症、肺淤血/水肿、周围型肺癌等。

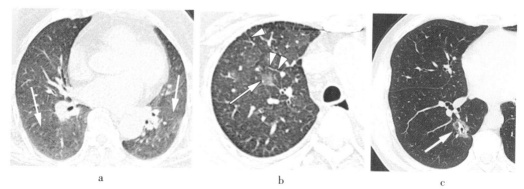

a：肺通气不良；b：肺淤血（▲为增厚的小叶间隔）；c：周围型肺癌。

图 9-11　磨玻璃影

(五) 轨道征与印戒征

【病理基础及影像学表现】正常情况下，支气管直径应稍小于伴行的肺动脉。支气管扩张时，若扩张支气管平行于 CT 扫描平面，表现为平行线样高密度影，称为"轨道征"（↑）；若扩张支气管与 CT 扫描平面垂直，表现为环形低密度影伴周围血管点状高密度影（血管直径小于支气管环形切面），称为"印戒征"（⇑）。支气管腔内黏液嵌塞时，CT 表现为支气管腔内结节状、分支状或指状致密影，呈指套征或"V"形、"Y"形征。（图 9-12）

【临床意义】轨道征与印戒征常见于支气管扩张。

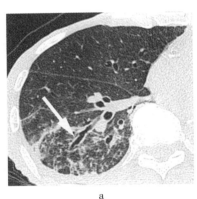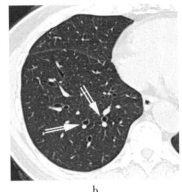

a：轨道征；b：印戒征。

图 9-12　轨道征与印戒征

(六) 马赛克灌注征

【病理基础及影像学表现】在 HRCT 上，相邻的肺区出现不均匀肺密度，为肺部血流灌注差异所致，称为马赛克灌注或镶嵌性灌注（↑）。（图 9-13）

【临床意义】常见于肺实质通气不良，或肺泡过度通气且与正常肺组织相邻。

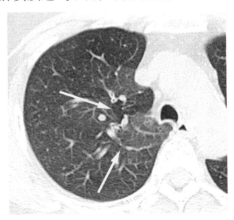

图 9-13　马赛克灌注征

（七）碎石路征

【病理基础及影像学表现】在 HRCT 上，碎石路征表现为地图状分布的磨玻璃影，并重叠有网状的光滑细线影，其中细线影为小叶间隔水肿增厚，或蛋白样物质沉积于邻近小叶间隔的气腔内（↑）所致，呈"碎石铺路样"改变。（图 9-14）

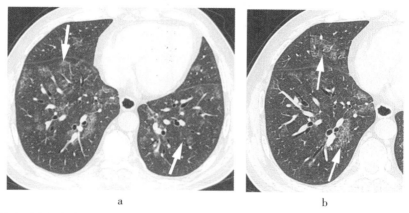

a、b：肺泡蛋白沉积症。

图 9-14 碎石路征

（八）空气新月征

【病理基础及影像学表现】肺内空洞/空腔（↑）内的球形病灶（*）与洞壁间形成透亮的新月形影，即空气新月征，球形病灶可随体位变动。（图 9-15）

【临床意义】空气新月征为曲霉菌球的特征性 CT 表现。

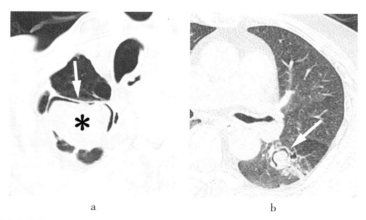

a、b：肺曲霉菌感染。

图 9-15 空气新月征

（九）晕征

【病理基础及影像学表现】晕征是指结节周围环绕的模糊磨玻璃样密度影（↑）。（图 9-16）

【临床意义】常见于肺出血、肺水肿，也可见于炎症、结核病及肿瘤等疾病，如侵袭性真菌病的早期征象及肺泡癌。

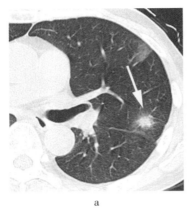
a

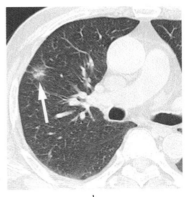
b

a：肺部感染；b：周围型肺癌。

图9-16 晕征

（十）肺纤维化与蜂窝肺

【病理基础及影像学表现】慢性炎症或增殖性病变在修复愈合过程中，纤维成分替代细胞成分而形成瘢痕，称为纤维化（↑）。胸膜下线：与胸膜走行平行的弧形细线影，距胸膜≤1cm，多见于肺间质纤维化（图9-17a）。蜂窝肺：大小不等、壁菲薄的蜂窝状透亮影，常见肺间质纤维化病变的晚期（图9-17b）。

【临床意义】慢性炎症与肺间质纤维化较多见。

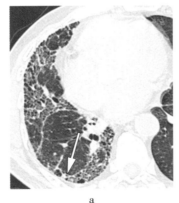
a

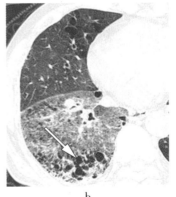
b

a：肺间质纤维化；b：肺间质纤维化，合并蜂窝肺。

图9-17 肺间质纤维化与蜂窝肺

三、循环系统常见影像学征象

（一）心脏增大及外形异常

1. 左心室增大

【影像学表现】胸部后前位X线：心影呈"靴形"，表现为左心室段延长，心尖向左下延伸（↑），主动脉型心脏改变伴心腰凹陷（▲）。胸部左前斜位X线：心后间隙缩窄，心后缘下段膨突，与后方脊柱重叠。CT：左心室增大。（图9-18）

【临床意义】常见于高血压、扩张型心肌病、二尖瓣关闭不全、主动脉瓣狭窄或关闭不全，以及部分先天性心脏病（简称先心病）（如动脉导管未闭）。

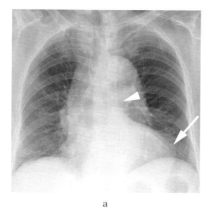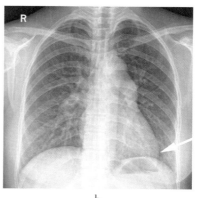

a：高血压性心脏病；b：先天性动脉导管未闭。

图9-18 左心室增大

2. 右心室增大

【影像学表现】胸部后前位X线：心影呈"梨形"增大，心腰平直或隆凸（▲），肺动脉段膨隆，心尖圆钝上移（↑）。CT：右心室增大。（图9-19）

【临床意义】见于肺动脉高压、肺源性心脏病、肺动脉狭窄、二尖瓣狭窄，以及右向左分流的先心病（如法洛氏四联症）等。

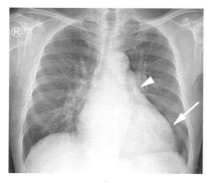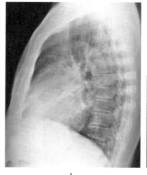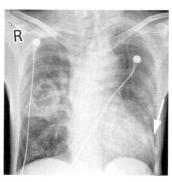

a、b：肺源性心脏病；c：法洛氏四联症。

图9-19 右心室增大

3. 左心房增大

【影像学表现】胸部后前位X线：左心房向右膨出，使右心缘出现"双房影"［右心缘（↑），左心缘（▲），左心房（*）］，气管隆嵴分叉角度增大。胸部左前斜位X线：心后缘向上隆凸，左主支气管上抬。胸部右前斜位X线：心后间隙变窄，食管下段

前缘弧形压迹明显加深。(图9-20)

【临床意义】见于二尖瓣病变、先心病（如室间隔缺损、动脉导管未闭），以及左心功能不全合并肺静脉高压等。

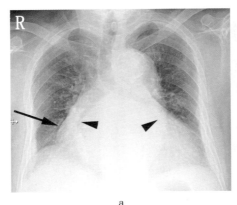
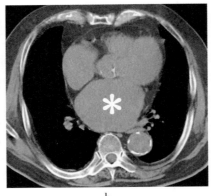

a、b：高血压伴房颤（同一患者）。

图9-20 左心房增大

4. 右心房增大

【影像学表现】胸部后前位X线：心右缘膨隆，右心缘最高点上移（↑），向右前上方凸出。胸部左前斜位X线：心缘右房段向前上延长。(图9-21)

【临床意义】见于右心衰竭、三尖瓣病变、右心房黏液瘤，以及先天性心脏病（如房间隔缺损，▲）等。

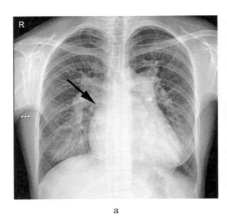
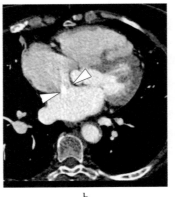

a：房间隔缺损（X线）；b：房间隔缺损（CT）。

图9-21 右心房增大

5. 普大型心脏改变

【影像学表现】普大型心脏改变表现为全心各心房、心室均扩大，心脏向两侧增大，肺动脉段较为平直，主动脉结可无改变。(图9-22)

【临床意义】主要见于扩张型心肌病、心肌炎及全心衰竭等。

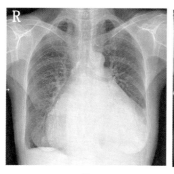
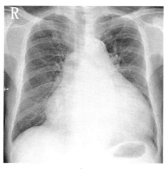
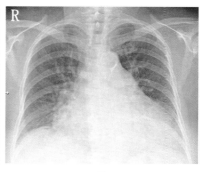

a：扩张性心肌病；b：高血压、冠心病；c：尿毒症并全心衰竭。

图9-22 普大型心脏改变

（二）肺血增多

【病理基础及影像学表现】①肺充血（图9-23a）：肺循环血量增加。其主要表现为肺纹理增粗、边界清，肺动脉段膨隆（*），右下肺动脉增宽（▲），右下肺动脉管径≥15 mm，呈"肺门截断征"；透视下肺门血管搏动增强，呈"肺门舞蹈征"。②肺淤血（图9-23b）：肺静脉回流障碍，致肺毛细血管扩张、淋巴回流受阻。其主要表现为双上肺纹理明显增多，边缘模糊，肺门影增大、模糊（↑）。间质性肺水肿（图9-23c），可见细小网状影及小叶间隔增粗线；肺泡性肺水肿（图9-23c），可见以双肺门为中心的肺内大片阴影，呈对称性"蝶翼状"（⇑），边缘模糊。

【临床意义】①肺充血：常见于肺源性心脏病，以及左向右分流的先心病，如室间隔缺损、房间隔缺损或动脉导管未闭等。②肺淤血：常见于急性左心衰竭、尿毒症，以及二尖瓣狭窄（左心房阻力增加）、主动脉瓣狭窄（左心室阻力增加）、肺静脉狭窄（肺静脉阻力增加）等。

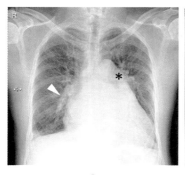
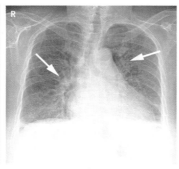
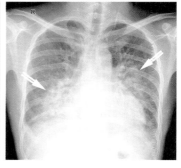

a：双肺充血（甲亢性心脏病）；b：双肺淤血（高血压性心脏病）；c：双肺水肿（尿毒症）。

图9-23 肺血增多

（三）双腔征

【病理基础及影像学表现】主动脉内膜撕裂（↑），血液进入主动脉中膜，沿主动脉

纵轴延伸，CT 增强形成"真、假双腔"，通常假腔（▲）大于真腔（*）。（图 9-24）

【临床意义】双腔征见于主动脉夹层。

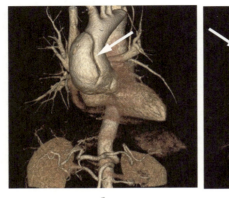
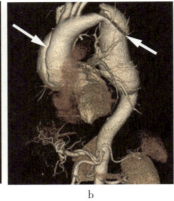
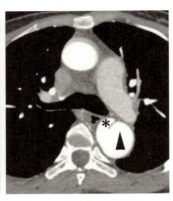

a～c：升主动脉夹层（DeBakey Ⅰ型）。

图 9-24 双腔征

（四）双轨征

【病理基础及影像学表现】肺动脉血栓为低密度，部分/完全包围在 CT 增强显影的高密度血管腔内，呈双轨征（↑）。（图 9-25）

【临床意义】双轨征常见于肺动脉栓塞。

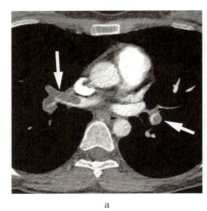
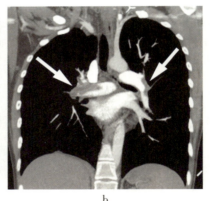

a、b：肺动脉栓塞（CT 增强）。

图 9-25 双轨征

（五）阴阳征

【病理基础及影像学表现】动脉瘤腹壁血栓形成后，增强 CTA 示动脉瘤中被对比剂充填的部分呈高密度，而附壁血栓因无强化呈低密度，为阴阳征（↑）。（图 9-26）

【临床意义】阴阳征常见于真性动脉瘤血栓形成或假性动脉瘤。

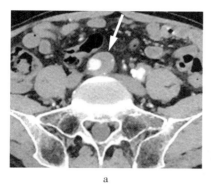
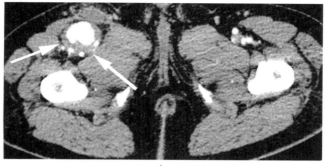

a：右髂总动脉真性动脉瘤并血栓；b：右股动脉假性动脉瘤并血肿。

图 9-26 阴阳征

四、消化系统常见影像学征象

（一）肝脏弥漫性病变

【病理基础及影像学表现】肝脏弥漫性病变为一组弥漫性肝细胞变性、坏死的疾病，可引起肝脏大小、形态、密度改变（↑）。脂肪肝表现为弥漫或局部不均匀肝密度减低，肝硬化及血色病表现为肝密度增高，血色病肝的 CT 值可达 60～80 HU。（图 9-27）

【临床意义】常见于脂肪肝、肝硬化、血色病（血色素沉着症）、巴德-吉亚利（Budd-Chiari）综合征（↑）等。

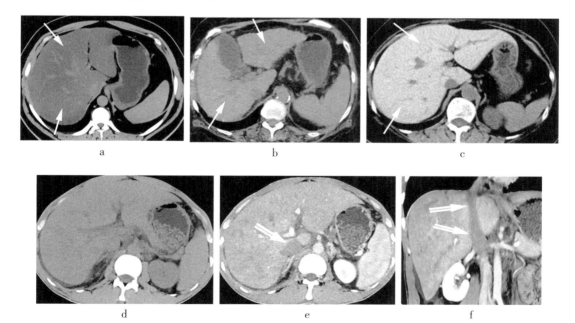

a：脂肪肝；b：肝硬化；c：血色病；d~f：Budd-Chiari 综合征（下腔静脉肝段狭窄），d：CT 平扫；e、f：增强门脉期。

图 9-27 肝脏弥漫性病变

(二) 肝脏动脉期强化结节/肿块

【病理基础及影像学表现】 肝脏结节或肿块，增强后，动脉期可均匀或不均匀强化（↑），均为富血供肿瘤或肿瘤样病变。(图9-28)

【临床意义】 肝脏动脉期强化结节/肿块多见于原发性肝癌、海绵状血管瘤、肝细胞腺瘤、局灶性结节增生（focal nodular hyperplasia，FNH）等。

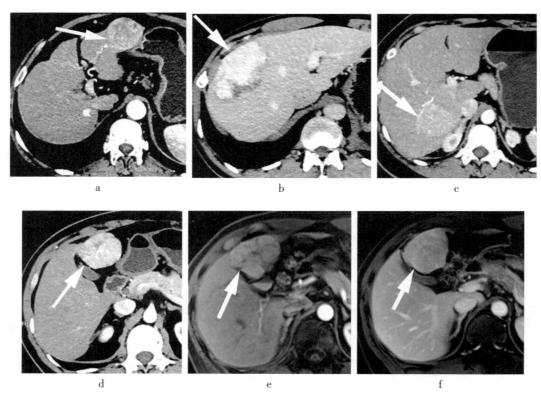

a：肝癌；b：海绵状血管瘤；c：肝细胞腺瘤；d～f：局灶性结节增生（d：CT增强动脉期；e：MRI增强动脉期；f：MRI增强门静脉期）。

图9-28 肝脏动脉期强化结节/肿块

(三) 中心瘢痕

【病理基础及影像学表现】 局灶性结节增生（FNH）瘢痕由血管和纤维组织构成，血管瘤瘢痕由增生的纤维组织和血栓共同构成，肝癌为板层状排列的纤维索条。肝脏结节或肿块病灶内瘢痕呈轮辐状（↑），瘢痕早期不强化，增强后延迟期轻度强化。(图9-29)

【临床意义】 中心瘢痕常于FNH、腺瘤、血管瘤、原发性肝细胞癌（纤维板层型、梁索型）等。

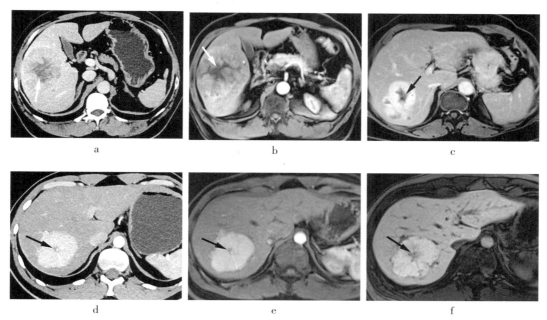

a、b：原发性肝细胞癌（梁索型）（a：CT门静脉期；b：MRI增强动脉期）；c：海绵状血管瘤；d～f：局灶性结节增生（d：CT增强动脉期；e：MRI增强动脉期；f：MRI普美显增强肝胆期）。

图9-29　中心瘢痕

（四）皮革胃

【病理基础及影像学表现】肿瘤浸润全胃或大部分胃壁，正常胃黏膜皱襞消失、局部凹凸不平，胃壁增厚、僵硬（↑），胃腔缩小，轮廓毛糙，蠕动波消失，形如皮革囊样，称为皮革胃。（图9-30）

【临床意义】皮革胃见于弥漫浸润型胃癌。

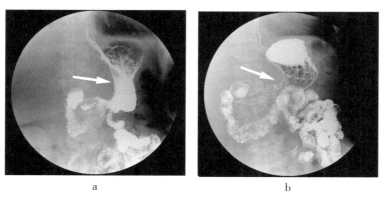

a、b：弥漫浸润型胃癌（皮革胃）。

图9-30　皮革胃

（五）龛影

【病理基础及影像学表现】龛影是在消化道造影中，管腔因溃疡形成腔壁凹陷，对比剂充填后表现为局限性管腔轮廓外突的影像（↑）；其在 CT 上也可表现为局部胃壁凹陷。

【临床意义】为消化性溃疡直接征象，可见于良性溃疡及恶性肿瘤坏死性溃疡。

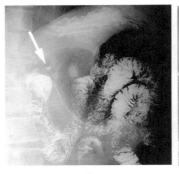 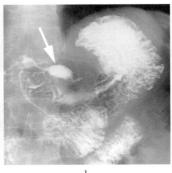 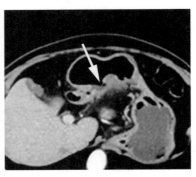

a   b   c

a~c：胃癌（a、b：X线造影；C：CT扫描）。

图 9-31 龛影

（六）充盈缺损

【病理基础及影像学表现】充盈缺损是指在消化道造影中，因病变肿块向腔内突出，使对比剂涂布的胃肠道轮廓出现局限性向内凹陷而显示的对比剂缺损区（↑）。（图 9-32）

【临床意义】消化道腔内肿块的直接征象。

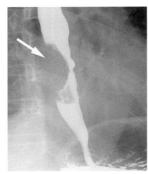 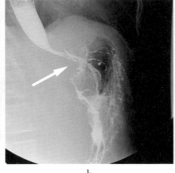 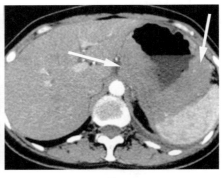

a   b   c

a：食管癌（X线造影食管充盈相）；b：胃底贲门癌（X线造影胃底黏膜相）；c：胃底癌（CT增强）扫描。

图 9-32 充盈缺损

（七）肠套叠靶征

【病理基础及影像学表现】CT 扫描可直接反映套叠的各层肠壁，以及肠腔与肠系膜间的关系。套叠的肠壁自外向内分别为：①外层肠壁、肠腔内气体/内容物、内层肠壁、肠系膜；②套入部肠壁、肠腔内气体及肠内容物。（图 9-33）

【临床意义】肠套叠靶征为肠套叠（↑）特征性征象。

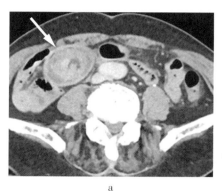
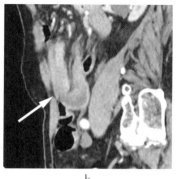

a、b：回-回型肠套叠（CT增强扫描）。

图 9-33　**肠套叠靶征**

（八）肠壁环靶征（增强扫描）

【病理基础及影像学表现】肠壁环靶型（增强）指肠壁因缺血、感染或炎症而弥漫水肿增厚，CT表现为增厚肠壁较均匀，横断截面为环靶样，CT增强扫描可见肠壁内层黏膜（⇑）和外层浆膜（↑）呈高密度强化，两者之间为黏膜下层，因水肿而呈环形低密度。（图9-34）

【临床意义】肠壁环靶征常在良性肠病中出现，主要为炎症性肠病，如克罗恩病、红斑狼疮性肠炎、溃疡性结肠炎等；缺血性肠病、感染性肠病中也可出现，恶性病变一般较少见。

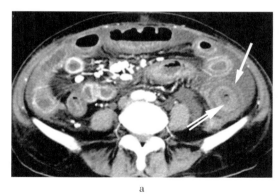
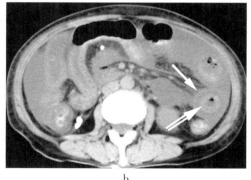

a、b：红斑狼疮性肠炎（同一患者，CT增强扫描）。

图 9-34　**肠壁环靶征**

（九）腹茧症

【病理基础及影像学表现】纤维膜局部包裹腹部肠管呈团块状，形似"蚕茧"，称为特发性硬化性腹膜炎，又称为腹茧症。其CT征象为腹部某一部位见扩张的小肠肠袢固定，并被增厚的腹膜所包裹或分割（↑）。（图9-35）

【临床意义】腹茧症见于特发性硬化性腹膜炎，可伴肠梗阻。

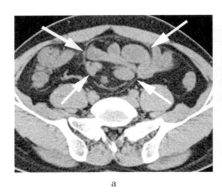
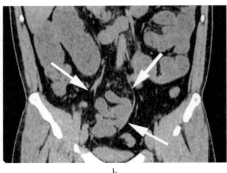

a、b：特发性硬化性腹膜炎（同一患者，CT平扫）。

图9-35　腹茧症

（十）漩涡征

【病理基础及影像学表现】当腹部肠管或系膜扭转时，输入袢和输出袢肠管围绕一固定梗阻点旋转，肠系膜绕轴旋转，导致小肠扭转。CT可观察到扭曲的肠襻、肠系膜血管分支、肠系膜脂肪绕同一方向旋转，称为漩涡征（↑），包括肠管漩涡和肠系膜漩涡。（图9-36）

【临床意义】漩涡征为肠扭转的特异性征象。

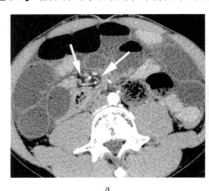
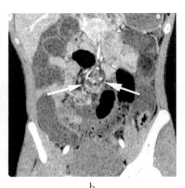

a、b：肠系膜扭转，肠梗阻（同一患者，CT增强扫描）。

图9-36　漩涡征

（十一）肝环靶征（三环、二环征）

【病理基础及影像学表现】典型的肝脓肿CT增强扫描表现为肝内脓肿因液化坏死呈低密度团块，边缘较模糊，肿块周围出现不同密度的环形带（↑）。CT增强或MRI增强后，若病灶周围水肿不明显，则仅表现为脓肿壁强化的单环；若周围水肿明显，则外环是无强化水肿带，内环是强化的脓肿壁。其也可表现为三环，即脓肿壁为三层结构组成：最外周为无强化水肿带；外层（中环）强化最明显，为纤维肉芽组织；内层（内环）强化不如外层，由炎性组织构成。（图9-37）

【临床意义】肝环靶征是肝脓肿的特征性表现，反映肝脓肿形成的阶段性病理过程。

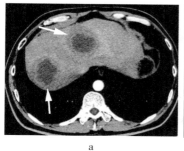 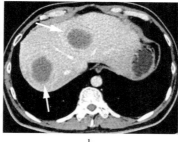 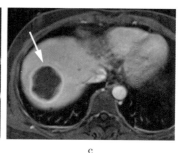

a～c：肝脓肿（a：CT增强动脉期；b：CT增强门脉期；c：MRI增强）。

图9-37 肝环靶征（三环、二环征）

（十二）牛眼征

【病理基础及影像学表现】生长较快的肿瘤中央出现液化、坏死区（↑），其CT增强可见病灶中心为液化坏死低密度区，边缘为肿瘤实性部分高密度强化区，但密度低于正常肝实质，即牛眼征。（图9-38）

【临床意义】牛眼征为肝转移瘤的特征性表现。

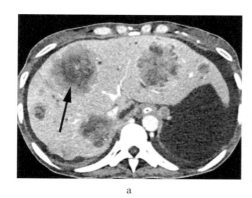 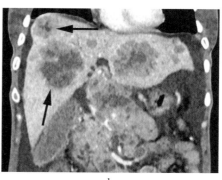

a、b：肝多发转移瘤（结肠腺癌肝转移，CT增强扫描）。

图9-38 牛眼征

（十三）软藤征

【病理基础及影像学表现】软藤征是胆管癌的典型表现，CT和磁共振胰胆管成像显示胆总管突然狭窄、中断（↑），梗阻端可为不规则形或锥形，其远端胆管扩张，肝内胆管扩张呈软藤样改变（⇑）。（图9-39）

【临床意义】软藤征为胆管急性梗阻病变的表现，多见于恶性肿瘤性病变，如胆总管癌、肝门胆管癌或壶腹癌。

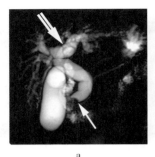
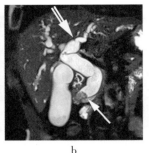

a、b：胆总管下段癌［磁共振胰胆道造影（MRCP）］。

图 9-39 软藤征

五、骨关节系统常见影像学征象

（一）骨质破坏

【病理基础及影像学表现】骨质破坏是局部骨组织被病理组织所取代而造成的骨组织缺失。X 线表现：骨质密度局部减低、骨小梁稀疏，形态上出现虫蚀状、筛孔状、囊状或大片状骨质破坏（↑）。急性炎症及恶性肿瘤表现为骨质破坏迅速，边缘模糊；而慢性炎症或良性肿瘤则表现为骨质破坏缓慢，边缘清晰，局部可膨胀。（图 9-40）

【临床意义】骨质破坏常见于炎症、肉芽肿、肿瘤或肿瘤样病变。

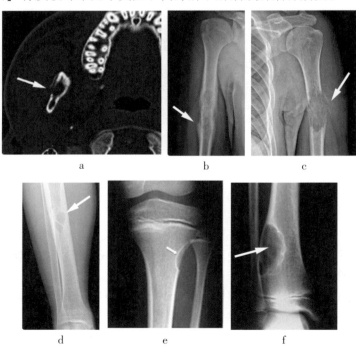

a：下颌骨骨髓炎；b：肱骨骨肉瘤；c：肱骨转移瘤；d：胫骨骨囊肿；e：胫骨纤维骨皮质缺损；f：胫骨非骨化性纤维瘤。

图 9-40 骨质破坏

(二) 骨质增生硬化 (图 9-41)

【病理基础及影像学表现】骨质增生硬化 (↑) 是单位体积内骨量按比例增多。X 线表现：骨质密度增高；骨小梁增粗、增多、密集；骨皮质增厚，骨髓腔相对变窄或消失。

【临床意义】可见于慢性炎症、外伤后修复、成骨性改变的恶性肿瘤（如成骨转移、骨肉瘤）、全身性疾病（如石骨症、氟骨症）。

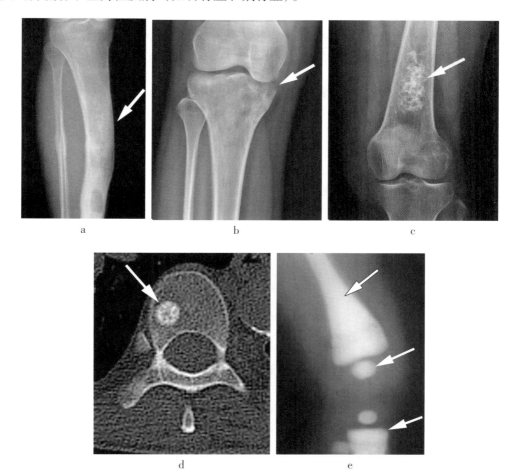

a：胫骨慢性骨髓炎；b：胫骨成骨性骨肉瘤；c：股骨软骨肉瘤；d：椎体成骨转移；e：椎体石骨症。

图 9-41 骨质增生硬化

(三) 双线征

【病理基础及影像学表现】双线征指在 MRI 上股骨头前上部边缘的异常信号影，T_2WI 为内高外低的两条并行信号带 (↑)，即内侧肉芽纤维组织修复呈高信号带，外侧增生硬化骨质呈低信号带。（图 9-42）

【临床意义】双线征常见于股骨头缺血性坏死。

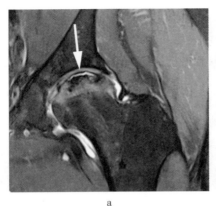
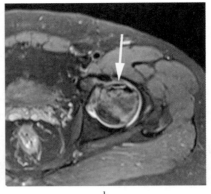

a、b：股骨头缺血性坏死（a：MRI-PdDW-FS 冠状位；b：MRI-PdDW-FS 横断位）。

图 9-42　双线征

（四）栅栏征

【病理基础及影像学表现】骨血管瘤是骨小梁之间掺杂瘤样增生的血管组织，导致骨质吸收，残存增大的骨小梁呈"栅栏样"排列（↑），好发于扁骨，如椎体。（图 9-43）

【临床意义】栅栏征常见于椎体血管瘤。

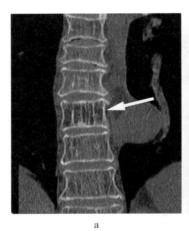
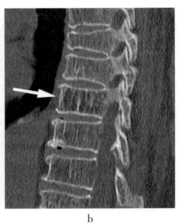

a、b：胸椎体血管瘤（a：CT 冠状位；b：CT 矢状位）。

图 9-43　栅栏征

（五）骨膜三角（Codman 三角）

【病理基础及影像学表现】肿瘤新生骨膜被破坏，破坏区使肿瘤的上、下两端残存的骨膜呈三角形，称为骨膜三角（↑）。（图 9-44）

【临床意义】骨肉瘤最常见，其他肿瘤（如骨纤维肉瘤、尤文肉瘤）也可出现，良性病变（如骨髓炎、佝偻病等）少见。

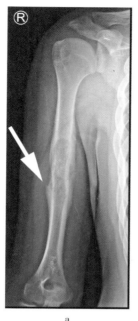
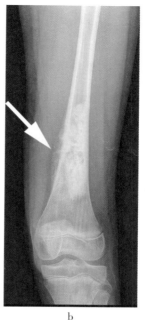

a：肱骨骨肉瘤；b：股骨骨肉瘤。

图 9-44　骨膜三角（Codman 三角）

（六）扁平椎（铜板椎）

【病理基础及影像学表现】扁平椎"铜板椎"指椎体骨质破坏压缩变薄，呈密度增高的平板状改变（↑），椎体的横径及前后径均超出相邻正常椎体，而椎间隙未见异常。（图 9-45）

【临床意义】常见于椎体嗜酸性肉芽肿（晚期）。

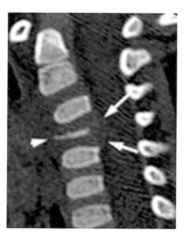

图示为颈椎体嗜酸性肉芽肿（↑，CT 矢状面重建）。

图 9-45　扁平椎（铜板椎）

（七）裂隙征

【病理基础及影像学表现】椎弓峡部骨皮质不连续（腰椎斜位片），可见纵行透亮线影（↑），边缘见硬化缘。（图9-46）

【临床意义】"裂隙征"常见于椎弓峡部裂。

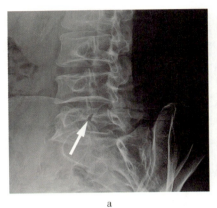
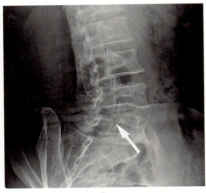

a、b：第5腰椎双侧椎弓峡部裂。

图9-46　裂隙征

六、超声诊断常见影像学征象

（一）头颅五官常见影像学征象：火海征

【病理基础及影像学表现】甲状腺激素直接作用于甲状腺上动脉、下动脉，导致血管扩张，甲状腺实质充血。超声表现为甲状腺实质内弥漫性分布点状及分支状血流信号，呈搏动性闪烁，称为"火海征"（inferno sign）（↑）。（图9-47）

【临床意义】"火海征"常见于甲状腺功能异常，如毒性弥漫性甲状腺肿（Grave's病）、甲状腺功能减退症、桥本甲状腺炎等。

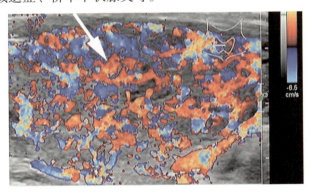

图示为桥本甲状腺炎。

图9-47　火海征

（二）心血管常见影像学征象：收缩期前向运动（SAM）征

【病理基础及影像学表现】收缩期前向运动（systolic anterior motion，SAM）征是指二尖瓣前叶收缩期前向运动，是 M 型超声诊断中的一个重要征象，表现为二尖瓣前叶于收缩期 CD 段弓背样抬高（↑）。（图 9 - 48）

【临床意义】SAM 征提示左室流出道狭窄。常见于梗阻性肥厚型心肌病、主动脉瓣狭窄、主动脉瓣关闭不全、二尖瓣脱垂、淀粉样心肌病、D 型大动脉转位、心包积液、低血容量状态、甲状腺机能减低、高血压等。

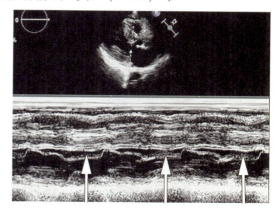

图示为左室流出道狭窄。

图 9 - 48 SAM 征

（三）腹部常见影像学征象

1. 牛眼征

【病理基础及影像学表现】生长活跃的肿瘤细胞发生坏死，超声示肿瘤病灶周边形成 1～3 mm 的无回声环包绕声晕，较大病灶中央区有时可出现无回声区（坏死、液化），称为牛眼征（↑）。（图 9 - 49）

【临床意义】牛眼征常见于胃肠道恶性肿瘤的肝转移，有时亦见于其他恶性肿瘤的肝转移。

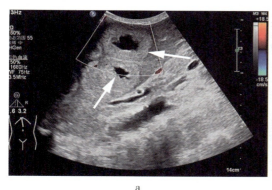

a：胃癌肝转移；b：肠癌肝转移。

图 9 - 49 牛眼征

2. 囊壁 - 结石 - 声影（WES）三联征

【病理基础及影像学表现】胆囊内充满结石（↑），胆囊失去正常的形态与轮廓，胆囊内无胆汁，形成囊壁 - 结石 - 声影（wall-echo-shadow，WES）三联征。（图 9 - 50）

【临床意义】WES 三联征常见于充满型胆囊结石。

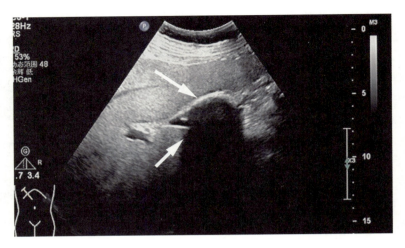

图示为胆囊结石。

图 9-50 WES 征

(四) 胎儿典型影像学征象: 双泡征 (图 9-51)

【病理基础及影像学表现】双泡征常于中孕晚期或晚孕早期观察到,表现为胎儿胃及十二指肠近段明显扩张,胃在左侧(↑),扩张的十二指肠近段在右侧(▲),呈双泡征改变。

【临床意义】双泡征见于胎儿或婴儿十二指肠闭锁。

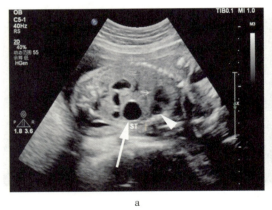
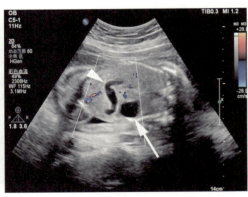

a、b: 十二指肠闭锁。

图 9-51 双泡征

第二节 病 例 分 析

一、神经系统——脑血管意外

【临床资料】

基本情况：患者男性，51岁。

主诉：右上肢乏力2天，言语不清、右下肢乏力半天。

现病史：患者前天约23:00无明显诱因突然出现右上肢乏力，昨日约21:00开始出现言语不清、右下肢乏力、步态不稳，右上肢乏力症状同前，伴头晕。

入院查体：患者嗜睡，部分混合性失语，右侧中枢性面瘫，构音不清；右上肢肌力3级，右下肢肌力4级；右侧肢体肌张力减弱，深浅感觉查体未见明显异常，共济运动查体不配合，双侧掌颏反射阳性。

实验室检查：血生化示葡萄糖13.80 mmol/L；尿常规示尿葡萄糖（＋）。心电图示窦性心律，异常q波，T波倒置。

【临床诊断】缺血性脑梗死。

【影像学诊断步骤】

1. **急诊脑部平扫CT、脑血管CTA检查（图9-52）**

临床意义：协助临床制定方案，评估是否需要进行腰穿、抗凝、介入DSA或其他治疗。

（1）针对可疑急性卒中，平扫CT是评估病情的首选方法。检查目的：排除出血（蛛网膜下腔或脑内出血）和其他非缺血性病变，初步判断有无新鲜梗死灶、梗死部位及范围。由于超急性期6小时内可能出现假阴性，因此须在起病24 h内及时复查。

（2）显示异常的血管钙化范围（如巨大动脉瘤）。

（3）CTA检查目的：①判定缺血损伤的类型，评估脑动脉是否闭塞，或有无静脉窦血栓等；②评估有无颅内、颅外动脉狭窄，协助病因诊断，包括动脉粥样硬化、血栓、夹层、脉管炎等；③判别本次卒中相关的责任血管情况，评估侧支循环。

（4）CT灌注成像检查目的：显示核心梗死区和缺血半暗带，评估血脑屏障破坏情况。扩大6 h前循环动脉治疗时间窗，筛选不明发病时间，给予醒后卒中患者动脉内治疗评估。

2. **颅脑MRI及功能成像：弥散加权成像（DWI）、脑灌注成像（PdWI）（图9-53）**

（1）MRI常规T_1WI、T_2WI平扫结合T_2WI压脂序列、MR血管造影，用于鉴别出血性梗死或缺血性梗死更敏感；观察后颅窝病变，尤其脑干及小脑半球病变，优于CT。

（2）症状发作2 h内，病灶DWI出现弥散受限，对早期急性、亚急性梗死有重要的诊断作用。

（3）脑灌注成像可有效评价缺血再灌注、半暗带及侧支循环形成等。

3. 介入 DSA 造影

明确诊断血管是否栓塞，并可进行溶栓、取栓、动脉瘤栓塞或血管支架植入手术。

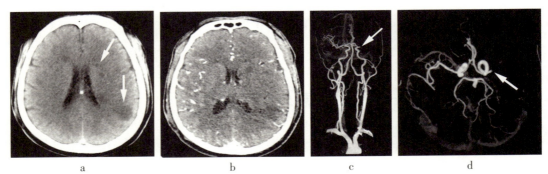

a：头颅 CT 平扫示左侧基底节区、放射冠区、顶叶多发梗死灶（↑）；b：增强扫描上述病灶未见强化；c、d：CTA 重建，左侧大脑中动脉 M1 段以远闭塞、无显影（↑）。

图 9-52　急诊 CT 平扫、CTA 重建

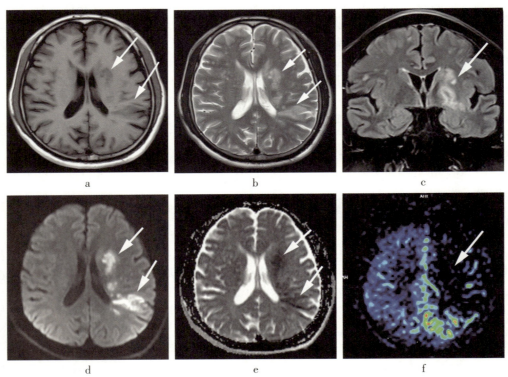

a～c：平扫横断面示左侧颞顶枕叶交界区及基底节区-放射冠区多发斑片状异常信号灶（↑），呈 T_1WI（a）稍低信号、T_2WI（b）稍高信号影，T_2WI-FS 冠状面（c）呈稍高信号影；d、e：DWI（d）信号明显增高，ADC 值（e）减低，为亚急性期梗死灶（↑）；f：脑灌注成像采用动脉自旋标记（arterial spin labeling, ASL）序列，图示左顶叶脑血流灌注减低（↑）。

图 9-53　颅脑 MRI 复查（入院 3 天后）

二、呼吸系统——原发性肺癌

【临床资料】

基本情况：患者女性，72岁。

主诉：咳嗽、咳痰2周，发现右肺中叶肿物3天。

现病史：2周前无明显诱因出现阵发性咳嗽，咳白色黏液痰，伴气促、胸闷。3天前于我院行胸部CT示右肺中叶结节。

入院查体：听诊双肺呼吸音稍粗，闻及干、湿啰音。

实验室检查：癌胚抗原7.8 ng/mL（升高）。

【术后病理诊断】（右肺上叶）肺浸润性腺癌，以腺泡型为主，局灶贴壁型。

【影像学诊断步骤】

1. 胸部CT（图9-54）

（1）呼吸系统病变初诊首选影像学方法。

（2）评价肺内结节、肺不张、支气管狭窄、肺门/纵隔淋巴结肿大、胸腔积液等情况。

（3）评估病变对局部胸膜、纵隔及血管侵犯情况。

（4）CT引导下经皮细针穿刺活检。

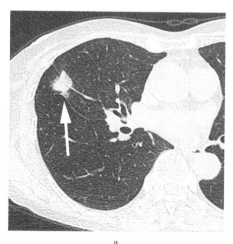
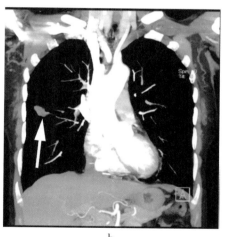

a、b：胸部CT平扫（a）示右肺中叶实性结节灶（↑），内见小空泡，邻近支气管分支截断，边缘浅分叶及毛刺，周围见血管集束征，局部胸膜牵拉凹陷，增强扫描后（b）呈轻度不均匀强化。

图9-54 胸部CT平扫及增强扫描

2. 颅脑MRI（图9-55）及全身PET-CT（图9-56）

临床意义：评估肺内转移、淋巴结转移及远处转移情况。

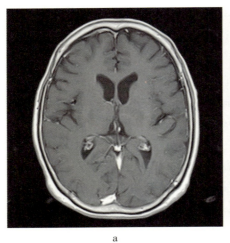
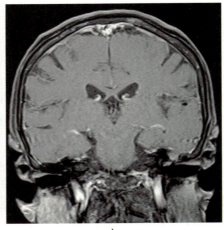

a、b：颅脑 MRI 增强扫描未见转移瘤。

图 9-55　颅脑 MRI 增强扫描

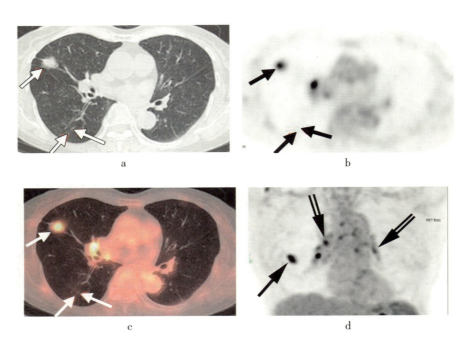

a~d：右肺中叶外侧段软组织结节（↑），代谢增高；纵隔、双肺门多发肿大淋巴结（⇑），代谢增高。以上影像学表现考虑为周围型肺癌并纵隔、肺门淋巴结转移。

图 9-56　PET-CT 检查

三、消化系统——原发性肝癌

【临床资料】

基本情况：患者男性，23 岁。

主诉：体检发现 AFP 升高 3 天，发现肝占位 1 天。

现病史：患者 3 天前于本院体检后发现 AFP 67 107.70 ng/mL（显著升高），消化系统彩超示肝胰间实性占位。既往有乙肝"小三阳"10 余年。

【术后病理诊断】（肝左叶）肝细胞肝癌，Ⅱ级，梁索型。

【影像学诊断步骤】

1. **腹部超声**（图 9-57）

(1) 消化系统实质脏器病变首选影像学方法。

(2) 评价有无肝硬化。

(3) 评估肝脏团块囊实性、有无血供。

2. **腹部 CT 平扫+增强扫描**（图 9-58）

(1) 进一步明确肝脏病变的影像学方法。

(2) 动态增强，鉴别最常见的肝脏局灶病变：原发性肝癌（对比剂"快进、快退"）、海绵状血管瘤（对比剂"快进、慢退"，呈向心性填充）、局灶性结节增生（中央瘢痕延迟强化）。

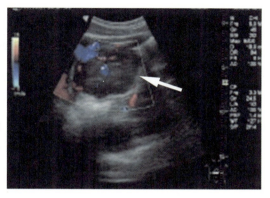

彩超示肝胰间可见一个低回声团块（↑），后方回声稍增强，内部可见点条形血流信号，边界清。

图 9-57 上腹部彩超

(3) 评估肿瘤局部侵犯、淋巴结转移及远处转移情况。

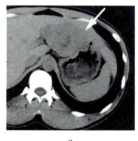 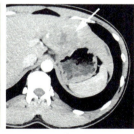 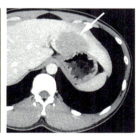 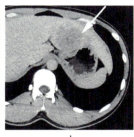

　　　　a　　　　　　　　　b　　　　　　　　　c　　　　　　　　　d

a：肝脏平扫，肝左外叶低密度肿块（↑），密度不均，肿块部分突出于肝脏轮廓之外；b：增强动脉期，肿块边缘出现轻度不均匀强化（↑）；c、d：增强门静脉期及延迟期，肿块密度减低（↑），低于周围肝实质。

图 9-58 上腹部 CT 检查

3. **腹部 MRI**（图 9-59）

(1) 常规肝脏 MRI 动态增强可鉴别肝脏再生结节、退变结节及肝癌，显示良性肿瘤海绵状血管瘤具有特异性 T_2WI 成像特点（"灯泡征"）。

(2) 肝脏特异性增强对比剂（普美显）可鉴别肝局灶性结节增生及恶性肿瘤，探查肝内转移子灶。

(3) 评估肿瘤局部侵犯、淋巴结转移及远处转移情况。

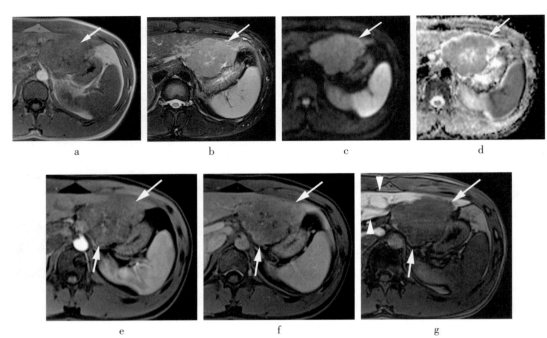

a、b：肝脏平扫示肝左外叶团块（↑），呈 T_1WI 低信号（a）、T_2WI 混杂稍高信号（b），中央见裂隙样 T_2WI 高信号瘢痕影；c、d：肿块（↑）DWI 信号明显增高（c），周围实性部分 ADC 值减低（d），中央裂隙样结构 ADC 值无减低；e～g：增强后动脉期（e）轻度不均匀强化，门静脉期（f）强化信号减低，特异性肝胆期（g）由于肿块内缺乏正常肝细胞，因而病变与周围正常摄取普美显的肝组织（▲）相比呈明显低信号区（↑）。

图 9-59　肝脏 MRI 普美显增强扫描

4. 全身 PET-CT
（1）诊断肝脏局灶病变。
（2）评估淋巴结转移及全身远处转移情况。

四、骨关节系统——骨肉瘤

【临床资料】
基本情况：患者女性，27 岁。
主诉：右小腿疼痛半年，加重 1 个月。
现病史：患者半年前无明显诱因出现右小腿近膝关节处疼痛不适，1 个月前自觉疼痛加重。我院门诊 DR 提示右侧胫骨上段骨质破坏。
入院查体：右胫骨近膝关节部位局部压痛，无明显骨擦音及骨擦感，未见明显血管充盈征，局部叩痛及纵向叩痛（±）。
【术后病理诊断】（右胫骨）低级别中心性骨肉瘤。
【影像学诊断步骤】
1. X 线平片（图 9-60）
（1）行 X 线平片检查（为骨关节病变首选检查方法）。

（2）确定病变部位及形态（结合患者年龄有时可定性诊断）。

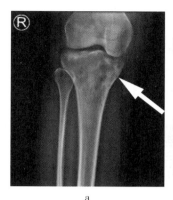
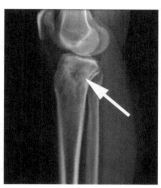

a、b：右侧胫骨近端关节面下内侧见斑片状、虫蚀状骨质破坏区（↑），与正常骨组织分界不清，病变累及关节面，未见明确骨膜反应。

图 9-60　右胫骨正侧位 X 线平片

2．CT（图 9-61）

（1）与 X 线平片结合，观察骨质破坏、骨嵴、硬化带、骨膜反应、软骨钙化并判断有无成骨改变。

（2）协助活检。

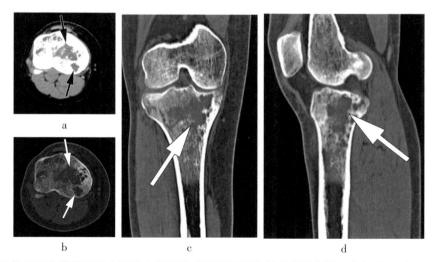

a：CT 软组织窗横断面示右胫骨上段髓腔破坏区见软组织密度影充填（↑）；b～d：CT 骨窗横断面（b）、冠状面（c）及矢状面（d）示右侧胫骨上段髓腔内见多发片状及虫蚀状骨质破坏（↑），部分骨质破坏突破骨皮质、边界不清、边缘少许斑片状骨质硬化。

图 9-61　右胫骨 CT 平扫

3．MRI（图 9-62）

（1）术前明确肿瘤范围、骨内侵犯及软组织受累的最佳手段。

（2）判断病变内是否存在软骨、黏液、脂肪或出血成分。

(3) 通过增强 T_1WI，以鉴别受累骨骼 T_2WI 所示高信号区是骨髓水肿抑或肿瘤浸润。

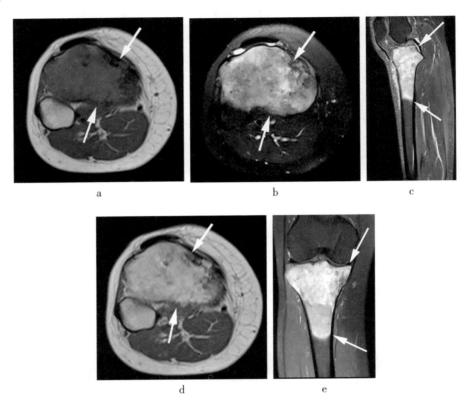

a～c：右胫骨上段见不规则破坏区（↑），MRI 平扫 T_1WI（a）呈等、低信号，T_2WI-FS 横断面（b）及 T_2WI-FS 矢状面（c）呈不均匀高信号，同邻近骨髓分界清晰，邻近骨皮质可见筛孔样骨质破坏，骨膜水肿，MRI 显示病变范围较 CT 增大；d、e：T_1WI 增强扫描，全瘤明显不均匀强化（↑）。

图 9-62　右胫骨 MRI 扫描

4．PET-CT（图 9-63）

（1）鉴别病变的良、恶性。

（2）评价有无远处转移。

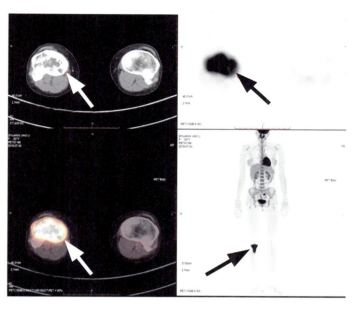

PET-CT 显示右胫骨上段骨质破坏，代谢异常活跃（↑），考虑胫骨原发恶性肿瘤。

图 9-63　PET-CT 检查

第三节　复习思考题

一、放射医学思考题

（1）什么是肺部磨玻璃结节？

答：肺部磨玻璃结节（ground glass opacity，GGO）是指在胸部 CT 扫描肺窗上，表现为密度轻度增高的云雾状淡薄结节影，类似磨砂玻璃样的密度，其内可透见肺小血管及支气管分支穿行，在纵隔窗上未显示任何实性成分。

（2）体检偶然发现肺部结节，如何随诊复查？

答：偶然发现肺部结节后，随诊流程参考第五章第二节"六、（一）"相应内容。

（3）孤立性肺结节内钙化灶是否有助于判断结节为良性？

答：良性钙化有如下特点：①分散分布；②中心钙化；③"爆米花"样钙化（大片钙化）；④薄层钙化（环状钙化）。

恶性病变（如肺癌、转移瘤等）也可见钙化，呈偏心性或点状、沙砾样。因此，当出现非典型良性钙化时，该类钙化灶不能用于良、恶性病变的鉴别。

（4）水和脂肪在常规 T_1WI 与 T_2WI 上分别有什么信号特点？

答：水呈 T_1WI 低信号、T_2WI 高信号；脂肪呈 T_1WI 高信号、T_2WI 稍高信号。

（5）简述贲门失弛缓症的影像学表现。

答：贲门失弛缓时，食管下端括约肌由于神经支配异常，食管蠕动减弱，管腔不能正常扩张，而出现"鸟嘴样"狭窄，继发上段食管扩张，食管钡餐造影可见狭窄及蠕动减弱，钡剂通过贲门延迟。

（6）腹部立位平片（KUB）如何诊断机械性小肠梗阻？

答：机械性小肠梗阻腹部立位片表现为小肠肠襻积气、扩张内径 >3 cm，见高低不等、阶梯状、长短不一的气液平面；无出现咖啡豆征、空回肠扭转或假肿瘤征等绞窄性肠梗阻表现，结肠不扩张。

（7）简述肝炎后肝硬化的影像学表现。

答：肝炎后肝硬化的 CT 及超声检查显示肝内外异常改变，主要表现：①肝脏形态失常，右叶萎缩，左叶及尾状叶代偿性增大；②门静脉高压，体循环侧支静脉开放，食管胃底、肝门及脾门区静脉曲张，沿门静脉及其属支血管壁钙化；③脾大，脾肾分流；④胆囊壁水肿，肠系膜及肠壁增厚、钙化；⑤腹水；⑥肝硬化相关结节病变，包括肝内增生结节、再生结节及退变结节；⑦合并肝癌。

（8）肝脏常见的良性肿瘤和肿瘤样病变有哪些？

答：最常见的肝脏良性肿瘤和肿瘤样病变为肝囊肿和海绵状血管瘤，其次包括局灶性结节增生、肝细胞腺瘤、炎性假瘤和错构瘤等。

（9）简述肝海绵状血管瘤 CT、MRI 影像特征。

答：海绵状血管瘤 CT 平扫低密度，MRI 平扫 T_1WI 低信号，T_2WI 呈"灯泡征"，明显高信号；增强动脉期，肿瘤边缘结节状明显强化（接近同层大血管强化密度或信号）；门静脉期及延迟期对比剂向心性填充强化，呈"快进、慢出"的强化特征。

（10）简述结核性脊柱炎的影像特点及鉴别。

答：结核性脊柱炎临床症状不明显，病程较长。影像表现：两个以上椎体的溶骨性破坏区合并死骨，椎间隙变窄、消失，椎旁冷脓肿形成并向下蔓延，软组织内可见钙化，可伴有脊柱后突畸形。

脊椎结核主要与下列疾病鉴别：①化脓性脊椎炎；②脊椎转移瘤；③椎体压缩骨折。

（11）骨肉瘤骨质破坏需要与哪些疾病鉴别？

答：骨肉瘤主要与下列疾病鉴别：①骨巨细胞瘤；②骨纤维肉瘤、滑膜肉瘤；③溶骨性骨转移。

（12）什么时期的胎儿对放射线效应最敏感？

答：胎儿器官发育时期，于受孕后 8～15 周对放射线效应最敏感。暴露于辐射环境中的胎儿可畸形发育，当辐射阈值达 40 戈瑞（grayunit，Gy，核辐射剂量单位）时，其危险性明显增加，如发生狭颅畸形、智力发育迟缓等。

（13）如何减低孕妇放射检查所受的辐射剂量？

答：①尽量避免早孕期间接受医疗辐射，应多考虑超声和 MRI 检查手段，以取代 X 线平片或透视等检查。②缩小观察视野，减少重复摄片次数。③以铅衣、铅板隔挡防护非检查部位，尤其是腹部、性腺、眼睛及甲状腺。

二、超声医学思考题

（1）什么叫声特性阻抗？超声波发生反射的条件是什么？

答：平面声波在介质中某一点的有效声压（P）与通过该点的质点振动速度（U）的比值，称为声特性阻抗（Z）。$Z=\rho C$，其中，ρ 为介质密度，C 为声速。

相邻两种介质的声阻抗差大于 0.1% 是超声波发生反射的条件。

（2）急性心肌梗死有哪些并发症？

答：①真性室壁瘤；②假性室壁瘤；③心室附壁血栓；④室间隔穿孔；⑤乳头肌功能不全或断裂；⑥心肌梗死后综合征。

（3）应用超声筛查产科"六大畸形"，其指哪些病变？

答：①胸腹壁内脏外翻；②单心室；③致命性软骨发育不全；④脑膨出；⑤开放性脊柱裂；⑥无脑儿。

（4）肝脏外伤的超声表现有哪些？

答：肝脏外伤可分为肝包膜下血肿、肝实质内血肿（中央型破裂）和真性肝破裂。二维超声根据血肿形成的时间，病灶回声随之变化。

A. 早期肝包膜下血肿：早期肝包膜下呈梭形无回声区，前方与肝包膜连续，后方肝组织受压凹陷，回声轻微增强。

B. 肝实质内血肿：肝实质内低回声区，边界模糊，后方回声增强。

C. 肝脏真性破裂：肝包膜不连续，腹腔积液。

D. CDFI：血肿无回声区未见血流信号。

三、核医学思考题

（1）简述 ^{18}F-FDG 肿瘤代谢显像临床应用有哪些？

答：^{18}F-FDG 肿瘤代谢显像主要应用于：①良、恶性肿瘤的诊断与鉴别诊断；②恶性肿瘤的分期、预后判断；③肿瘤治疗后的疗效监测；④鉴别肿瘤复发与瘢痕形成或坏死；⑤肿瘤放疗生物靶区的勾画；⑥寻找不明来源的肿瘤原发灶。

（2）简述核医学心肌灌注显像如何鉴别心肌缺血与心肌梗死。

答：心肌缺血与心肌梗死的鉴别要点见表 9-4。

表 9-4 心肌核素成像放射性分布特点

类型	灌注显像	负荷显像	静息显像
心肌梗死	分布稀疏、缺损	局限性放射性分布稀疏、缺损或减低	核素分布范围与负荷显像一致
心肌缺血	分布稀疏	局部放射性分布减低	缺血区与正常心肌放射性分布差别减小，甚至消失，以致出现放射性分布充填

（3）试述核医学异常肾图的几种类型和临床价值。

答：核医学异常肾图表现包括以下几个方面。

A. 持续上升型：单侧见于急性上尿路梗阻，双侧见于急性肾功能衰竭或双侧上尿路引流不畅。

B. 高水平延长线型：多见于上尿路梗阻伴肾积水或肾功能重度受损。

C. 抛物线型：多见于脱水、肾缺血、肾功能损害，或上尿路不全梗阻伴轻 – 中度肾盂积水。

D. 低水平延长线型：见于肾缺如或肾切除术后及无功能肾脏。

E. 低水平递降型：见于无功能肾脏，肾缺如或肾切除术后。

F. 阶梯状下降型：见于膀胱输尿管反流或因疼痛、精神紧张、尿路感染导致的上尿路痉挛。

G. 单侧小肾图：一侧肾图正常，另一侧肾图幅度明显降低，峰值差 > 30%，多见于先天性一侧肾发育不良或一侧肾动脉狭窄。

（4）什么是甲状腺"冷结节"？

答：甲状腺核素显像图显示甲状腺中出现异常稀疏缺损的放射性区域，称为甲状腺"冷结节"。冷结节多见于甲状腺囊肿、腺瘤伴有出血或囊性变、钙化及局灶性亚急性甲状腺炎等，也可见于甲状腺癌。

参考文献

[1] 阿特拉斯. 中枢神经系统磁共振成像［M］. 李坤成，译. 郑州：河南科学技术出版社，2011.

[2] 白人驹. 医学影像诊断学［M］. 4版. 北京：人民卫生出版社，2017.

[3] 郭启勇. 实用放射学［M］. 4版. 北京：人民卫生出版社，2020.

[4] 姜玉新，冉海涛. 医学超声影像学［M］. 2版. 北京：人民卫生出版社，2018.

[5] 马林，娄昕. 中国脑血管病影像指导手册［Z］. 北京：国家卫生健康委脑卒中防治工程委员会，2019.［6］潘恩源. 儿科影像诊断学［M］. 北京：人民卫生出版社，2007.

[7] 任卫东，常才. 超声诊断学［M］. 3版. 北京：人民军医出版社，2015.

[8] 徐克，龚启勇，韩萍. 医学影像学［M］. 8版. 北京：人民卫生出版社，2018.

[9] 张静. 新生儿肺透明膜病的X线征象和临床分析［J］. 实用放射学杂志，2015，21（12）：2010 – 2012.

[10] WALDT S，WOERTKER K. 骨科影像测量与分类［M］. 张殿星，田军，孙博，等译. 济南：山东科学技术出版社，2017.

（俞文　李颖勤　陈晓波　卢吴柱　唐彩华　杨松林）

第三编

临床心电检查

第十章

心脏解剖结构与心电生理基础

第一节 心脏解剖结构

人体心脏的解剖结构主要包括心脏结构、心脏传导系统和冠状动脉三大结构。

一、心脏结构

（1）心脏主要由心房、心室、心壁及瓣膜组成。

（2）心房和心室于左右两侧各有一个，所以心脏共有4个腔室结构，从外观或者解剖上看，以上4个腔室是互相连在一起的，不过从剖面示意图（图10-1）上可以看出，心房和心室的心肌组织并非直接连接在一起。左右两侧心房之间和左右两侧心室之间均被一间隔隔开，互不相通，同一侧的心房与心室之间是相通的，但之间有房室瓣存在。

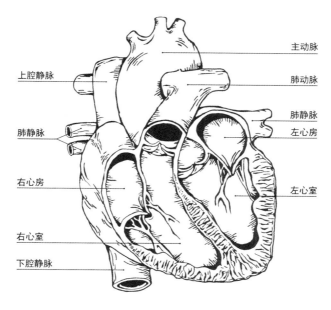

图10-1　心脏结构

（3）瓣膜分为房室瓣和动脉瓣，房室瓣位于心房和心室之间，左心房和左心室之间为二尖瓣，右心房和右心室之间为三尖瓣。动脉瓣分为主动脉瓣和肺动脉瓣，主动脉瓣位于左心室和主动脉之间，肺动脉瓣位于右心室和肺动脉之间。

（4）心壁由心内膜、心肌层和心外膜组成，心肌层为主要部分，心室壁厚于心房壁，左心室壁厚于右心室壁。

二、心脏传导系统

心脏传导系统由特殊心肌细胞组成，能产生和传导电刺激信号。心脏传导系统包括窦房结、心房内传导束（包括结间束）、房室结、心室内传导束（包括房氏束、左右束支及分布在心肌内的浦肯野纤维等）。心脏传导系统能够自主产生和传导电信号。窦房结产生冲动并传导至心房，引起心房去极化，窦房结的电刺激信号经结间束传导至房室结，出现电刺激信号传导延迟（0.05～0.07 s），延迟的存在使得心房收缩并将血液泵入心室，电刺激信号经过房室结之后，沿着左右束支进行传导，经浦肯野纤维引起心室肌细胞的去极化，使其收缩，产生一次心跳。

三、冠状动脉解剖

冠状动脉是营养心脏的血管，是升主动脉发出的第一对分支血管，在主动脉根部分出，分为左、右冠状动脉。冠状动脉主干分布在心包脏层表面，走行于房室沟、前室间沟及冠状沟内，沿途发出分支至心包脏层下，分支深入肌层，呈放射状分布。（图10-2）

绝大多数左冠状动脉（left coronary artery，LCA）起自左冠状动脉窦，少数（8%）起源于左冠状动脉窦之外。左冠状动脉在发出分支之前的部分被称为左主干（left main，LM），长为0.5～3.0 cm，经过左心耳与肺动脉根部之间的冠状沟内分成左前降支（left anterior descending，LAD）和回旋支（left circumflex，LCX）两大分支。左前降支为左主干的延续，沿着前室间沟下行至心尖，经心尖切迹转向心脏膈面，终止于后室间沟的下1/3部。前降支血流主要供应左心室前壁、一部分右心室前壁和室间隔前2/3部分。前降支分出的主要分支有对角支（diagonal，D）和前室间支（septal，S）。回旋支沿冠状沟向左行，绕过心左缘终止于左室膈面。回旋支主要供应左心房，左心室侧壁和膈面。少部分人在其近端发出窦房结支，其余主要分支有钝缘支［又称为左边缘支（left marginal branch，LMB）］、房室支和后侧支。

右冠状动脉（right coronary artery，RCA）起源于右冠状动脉窦，向右前方走行于肺动脉干根部与右心耳之间，沿冠状沟右行，在心脏右侧缘转向膈面，行至房室交界区再沿后室间沟下行，终止于后室间沟的下2/3处。右冠状动脉主要供应右心房、右心室、室间隔的后1/3和左心室隔壁的一部分。右冠状动脉的主要分支包括圆锥支（conus branch）、窦房结动脉（sinus node artery）、后降支（posterior descending artery，PDA）、左室后支及房室结动脉（atrioventricular nodal artery）。因窦房结和房室结主要由右冠状动脉供血，故严重右冠状动脉病变可导致心律失常。

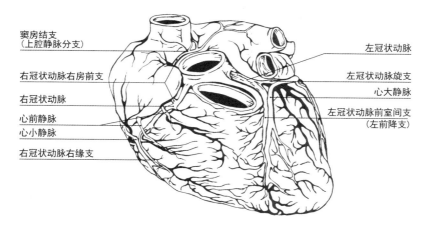

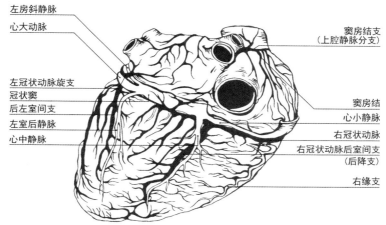

图 10-2 冠状动脉正面（上）及背面观（下）

心电图导联与心室部位及冠状动脉供血区域的关系见表 10-1。

表 10-1 心电图导联与心室部位及冠状动脉供血区域的关系

导联	心室部位	供血的冠状动脉
Ⅱ、Ⅲ、aVF	下壁	右冠状动脉或回旋支
Ⅰ、aVL、V5、V6	侧壁	前降支的对角支或回旋支
V1～V3	前间壁	前降支
V3～V5	前壁	前降支
V1～V5	广泛前壁	前降支
V7～V9	正后壁	回旋支或右状冠脉
V3R～V5R	右室	右状动冠脉

第二节 心电生理基础

心房和心室之所以能不断地进行有序协调的、收缩与舒张交替的活动，是由于心肌细胞动作电位的规律性发生与扩布。

心肌细胞分为两类：一类是普通心肌细胞，包括心房肌细胞和心室肌细胞，这类细胞具有稳定的静息电位，主要执行收缩功能，故称为工作细胞；另一类为特殊心肌细胞，主要包括窦房结细胞、房室结细胞和浦肯野纤维，这类细胞大多没有稳定的静息电位，并可自动产生节律性兴奋，故称为自律细胞。这两类心肌细胞功能各有侧重。

心肌细胞在静息状态时，膜外排列阳离子带正电荷，膜内排列同等比例阴离子带负电荷，其主要由钾离子外流形成，保持平衡的极化状态，不产生电位变化。当细胞一端的细胞膜受到刺激（阈刺激），其通透性将发生改变，使细胞内外的正、负离子分布发生逆转，受刺激部位的细胞膜因钠离子内流出现除极化，也就是0期，使该处细胞膜外的正电荷消失而其前面未除极的细胞膜外仍带正电荷，从而形成一对电偶，电荷（正电荷）在前，电穴（负电荷）在后，电流自电源流入电穴，并沿着一定的方向迅速扩展，直至整个心肌细胞除极完毕。此时，心肌细胞膜内带正电荷，膜外带负电荷，称为除极状态。然后，心肌细胞出现复极，复极过程有1、2、3、4期，使细胞膜又逐渐复原到极化状态，这种恢复过程称为复极过程。复极后心肌兴奋后的有效不应期较长，一直延长到心肌机械收缩的舒张开始以后。在心脏收缩期内，任何强度的刺激都不能使心肌产生扩布性兴奋。心肌的这一特性具有重要的意义，它使心肌在自律性兴奋来临时，不能产生像骨骼肌那样的强直收缩，从而始终保持着收缩与舒张交替的节律性活动，这样就能保证心脏进行有序的充盈和射血活动。

（罗礼云　彭湖）

第十一章

体表心电图阅读

第一节 体表心电图各波及波段的组成及意义

一、各波及波段

（一）P 波

正常心脏的电激动从窦房结开始，首先激动右心房，其后向左传导激动左心房。因此，P 波代表了左心房和右心房的激动，起始部分代表右心房激动，中间部分代表左右心房共同的激动，终末部分代表左心房的激动。正常人 P 波时限一般小于 0.12 s，振幅在肢体导联一般小于 0.25 mV，在胸导联一般小于 0.2 mV。当心房扩大或两房间传导出现异常时，P 波可表现为高尖或双峰。（图 11 - 1）

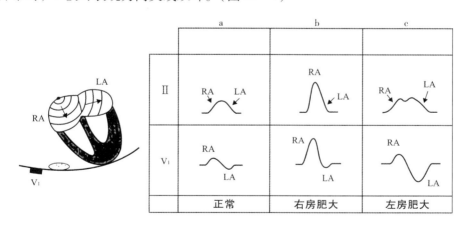

图 11 - 1 P 波的形态

（二）P-R 间期

电激动沿结间束传导至房室结，在心电图上表现为 PR 段。P-R 间期是指从 P 波的起点至 QRS 波群的起点。正常 P-R 间期在 0.12～0.20 s。当心房到心室的传导出现阻

滞，根据阻滞程度不同则表现为 P-R 间期的延长或 P 波之后 QRS 波脱落。（图 11 – 2）

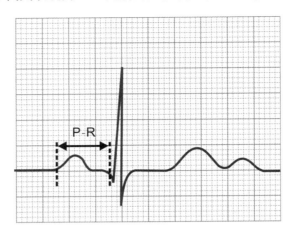

图 11 – 2 P-R 间期

（三）QRS 波群

电激动向下经房室结、希氏束、左右束支，同步激动左右心室形成 QRS 波群。QRS 波群代表了左右两心室的除极，正常成年人 QRS 时间小于 0.12 s，多数为 0.06～0.10 s。当出现心脏束支传导阻滞、室内传导阻滞、心室扩大或肥厚等情况时，QRS 波群出现增宽、变形。（图 11 – 3）

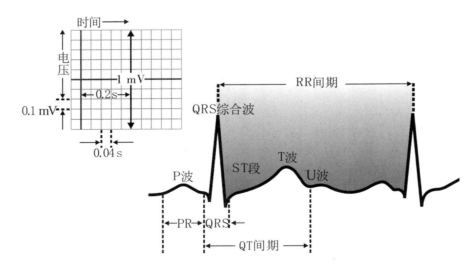

注：心电图记录纸由纵线和横线分成各为 1 mm^2 的小方格。当走纸速度为 25 mm/s 时，每两条纵线间（1 mm）表示 0.04 s，当标准电压 1 mV = 10 mm 时，两条横线间（1 mm）表示 1 mV。

图 11 – 3 QRS 波群及 R-R 间期

(四) J 点

J 点为 QRS 波和 ST 段的交点，代表心室除极完毕。（图 11-4）

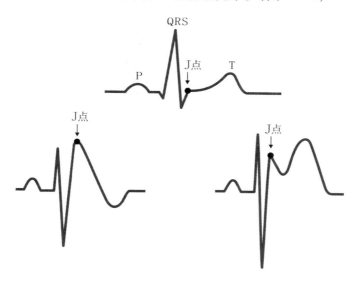

图 11-4　J 点

(五) ST 段

ST 段代表心室缓慢复极过程。正常情况下，ST 段大多处于等电位线上，有时亦可有轻微偏移。在任一导联，ST 段下移一般不超过 0.05 mV。部分成人在 V1～V3 导联可有 ST 段抬高，但一般不超过 0.3 mV。在 V4～V6 导联和肢体导联，ST 段抬高程度很少超过 0.1 mV。（图 11-5）

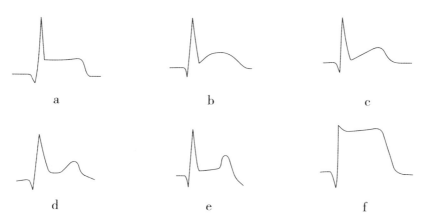

a：平拍型；b. 弓背型；c. 上斜型；d、e：凹面向上型；f：单向曲线型。

图 11-5　各种 ST 段抬高的形态

(六) T 波

T 波代表了心室快速复极时的电位变化。T 波与 QRS 主波方向大多一致。T 波低平或倒置可见于心肌缺血、低钾血症等。T 波的高耸可见于高钾血症、急性心肌梗死的超急性期等。（图 11-6）

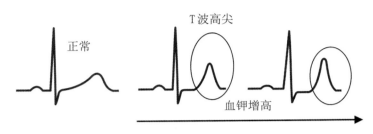

图 11-6　高钾血症时心电图表现

(七) U 波

某些导联上在 T 波之后 0.02～0.04 s 出现的振幅低小的波称为 U 波，代表心室后继电位，其产生机制尚未明确，有学者认为它是乳头肌或浦肯野纤维的复极波。U 波方向大体与 T 波相一致。U 波在胸导联较易见到，以 V2～V3 导联较为明显。U 波明显增高常见于血钾过低。（图 11-7）

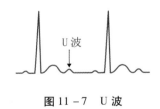

图 11-7　U 波

(八) Q-T 间期

Q-T 间期指 QRS 波群的起点至 T 波终点的间距，代表心室肌除极和复极全过程所需的时间。Q-T 间期长短与心率的快慢密切相关，心率越快，Q-T 间期越短，反之则越长。心率在 60～100 次/分时，Q-T 间期的正常范围为 0.32～0.44 s。Q-T 间期延长可分为先天性长 QT 综合征和获得性长 QT 综合征。获得性长 QT 综合征常见于心力衰竭、冠脉供血不足、电解质紊乱、心肌炎及药物影响。抗心律失常药物（如奎尼丁、索他洛尔、胺碘酮）可引起 Q-T 间期延长。Q-T 间期延长若伴低钾血症容易引起尖端扭转型室性心动过速，甚至心室颤动而导致猝死，是心电图危急值之一。由于 Q-T 间期受心率影响较大，所以常用较正 Q-T 间期（QTc）。QTc 计算公式为 $QTc = QT/\sqrt{RR}$。近年推荐的 Q-T 间期延长标准为：男性 QTc 间期≥0.45 s，女性≥0.46 s。（图 11-8）

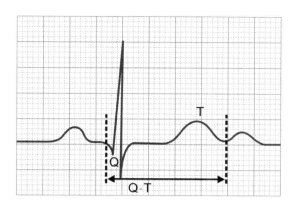

图 11-8 Q-T 间期

二、导联

(一) 肢体导联

右臂（R）、左臂（L）、足（F）组成了Ⅰ、Ⅱ、Ⅲ、aVR、aVL、aVF。根据每一导联相对应的心脏部位，肢体导联可分为：左心导联（Ⅰ、aVL）、右心导联（Ⅲ、aVR）、下壁导联（Ⅱ、Ⅲ、aVF）。

(二) 胸导联

根据"红、黄、绿、棕、黑、紫"的顺序，组成 V1～V6 胸导联。

胸前导联位置见图 11-9。

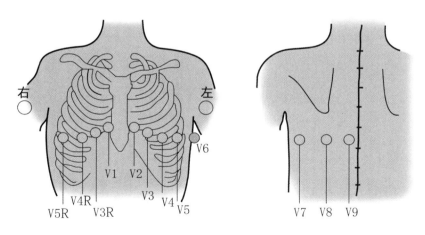

图 11-9 胸前导联位置

第二节 心电轴的意义

心电轴一般是指平均 QRS 电轴，它是心室除极过程中全部瞬间向量的综合（平均 QRS 向量）数据，借以说明心室在除极过程这一总时间内的平均电势方向和强度。它具有空间性，但在心电图学中通常指的是它投影在前额面上的心电轴。正常心电轴范围为 $-30°\sim +90°$；电轴左偏为 $-30°\sim -90°$，电轴右偏为 $+90°\sim +180°$。

心电轴测定方法：若 Ⅰ 和 aVF 导联的 QRS 主波均为正向波，可推断电轴不偏；若 Ⅰ 导联出现较深的负向波，aVF 导联主波为正向波，则属电轴右偏；若 aVF 导联主波为负向波，Ⅰ 导联主波为正向波，则属电轴左偏。

电轴异常的原因：①电轴右偏。右心室肥厚、右束支传导阻滞、左后分支传导阻滞、肺气肿、肺心病、法洛四联症等。②电轴左偏。左心室肥厚、左束支传导阻滞、左前分支传导阻滞、W-P-W 综合征、肥厚型心肌病等。

心电图电轴判读示意图见图 11-10。

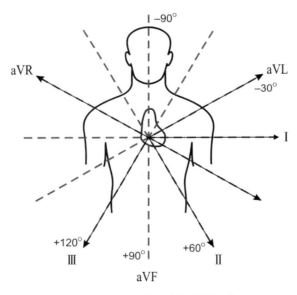

图 11-10 心电图电轴判读示意

第三节 体表心电图阅读步骤

每一导联对应的心电图均从波段 P 波开始，后续依次为 QRS 波、ST 段、T 波、U 波。

一、P 波

（1）方向：aVR 向下，Ⅰ、Ⅱ、aVF、V4～V6 向上，aVR 导联向下，其余导联双向、倒置或低平均可。
（2）时间：<0.12 s（3 小格）。
（3）振幅：<0.3 mV（3 小格）。

二、QRS 波群

（1）方向：Ⅰ、Ⅱ主波向上，aVR 主波向下，其他肢体导联均可。V1、V2 主波向下（R/S<1），V3、V4 的 R 波和 S 波振幅应大致相等（R/S≈1），V5、V6 主波向上（R/S>1）。V1～V6 的 R 波逐渐增高，S 波逐渐降低。
（2）时间：0.06～0.10 s（1.5～2.5 小格）。
（3）振幅：R 波在 V1<1.0 mV（2 大格）、aVR<0.5 mV（1 大格），否则右心室肥大。R 波在 V5<2.5 mV（5 大格）、aVF<2.0 mV（4 大格），否则左心室肥大。QRS 波群正向波与负向波振幅绝对值相加在肢体导联不应都小于 0.5 mV，胸导联不应都小于 0.8 mV，否则为低电压。

三、ST 段

ST 段上抬（等电位线至 ST 上缘）、下移（等电位线至 ST 下缘）都不超过 0.1 mV（1 小格），V1～V3 上抬可稍高，部分正常人某些导联 J 点抬高，紧跟高耸 T 波，称为早期复极。

四、T 波

（1）方向：Ⅰ、Ⅱ、V4～V6 向上，aVR 向下，其余均可。若 V1 向上，其余胸导联均应向上。
（2）振幅：在胸导联可高达 1.5 mV（3 大格）。

五、U 波

U 波是 T 波后 0.04 s（1 小格）内出现的小振幅波（<1 小格），方向与 T 波一致，以 V3 明显。

六、P-R 间期

P-R 间期时间为 0.12～0.20 s（3～5 小格）。

七、Q-T 间期

Q-T 间期时间为 0.32～0.44 s（8～11 小格）。

八、P-P 或 R-R 间期

P-P 或 R-R 间期时间为 0.6～1.0 s（3～5 大格）。

心电图纸与波形见图 11-11。

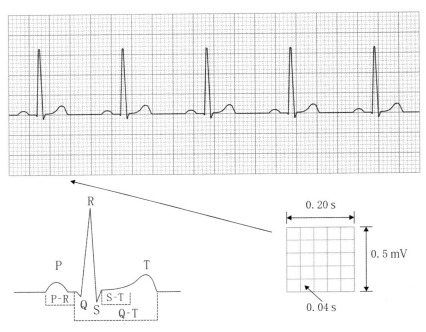

图中所示心电图纸走纸速度及电压：纸速 25 mm/s，灵敏度 10 mm/mV。

图 11-11　心电图纸与波形

（陈柏荣　唐文仪）

第十二章

体表心电图的临床应用

第一节 基础心电图解析

一、P 波

(一) 正常的 P 波

P 波代表右心房和左心房的除极。由于窦房结位于右心房上部,心房除极从右心房开始,然后再传至左心房,此过程通常需要 0.08～0.11 s。正常情况下,心房除极方向朝向 Ⅱ 导联的正侧和 aVR 导联负侧,故在 Ⅱ 导联产生正向 P 波,aVR 导联产生负向 P 波。不论其他导联 P 波方向如何,只要 Ⅱ 导联 P 波直立,aVR 导联的 P 波倒置,就可以肯定心房激动来自窦房结,即所谓窦性 P 波。窦性 P 波在 Ⅰ、aVF、V3～V6 导联通常是直立的,在 Ⅲ、aVL、V1、V2 导联可直立、也可倒置。V1 导联的 P 波可双向。正常情况下,P 波时间 <0.11 s,振幅 <0.25 mV。

(二) P 波异常

1. 左心房扩大或二尖瓣型 P 波

由于心房电除极时,右心房先除极,左心房后除极,当左心房肥厚时,右心房除极完毕,而左心房由于肥厚除极时间延长,表现在心电图上为 P 波增宽,P 波常呈双峰状。而引起左心房肥厚的原因通常是二尖瓣的病变,包括二尖瓣关闭不全、二尖瓣狭窄,故又称之为二尖瓣型 P 波。

心电图特点:P 波宽度 >0.12 s 并且 P 波有切迹(呈 M 型),两峰之间的时限 ≥ 0.04 s(图 12-1)。

2. 右心房扩大或肺性 P 波

当存在右心房肥厚时,右心房除极时间延长,但因为与稍后发生的左心房除极存在时间上的重叠,所以心房总的除极时间没有出现延长,而表现为心房除极振幅的增高,反映在心电图上就是 P 波高耸。由于导致右心房肥厚的主要原因是肺源性心脏病,因此也称此异常 P 波为肺性 P 波。

心电图特点:P 波振幅大于等于 0.25 mV,以 Ⅱ、Ⅲ、aVF 为明显(图 12-2)。

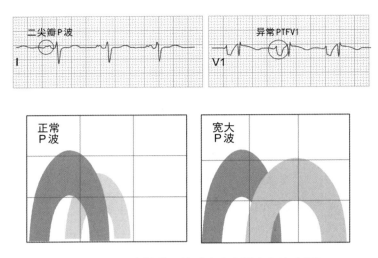

图 12-1 二尖瓣型 P 波（左心房肥大 P 波改变）

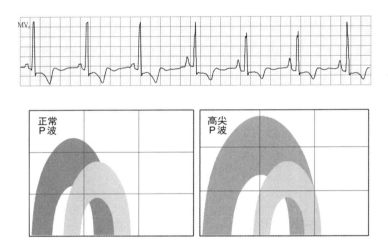

图 12-2 肺型 P 波（右心房肥大 P 波改变）

3. P 波倒置

P 波倒置常见于起搏或原始冲动起源于房性异位起搏点、房室结或以下异位兴奋点。因此，心房除极波逆向传播而引起 P 波倒置。P 波倒置代表结性节律、交界区节律或室性节律。

心电图特点：P 波在Ⅱ、Ⅲ、aVF 导联为负向（图 12-3）。

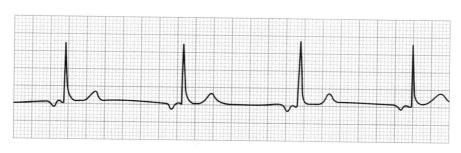

图 12-3 交界性心律

4. P 波缺失

P 波缺失是指在一些异位心律（如心房颤动、心房扑动、交界性心律、室性心动过速），或者严重电解质紊乱（如高钾血症）时，无法在心电图中分辨出 P 波（图 12-4）。

心电图特点：无法在心电图中找到 P 波。

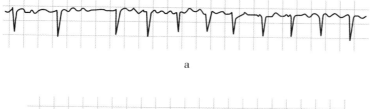

a

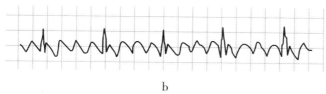

b

图 12-4 心房颤动（a）与心房扑动（b）

二、P-R 间期异常

（一）P-R 间期缩短

P-R 间期异常指 P-R 间期时限小于 0.11 s，多见于预激综合征、交界性或房性节律时。

心电图特点：P-R 间期小于 0.11 s，并且保持连续不断的节律传导。

（二）P-R 间期延长

P-R 间期延长指 P-R 间期大于 0.20 s，多见于一度房室传导阻滞、二度Ⅰ型房室传导阻滞。

心电图特点：P-R 间期大于 0.20 s，并且保持连续不断的节律传导。在一度房室传导阻滞时，P-R 间期延长，但每个 P-R 间期时限相等。在二度Ⅰ型房室传导阻滞时，P-R 间期逐次延长，直至 P 波不能下传，出现 QRS 波群脱落。（详见第十二章第二节"五、（一）"相应内容）

三、ST 段异常

（一）急性 ST 段抬高型心肌梗死

急性 ST 段抬高型心肌梗死是指由于冠状动脉出现急性闭塞病变导致心肌缺血坏死。心电图上多出现对应导联 ST 段特征性抬高。

心电图特点：与梗死部位对应导联出现 ST 段弓背向上型抬高，镜像导联 ST 段出现对应性压低。对应导联可出现病理性 Q 波和 T 波倒置（图 12-5）。

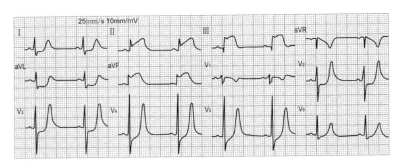

图 12-5　急性 ST 段抬高型下壁心肌梗死

> **相关知识点拓展**
>
> （1）病理性 Q 波：Q 波时限大于 0.04 s（1 小格），振幅大于同一导联 R 波的 1/4。
> （2）在肢体导联，相邻两个以上 ST 段抬高大于 0.1 mV（1 小格），或者在胸前导联，相邻两个以上 ST 段抬高大于 0.2 mV（大于 2 小格）都是病理性的。
> （3）心电图不同导联与对应的心室部位及供血的冠状动脉见表 12-1。
>
> 表 12-1　导联与对应的心室部位及供血的冠状动脉
>
> | 导联 | 心室部位 | 供血的冠状动脉 |
> | --- | --- | --- |
> | Ⅱ、Ⅲ、aVF | 下壁 | 右冠状动脉/回旋支 |
> | Ⅰ、aVL、V5、V6 | 侧壁 | 前降支对角支/回旋支 |
> | V1～V3 | 前间壁 | 前降支 |
> | V3～V5 | 前壁 | 前降支 |
> | V1～V5 | 广泛前壁 | 前降支 |
> | V7～V9 | 正后壁 | 回旋支/右冠状动脉 |
> | V3R～V5R | 右心室 | 右冠状动脉 |

（二）其他导致 ST 段异常的可能病因及心电图表现

1. 左心室肥大

左心室肥大指左心室心肌的体积增大及肥厚，肥厚部位的心肌动作电位较其他部位活跃，产生心肌细胞除极时的向量增大。高血压、肥厚型心肌病、主动脉缩窄、主动脉瓣狭窄等疾病可见左心室肥大的心电图改变。

心电图特点（图 12-6）：

（1）QRS 波群电压增高。

胸前导联：在 V5、V6 导联 R 波高大，振幅常大于 2.5 mV；V1、V2 导联 S 波加深；RV5＋SV1＞4.0 mV（男），RV5＋SV1＞3.5 mV（女）。

肢体导联：RⅠ＞1.5 mV；RaVL＞1.2 mV；RaVF＞2.0 mV；RⅠ＋SⅢ＞2.5 mV。

（2）V4、V5、V6 导联 ST 段呈凹面向下压低，T 波呈非对称性倒置。

（3）V1、V2、V3 导联 ST 段则与 V4、V5、V6 导联的正好相反，呈凹面向上抬高，同时伴有 T 波非对称性直立。

（4）常出现电轴左偏。

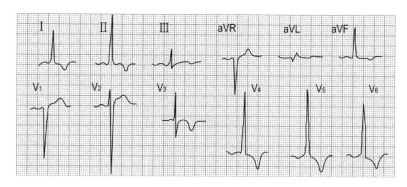

图 12-6　左心室肥大

2. 右心室肥大

右心室肥大是指右心室肥厚、扩大，大多数由肺动脉高压引起。慢性肺源性心脏病、肺动脉狭窄或法洛四联症等先天性心脏疾病可出现右心室肥大的心电图改变。

心电图特点（图 12-7）：

（1）V1 导联 R/S≥1，RV1＋SV5＞1.05 mV（重度＞1.2 mV），RaVR＞0.5 mV；V5 导联 R/S≤1。

（2）电轴右偏大于 90°。

（3）常继发 ST-T 改变。

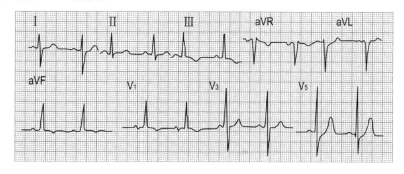

图 12-7　右心室肥大

四、T 波异常

(一) T 波倒置

T 波倒置可反映心肌缺血或劳损。T 波倒置通常有以下几种情况：

(1) 急性 ST 段抬高型心肌梗死可见在超急性期 T 波呈一宽大直立高耸波,急性期 T 波变为对称型倒置,恢复期倒置 T 波逐渐变浅,最后部分患者的 T 波可恢复直立变为正常。慢性心肌缺血时 T 波出现倒置。

(2) 肥厚型心肌病时,T 波也常呈深倒置,T 波倒置可持续长时间不变。

(3) 尼加拉瀑布样 T 波：典型心电图表现为左胸及中胸导联 T 波深倒置（深度 > 10 mm,甚至达 20 mm）,倒置的 T 波基底部宽阔,犹如瀑布开口,故而得名。其底部较钝,双肢不对称,降肢与 ST 段融合,升肢与 U 波融合,Q-T 间期明显延长；Ⅱ、aVR 导联可出现 T 波直立。其常见于颅内疾患、阿斯综合征发作后、急腹症、胃溃疡迷走神经干切除术后、肺动脉栓塞等。其也称为交感神经介导性巨倒 T 波。

(4) 束支传导阻滞、预激综合征、起搏心律等继发性 ST-T 改变时,可见 T 波倒置。

(二) T 波高耸

T 波高耸反映的是心内膜下心肌缺血情况。一般认为,肢体导联 T 波 > 0.5 mV,胸导联 T 波 > 1.0 mV,或以 R 波为主的导联 T 波高于 R 波,即为 T 波高耸。

T 波高耸通常有以下几种情况（图 12-8）：

(1) 变异型心绞痛时多出现两支不对称 T 波高耸,基底部常增宽。

(2) 心肌梗死的超急性期可出现异常高尖的 T 波,QRS 波后见不到基线上的 ST 段,T 波前肢立刻向上陡升为高耸宽大的 T 波,这一变化可持续数分钟至数十分钟。

(3) 高钾血症时,细胞外钾离子浓度升高,一般血钾浓度超过 5.5 mmol/L 时,心电图可表现为 T 波高尖,Q-T 间期缩短。

(4) 心室早期复极多表现为两支不对称型 T 波高耸,基底部常增宽,并伴有 J 点的抬高及 ST 段凹面向下型抬高。

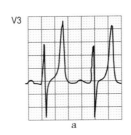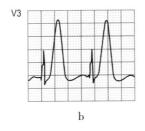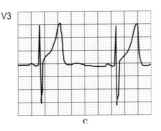

a：高钾血症；b：心肌缺血；c：正常变异。

图 12-8 T 波高耸

五、U 波异常

T 波之后出现的一圆钝、微小的单相波,称为 U 波,大多数人认为 U 波是浦肯野纤维复极产生的。正常 U 波不一定在每个导联都能见到，常在 V2、V3 导联明显发现。一般 U 波方向与同导联 T 波方向一致，其振幅不超过 T 波的 1/2。低钾血症时，心电图 U 波明显，与低平的 T 波可融合成驼峰状，此时常常不能准确测量出 Q-T 间期，同时伴有 Q-T 间期延长。（图 12-9）

U 波倒置大多是病理情况，可能提示左室舒张功能不全、心肌缺血等，如果行运动试验时出现 U 波倒置，高度提示心肌缺血。

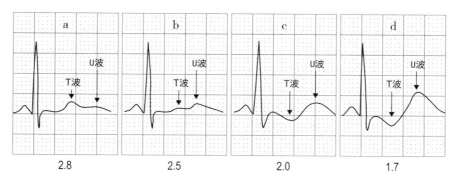

血钾水平：a 为 2.8 mmol/L；b 为 2.5 mmol/L；c 为 2.0 mmol/L；d 为 1.7 mmol/L。

图 12-9　T 波与 U 波多种形态关系

六、Q-T 间期异常

（一）Q-T 间期如何测量及其临床意义

Q-T 间期为 QRS 波群起始点到 T 波结束的间期，其反映的是心室除极和复极时间的总和，正常范围在 0.32～0.44 s。心率快慢可影响 Q-T 间期，因此临床上用 Q-Tc 来修正心率快慢带来的影响。（图 12-10）

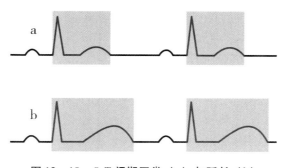

图 12-10　Q-T 间期正常（a）与延长（b）

（二）Q-T 间期变长的机制与含义

1. **特发性长 QT 综合征**

特征：多呈家族性发病，病因为基因突变导致离子通道缺陷。其主要改变为复极期钠离子通道持续或间歇性开放和延迟，出现钾离子外流减少、内向电流增多和复极延迟，动作电位时程延长，心室复极不一致，后除极形成，可诱发室性心动过速（多为尖端扭转型室性心动过速）及心室颤动，使患者发生晕厥。

心电图表现为：Q-T 间期明显延长，QTc≥0.48 s；T 波常见改变为双相 T 波、双峰 T 波、T 波切迹等，在胸导联较明显；Q-T 间期离散度加大，为重要辅助诊断指标。一些患者可能出现窦性停搏，停搏后的 T 波特别宽大，其中可能隐藏着 U 波。

2. 继发性长 QT 综合征

特征：多有明确的病因，如使用抗心律失常药物、三环类抗抑郁药、电解质紊乱，等等。病因解除后，Q-T 间期可恢复正常。

(三) Q-T 间期变短的机制与含义

正常情况下，当心率增快时 Q-T 间期缩短。短 QT 综合征是一种单基因突变的遗传性疾病，由于心肌离子通道功能异常，心室或心房有效不应期明显缩短，可发生阵发性心房颤动、室性心动过速或心室颤动等恶性心律失常，使患者反复发作晕厥，甚至心源性猝死。有该综合征的患者其心脏结构无明显异常，心电图表现为胸导联 T 波高尖且对称，QTc<0.3 s。

(四) 对 Q-T 间期有影响的药物

1. 抗心律失常药物

(1) ⅠA 类抗心律失常药物：如奎尼丁、丙吡胺、普鲁卡因胺等，主要用于转复心房颤动。其主要电生理作用是抑制心肌细胞膜快钠内流（INA），减缓 0 相上升速度，并抑制 2、3 相钾外流（IKr、IKs），使动作电位时限延长。其对心电图的作用主要是使室内传导变缓（QRS 波时限延长），不应期延长（Q-T 间期延长）。

(2) Ⅲ 类抗心律失常药物：如胺碘酮及索他洛尔，其最重要的电生理作用是阻滞 2、3 相钾外流（IKr、IKs）而致动作电位时限延长。胺碘酮还具有减慢 0 相上升速度，非竞争性抑制 α 及 β 受体，阻滞慢反应细胞钙离子内流（ICa-T）的作用。胺碘酮目前已广泛应用于转复心房颤动，防止室性心动过速反复发生及终止其发作。胺碘酮与索他洛尔均有降低窦性心律及延长 Q-T 间期的作用。如果心动过缓，或同时存在低钾血症者，有可能出现尖端扭转型室性心动过速。

2. 抗精神病药物和抗抑郁药物

吩噻嗪类：如氯丙嗪、硫利达嗪和丁酰苯类，有着较为明确的 Q-T 间期延长的作用。而三环类、四环类抗抑郁药物的主要副作用是 Q-T 间期延长。

3. 促胃肠动力药物

促胃肠动力药物：如西沙必利、多潘立酮等，具有较强的钾离子通道阻滞作用，因而易造成 Q-T 间期延长。

4. 抗感染药物

大环内酯类药物：如红霉素、克拉霉素、螺旋霉素等，已明确证实有延长 Q-T 间期和心源性猝死的副作用。其机制可能与钾离子通道阻滞有关。

第二节　常见心律失常解析

一、窦房结功能障碍

(一) 正常窦性心律

窦房结的地位：

（1）发放电指令。其自律性在心脏传导系统中最高，为 60～100 次/分。高于其他潜在起搏点，故潜在起搏点在 4 期自动去极化尚未达到阈电位水平之前，已经受到来自窦房结的激动作用而产生动作电位。

（2）其电指令既传给心房，使心房除极产生 P 波，同时也传给结间束，经房室结、房室束、左右束支、普肯野纤维网，最后传至整个心室，使心室除极产生 QRS 波。

（3）正常心脏的每一次跳动都是在窦房结的指挥下进行的。确立窦房结的"领导"地位，对理解心律失常，尤其是缓慢型心律失常中的病窦综合征有极大帮助。

（4）窦性心动过缓时心率小于 60 次/分，窦性心动过速时心率大于 100 次/分。

（5）心电图不能直接反映窦房结的电活动。

(二) 窦性心律不齐

窦性心律的起源未变，但节律不整，在同一导联上 P-P 间期差异 >0.12 s，P 波形态、时限、频率及 P-R 间期、QRS 波群形态和时限均正常。窦性心律不齐常与窦性心动过缓同时存在。其与呼吸周期有关。正常的心率随吸气加快、呼气减慢，称为呼吸性窦性心律不齐，多见于青少年，一般无临床意义。

(三) 窦性停搏

两次搏动之间存在间歇，且长 P-P 间期与短 P-P 间期不存在倍数关系，提示为窦房结自身功能出现异常。间歇时间白天超过 1.8 s，夜间超过 2.0 s 或长 P-P 间期大于短 P-P 间期的 1.5 倍即为窦性停搏。窦性停搏发生后，窦房结功能可在停搏 1.8 s 后恢复，若未能恢复，则由低位起搏点发放冲动（图 12-11）。

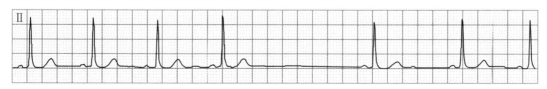

Ⅱ导联 P 波向上，第 4 个 P 波与第 5 个 P 波之间有长达 2.04 s 的长间歇，第 6 个 P 波未下传，第 6 个 P 波与第 7 个 P 波之间的 P-P 间期为 0.52 s，第 7 个 P 波与第 8 个 P 波之间的 P-P 间期为 0.92 s。

图 12-11　窦性心律不齐、窦性停搏

（四）窦性心动过缓

窦性心律的起源未变，但频率较正常慢。心率 < 60 次/分。P 波形态、时限及 P-R 间期、QRS 波群均正常。窦性心动过缓生理性原因常为迷走神经张力增高，多见于运动员或者正常人睡眠时。其病理性原因为甲状腺功能减退症、急性下壁心肌梗死、颅内压增高、低体温状态、药物作用、电解质紊乱等（图 12 - 12）。

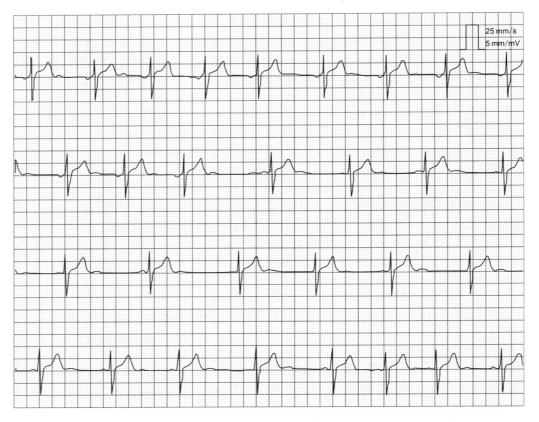

窦性心动过缓，频率约 49 次/分，第 3 行第 2 个 P 波与第 3 个 P 波之间的 P-P 间期长达 3.8 s，之间可见连续 2 个房室交界区性逸搏。

图 12 - 12　窦性心动过缓伴不齐、窦性停搏、房室交界区性逸搏

（五）窦性心动过速

窦性心律的起源未变，但频率较正常快。心率 > 100 次/分。P 波形态、时限及 P-R 间期、QRS 波群形态和时限均正常。窦性心动过速生理性原因常为交感神经张力增高，多见于焦虑、运动、妊娠。其病理性原因为贫血、发热、甲状腺功能亢进症、休克、心力衰竭等。（图 12 - 13）。

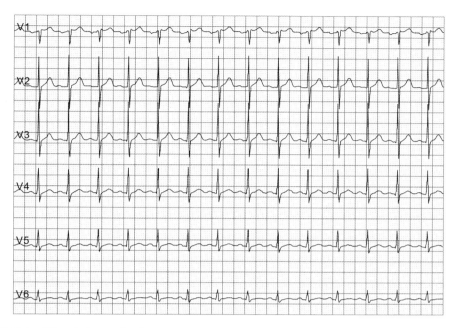

P 波形态正常，心率 115 次/分。

图 12-13　窦性心动过速

二、房性心律失常

（一）心房扑动

当心房异位起搏点频率达到 250～350 次/分且呈规则时，引起心房快而协调的收缩称为心房扑动。患者可出现低血压、头晕、心悸、心绞痛，甚至心源性休克。心电图表现为 P 波消失，代以形态、间距及振幅均绝对整齐、呈锯齿状的 F 波，频率为 250～350 次/分，常见的心房扑动多为 2∶1 传导（图 12-14）。心房扑动伴室内差异传导、束支传导阻滞或预激综合征时，应注意与室性心动过速鉴别。

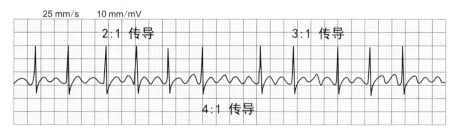

P 波消失，代之以快速而规则的锯齿状扑动波（F 波），频率约 300 次/分，R-R 间期不规律，房室按不固定比例（4∶1～2∶1）下传。

图 12-14　心房扑动（房室按不固定比例下传）

(二) 心房颤动

房颤时心房激动的频率达 300～600 次/分，心跳频率往往快而且不规则，有时可达 100～160 次/分，不仅比正常人心跳快得多，而且绝对不整齐，心房失去有效的收缩功能。房颤患病率还与冠心病、高血压和心力衰竭等疾病有密切关系。心电图表现为 P 波消失，代以不规则的 f 波，R-R 间期绝对不等（图 12-15）。任何导致左房肥大、左房压力增加、心房肌纤维化的因素均可引起心房颤动，常见于风湿性心脏病、急性心肌梗死、高血压、甲状腺功能亢进症等。

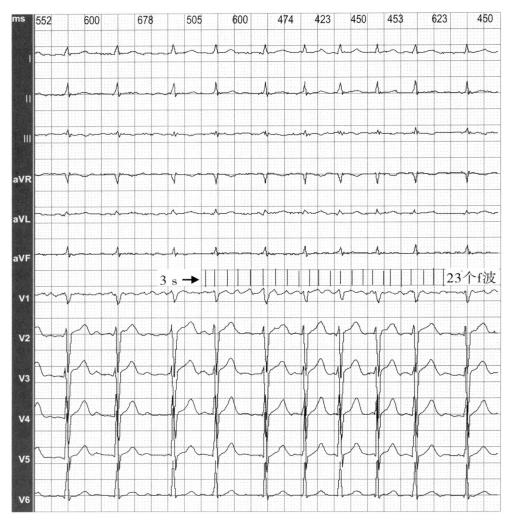

各导联 P 波消失，代之以快速、形态各异、大小不等的心房颤动波（f 波），频率约 460 次/分，R-R 间期绝对不规律。

图 12-15 心房颤动

三、房室交界性节律异常

室上性期前收缩

室上性期前收缩包括房性期前收缩和房室交界性期前收缩，分别由心房肌、房室交界区异位兴奋点发放提前的激动导致。心电图表现：①房性期前收缩在期前收缩 QRS 波群前面均有异常的 P 波；②房室交界性期前收缩既可以始终没有 P 波，也可以出现在期前收缩 QRS 波群前面或者后面的异常 P 波。房性和房室交界性期前收缩的 QRS 波群形态与窦性心律的 QRS 波群形态相同。房性期前收缩和房室交界性期前收缩的异位激动常可逆传影响窦房结并扰乱窦房结节律，因而常发生不完全性代偿间歇。心电图表现为提前出现的正常形态的 QRS 波群（图 12-16）。

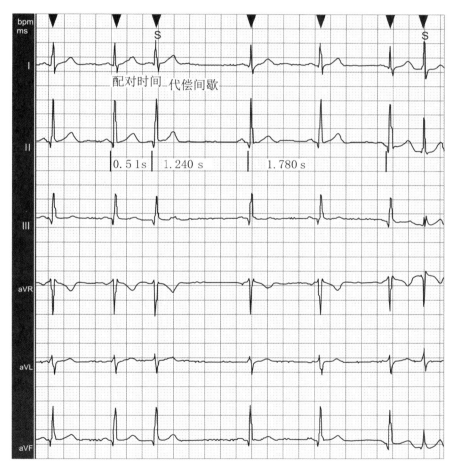

第 3、第 7 个 QRS 波提前发生，其前无明显 P 波，QRS 波形态与正常的大致相同，其后基本为完全性代偿间歇，第 7 个 QRS 波中可能隐藏 P′波。

图 12-16　室上性期前收缩（早搏）

四、室性心律失常

（一）室性期前收缩

室性期前收缩冲动来源于房室束以下部位或心室，心电图表现为提前出现的呈宽大畸形的 QRS 波，时限大于 0.12 s，QRS 波群前无窦性 P 波，并且 T 波和 QRS 波群主波方向相反（图 12-17）。室性期前收缩的激动来源于心室，并不会影响窦房结的节律，因此室性期前收缩后常出现完全性代偿间歇。

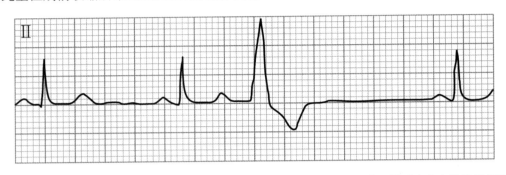

第 3 个 QRS 波提前发生，宽大畸形，时限约 0.14 s，其前无明显 P 波，其后为完全性代偿间歇。

图 12-17　室性期前收缩

（二）室性心动过速

室性心动过速是指发生由房室束分叉以下的束支、心肌传导纤维、心室肌的异位兴奋点发放冲动导致的快速性心律失常。其频率超过 100 次/分，有连续 3 个或 3 个以上的自发性室性电除极活动，包括单形非持续性和持续性室性心动过速及多形室性心动过速，其起源于左心室及右心室，可发生血流动力学状态的恶化，可能进一步恶化为心室扑动、心室颤动，导致心源性猝死。常见病因为急性心肌梗死、心肌炎、心力衰竭、室壁瘤、电解质紊乱等。心电图表现为宽大畸形的 QRS 波，频率为 100～220 次/分，节律通常比较规则，可有轻度不规则，P 波常不可见，可出现心室夺获或融合波（图 12-18）。

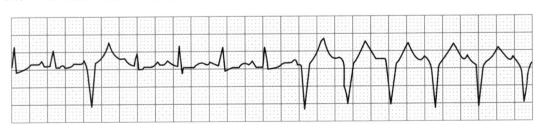

第 3 个 QRS 波提前发生，宽大畸形，与正常 QRS 波完全不同，为室性早搏；第 8～13 个连续 6 个宽大畸形 QRS 波为室性心动过速。

图 12-18　阵发性室性心动过速

（三）心室颤动

心室颤动是严重的异位心律，心室丧失有效的整体收缩能力，并被各部心肌快而不协调的颤动所代替。其血流动力学的影响相当于心室停搏。常见于急性冠状动脉缺血、心肌病伴完全性房室传导阻滞、严重电解质紊乱、药物毒性作用、预激综合征合并心房颤动等。

心电图特点：QRS 波宽大畸形、不规则，波形振幅及形态多变，频率为 200～500 次/分，无 P 波、ST 段及 T 波（图 12-19）。

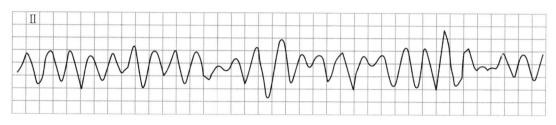

图 12-19　心室颤动

五、心脏传导阻滞

（一）房室传导阻滞

1. 一度房室传导阻滞及二度 I 型房室传导阻滞

心电图特点：P-R 间期大于 0.20 s，并且保持连续不断的节律传导。在一度房室传导阻滞时，P-R 间期延长，但每个 P-R 间期时限相等。在二度 I 型房室传导阻滞时，P-R 间期逐次延长，直至 P 波不能下传而出现 QRS 波群脱落（图 12-20）。

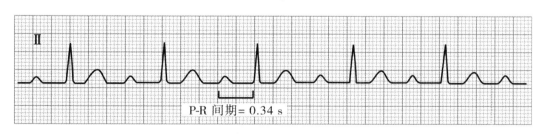

图 12-20　一度房室传导阻滞

2. 二度 II 型房室传导阻滞

二度 II 型房室传导阻滞是指大多数兴奋以固定的 P-R 间期传导，但偶尔出现一次心房激动不能下传至心室的现象。

心电图特点：P-R 间期固定，每隔一个或数个心动周期出现一次 P 波后，QRS 波群脱落（图 12-21）。

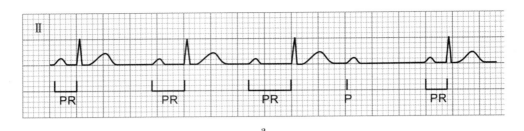

图 12-21 二度Ⅰ型房室传导阻滞（a）与二度Ⅱ型房室传导阻滞（b）

3. 三度房室传导阻滞

三度房室传导阻滞是指所有的心房正常激动都不能下传至心室，心室的激动由房室结或心室异位兴奋起搏点启动。

心电图特点：P 波、QRS 波群以各自频率出现，P 波频率大于 QRS 波频率，P 波与 QRS 波之间没有固定关系。若 QRS 形态正常，心室除极来源自房室结；QRS 波群形态异常，则心室除极源自心室肌内异位起搏点（图 12-22）。

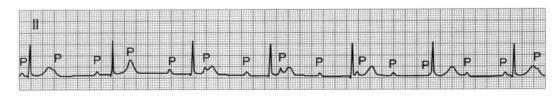

图 12-22 三度房室传导阻滞

（二）其他传导阻滞

1. 右束支传导阻滞

单纯右束支传导阻滞一般不引起明显的血流动力学改变，大多数患者常无特异性症状，若出现症状，则多为原发疾病的症状，因此大多行心电图检查时发现右束支传导阻滞。右束支传导阻滞时，心室除极仍然开始于室间隔中部，方向由左向右，左心室除极后通过缓慢的心室肌传导将激动传至右心室，右心室最后除极。在心室除极时左心室除极引起的第一、二向量与正常一样，不同的地方在于右心室最后单独除极，没有了反方向向量的抵消影响，因此产生较大的朝向右前的第三向量，体表心电图可见 V1、V2 导联 R′波，V5、V6 导联宽 S 波。

心电图特点（图 12-23）：

(1) 完全性右束支传导阻滞时 QRS 波增宽。
(2) V1 导联 QRS 波群呈 rsR′型或"兔耳"型。
(3) Ⅰ 导联和 V6 导联可见 S 波增宽伴顿挫。

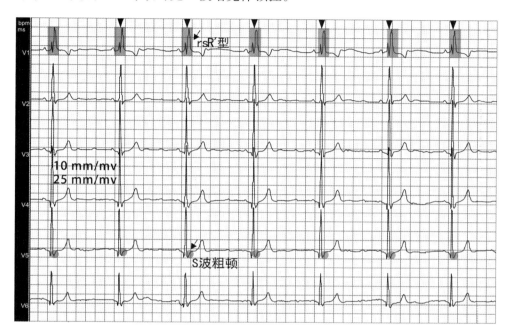

图 12-23 完全性右束支传导阻滞

2. 左束支传导阻滞

左束支传导阻滞时，激动经右束支下传，由室间隔右室面开始向左后传导，产生左后的向量，右室游离壁同时除极，产生向右前的向量。由于由室间隔除极的向量占优势，在体表心电图出现的是心室起始除极向量朝向左后的向量，QRS 波群的 V1 导联为 QS 型，V6 导联为 R 型。

心电图特点（图 12-24）：

(1) 完全性左束支传导阻滞时 QRS 波时限增宽。
(2) V1 导联没有 R 波，QS 波深而宽。
(3) Ⅰ 导联和 V6 导联 QRS 波呈 RR′型或 R 波顿挫，无 Q 波。
(4) 伴有电轴左偏。

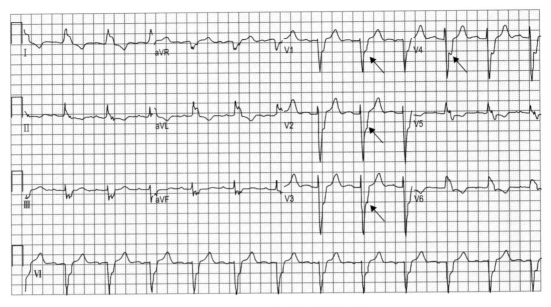

图 12-24 完全性左束支传导阻滞

第三节 高危心电图识别

心电图危急值是指可导致严重的血流动力学异常甚至威胁患者生命的心电图表现。其较常见于急诊中的临床急症和危重症，医务人员应掌握其诊断要点，做到及时识别和诊断，以实施紧急合理的救治。

常见的心电图危急值：疑似急性冠脉综合征、严重的快速性心律失常、严重的缓慢性心律失常及其他（如药物或电解质紊乱相关的）急症。

一、急性冠脉综合征的识别

急性冠状动脉供血不足多为一过性心肌缺血表现，持续时间多在 10 min 左右。随着心肌缺血，心电图出现改变，又随着缺血缓解，心电图恢复正常或缺血发作前状态。心电图表现主要体现在以下几个方面：

（一）ST 段动态变化

ST 段动态改变是急性冠状动脉供血不足的特征性表现，至少相邻两个或两个以上的导联出现 ST 段的下移或上抬。另一特点为动态性或一过性，在缺血发作和缺血缓解后分别记录心电图更具诊断意义。

（二）T 波的动态变化

急性冠状动脉供血不足也可引起 T 波的一过性变化，可表现为 T 波形态高尖、低平、双向或倒置，常与 ST 段改变伴随出现。

（三）一过性的 U 波变化

急性冠状动脉供血不足可引起 U 波的一过性变化，U 波倒置多见，可以单独出现，也可与 ST 段和 T 波改变伴发出现。随着缺血缓解，U 波恢复到正常或者发作前状态。

（四）异常 Q 波

异常 Q 波多发生在严重的心肌缺血时，尤其是 ST 段抬高的心肌缺血，往往 ST 段恢复后 Q 波仍不消失或新出现 Q 波。此时，血清中的心肌标志物并不升高，随着心肌缺血的缓解，异常 Q 波数分钟至数小时后消失，少数患者可几天后消失。

（五）一过性心律失常

急性冠状动脉供血不足导致的心肌缺血性损伤可引起多种心律失常，其中，室性快速性心律失常最为常见。例如：频发室性期前收缩（R on T）、多形性室性心动过速等易诱发心室颤动。

患者胸痛发作时，务必及时、快速地利用心电图检查发现上述异常，认真对比发作前、中、后的心电图变化，而不是单纯以 ST 段抬高作为急性冠状动脉供血不足的标志。

对于新出现或假定新出现的左束支传导阻滞伴有典型心肌缺血症状的患者，应采用下列 3 种心电图标准之一诊断心肌梗死：①在 QRS 正向波的导联上，ST 段抬高≥0.1 mV；②在 V1～V3 导联上，ST 段下移≥0.1 mV；③在 QRS 波呈负向波的导联上，ST 段下移≥0.5 mV。

急性下壁心肌梗死心电图见图 12-25。

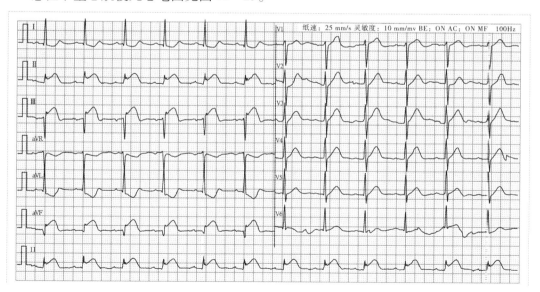

Ⅱ、Ⅲ、aVF 导联 ST 段呈弓背向上型抬高，抬高幅度 0.2～0.3 mV，对应面的 Ⅰ、aVL 导联 ST 段下斜型压低 0.1～0.25 mV，aVF 导联开始出现典型异常 Q 波。

图 12-25　急性下壁心肌梗死

二、猝死相关的心动过速

(一) 预激综合征合并心房颤动

预激综合征是心脏冲动经附加通道下传,提早兴奋心室的一部分或全部,引起部分心室肌提前活动,常合并室上性心动过速发作的临床综合征。心房颤动是常见的预激综合征并发的心律失常,发病率仅次于房室折返性心动过速。心房颤动也可能是由房室折返性心动过速演变而来,患者多不伴有心房大,因此,房颤多为阵发性,很少持续存在。一般认为,心房颤动的形成与旁路传导有关。

心电图特点(图12-26):心房颤动,R-R间期极度不齐,相差>0.05 s;心室率多>180次/分,甚至高达240次/分;QRS波群宽大畸形,起始部可见到预激波;还可见到不同程度的室性融合波;若R-R间期≤0.25 s可引发心室颤动而危及生命。静注洋地黄类药物或维拉帕米不仅无效,还可能由于其缩短旁路不应期,使心室率进一步加快,甚至诱发心室颤动。

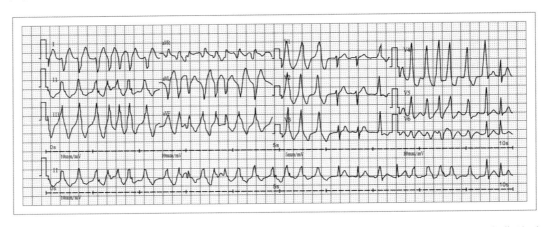

无P波,QRS波宽大、畸形(部分形态正常,如图所示),部分导联可见预激波,R-R间期绝对不整,心室率约300次/分,R波振幅不一。

图12-26 预激综合征合并快速型心房颤动

(二) 多形性室性心动过速

多形性室性心动过速(简称室速)是一种较为严重的室性心律失常,发作时呈室性心动过速特征,QRS波的尖端围绕基线扭转;若伴有Q-T间期延长者称之为尖端扭转型室性心动过速(TdP)。其可反复发作,易致昏厥、猝死。

心电图特点(图12-27):室速发作时心室率多在200次/分以上,宽大畸形、振幅不一的QRS波群围绕基线不断扭转其主波的正负方向,连续出现3~10个同类的波之后就会发生扭转,翻向对侧。室速常由R on T的室性早搏诱发。TdP者处于基础心律时,Q-T间期延长,T波宽大,U波明显,TU融合。

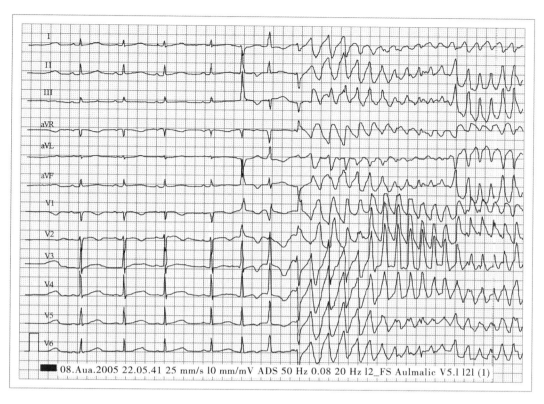

发作时（第 7 个 QRS 波开始），QRS 波极性和振幅呈时相性改变，心室率常为 160～280 次/分。

图 12-27 尖端扭转型室性心动过速

（三）心室扑动和心室颤动

心室扑动和心室颤动是临床上最危重的心律失常，发生时，心脏失去排血功能，有晕厥、阿-斯综合征表现。此类异常若处理不及时，患者可在短时间内死亡。

心电图特点：

（1）心室扑动（图 12-28）：无正常 QRS-T 波群，代之以连续快速而相对规则或不规则的大振幅波动，频率多为 200～250 次/分。心室扑动（简称室扑）与室速的区别：室速 QRS 波与 T 波分开，波间有等电位线。

（2）心室颤动（图 12-29）：QRS-T 波群完全消失，出现大小不等、极不匀齐的快频率波；频率达 200～500 次/分。心室颤动（简称室颤）与室扑的识别要点在于，前者波形及节律完全不规则，且电压较小。

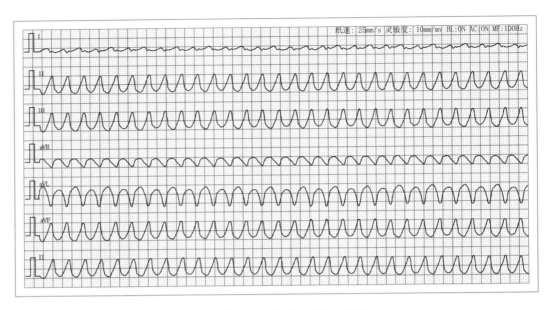

QRS 波形态单一,为频率 267 次/分的大振幅波动,无等电位线。

图 12-28　心室扑动

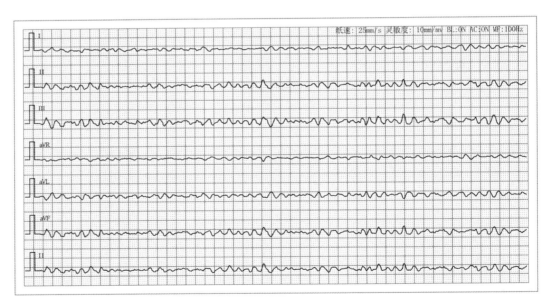

无 QRS-T 波群,有形态不同、极不匀齐的快频率波。

图 12-29　心室颤动

室颤作为恶性程度最高的心律失常,其发生和维持需要满足 Coumel 三角的全部条件,包括致心律失常基质(心脏自身条件)、调节因素(神经、内分泌、电解质、药物、缺血)和触发因素(出现改变局部电稳定性的触发因素,如室性早搏)。具体如下。

（1）具有潜在室颤风险的"基质"包括：大面积心肌梗死、失代偿性心力衰竭、严重心肌病和离子通道疾病（包括长 Q-T 间期综合征、短 Q-T 间期综合征和 Brugada 综合征）等。

（2）严重的复极异常：

A. 短时间内全导联 J 波及其振幅显著增高合并器质性心脏病时。

B. Q-T 间期显著延长合并器质性心脏病，尤其伴有 TU 融合、低钾血症时。另外，当心肌梗死后 Q-T 间期延长，易出现室颤。

C. 药物所致的明显 Q-T 间期延长，包括抗心律失常药（奎尼丁、胺碘酮、索他洛尔等）和非心脏药物（抗精神病药、抗抑郁药、抗肿瘤药物等）。

D. T-U 波的变化。当 T 波振幅异常升高，加上 U 波明显靠近，T-U 波形成。

E. 肉眼可识别的 T 波振幅交替。

F. 低钾血症、低镁血症等使 Q-T 间期改变的电解质紊乱。

（3）心脏节律异常：特别是出现长短周期现象，此时 Q-T 间期变化可加重细胞内钙离子过载，导致局部电不稳定，促使期前收缩的发生，并显著延长缺血心肌细胞的动作电位时限，进一步增加复极离散度，合并严重器质性心脏病时容易诱发室颤。另外，对于预激综合征的高危亚型，当预激综合征的旁路具有前传功能时，快速的室上性节律可通过旁路下传至心室，诱发室速或室颤。故预激综合征合并房颤伴旁路前传时也容易诱发室颤。

（4）R on T 现象：当期前收缩落在前一心动周期的 T 波之上，即落在 T 波顶峰之前 30 ms 处时，称之为 R on T 现象。T 波顶峰之前 30 ms 处为心室易损期，因此 R on T 室早是一种危险表现。特别是急性冠脉综合征合并频发室性早搏、多源多形性室性早搏、成对室性早搏和 Q-T 间期延长等，均易诱发室速或室颤。

三、猝死相关的心动过缓

猝死相关的心动过缓主要包括严重缓慢性心律失常：病窦综合征，三度房室传导阻滞时平均心室率≤35 次/分或者长 R-R 间期≥3 s，伴有头晕、黑蒙等心动过缓所致症状者，或虽无心动过缓相关症状但长 R-R 间期≥5 s。

心电图特点：

（1）窦房传导阻滞：二度窦房传导阻滞系在规律的窦性心律中突然出现一个漏搏间歇，这一长间歇恰等于正常窦性 P-P 间期的倍数（图 12-30）。

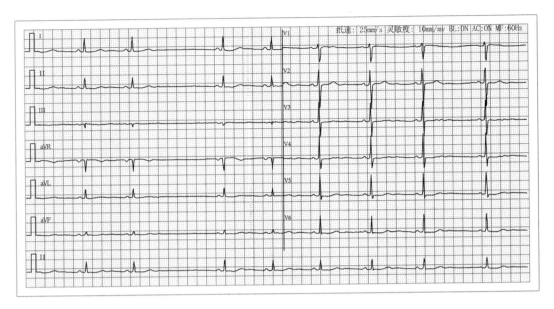

窦性节律后可见 1.92 s 的长间歇（第 2 个和第 3 个 QRS 波之间的 R-R 间期），其中无 P-QRS-T 出现，长间歇前后 P-P 间期等于窦性 P-P 间期两倍。

图 12 - 30　窦房传导阻滞

（2）窦性静止：较正常 P-P 间期显著延长的间歇内无 P 波发生，或 P-QRS 均不出现，长的 P-P 间期与基本的窦性 P-P 间期无倍数关系（图 12 - 31）。

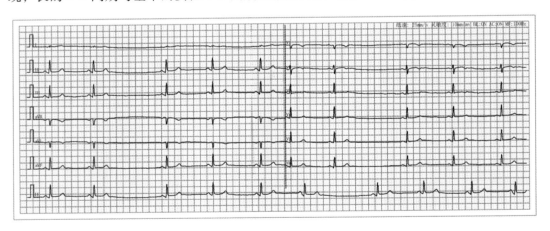

长达 2.24 s 的长间歇内无 P-QRS 出现（第 2 个和第 3 个 QRS 波之间的 R-R 间期，第 6 个和第 7 个 QRS 波之间的 R-R 间期），长间歇前后的 P-P 间期与窦性 P-P 间期无倍数关系。

图 12 - 31　窦性静止

（3）三度房室传导阻滞：P 波与 QRS 波无固定关系，P-P 间期相等，心房率高于心室率，QRS 波群形态取决于起搏点部位，频率 20～40 次/分。心房颤动时，如果心室率慢而绝对规则，即为房颤合并三度房室传导阻滞（图 12-32）。

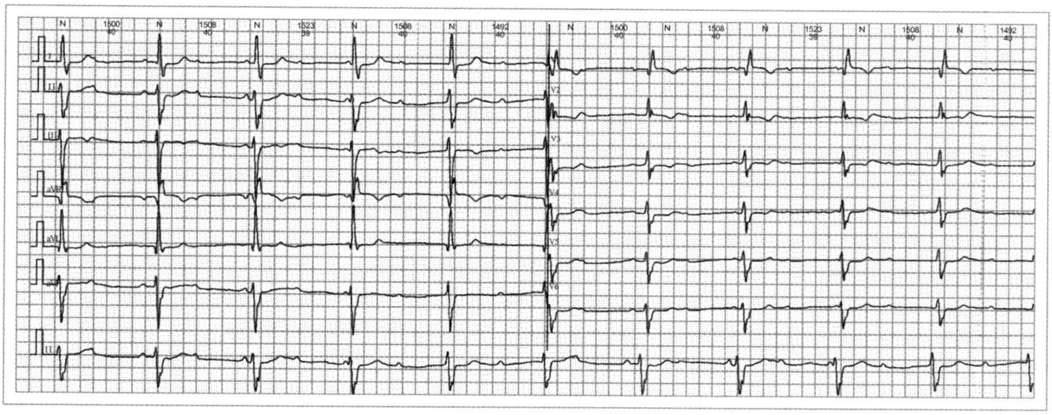

P 波与 QRS 波无固定关系，P-P 频率大于 R-R 频率。

图 12-32　三度房室传导阻滞

四、猝死相关的严重电解质紊乱

（一）高钾血症

当血钾浓度超过 5.5 mmol/L 时，心电图可表现为 T 波高尖，Q-T 间期缩短；当浓度超过 6.5 mmol/L 时，可出现 QRS 波增宽；浓度超过 7.0 mmol/L 时，心房肌激动与传导受到抑制，P 波振幅减小，时限延长；浓度超过 8.5 mmol/L 时，P 波消失。此时，窦房结仍可发出激动，而心房肌因受抑制不能受激，但激动仍循结间束通过交界区下传至心室，称之为窦室传导。

心电图特点（图 12-33）：

（1）T 波高尖，基底变窄，两肢对称，呈"帐篷状"，在 Ⅱ、Ⅲ、V2、V3、V4 导联最为明显，此为高钾血症最早出现和最常见的心电图变化。

（2）QRS 波群时限增宽，P 波低平，严重者 P 波消失，出现窦室传导。

（3）ST 段下移。

（4）各种心律失常，如窦性心动过缓、交界性心律、传导阻滞、窦性静止，严重者出现室性心动过速、心室颤动。

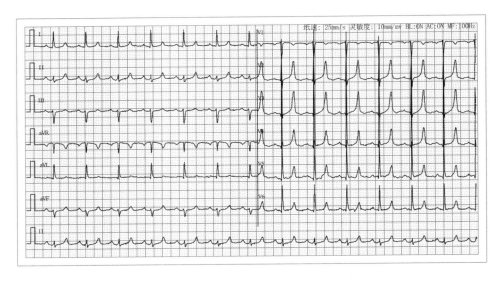

以 R 波为主的导联可见 T 波高尖、基底变窄、两肢对称，呈"帐篷状"。

图 12-33 高钾血症

(二) 低钾血症

低钾血症时，心电图表现为 Q-T 间期延长，T 波低平，U 波明显；此时亦出现 TU 融合而呈"驼峰状"（图 12-34）。血钾 < 3 mmol/L 时，U 波开始增高，严重者可出现 Q-T 间期延长，S-T 段下降，T 波低平、增宽、双相、倒置，或出现 U 波。此种情况易致尖端扭转型室性心动过速。

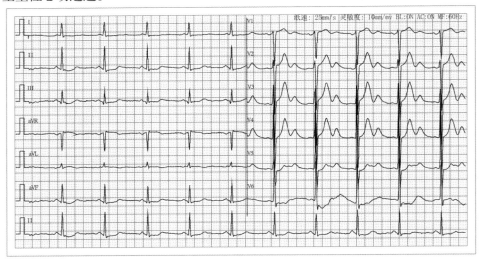

胸导联可见明显 U 波、TU 融合。

图 12-34 低钾血症

（林岫芳　黄茵　卢慧芳）

第十三章
临床案例分析

案例一

18 岁女性,学生,因心悸 1 周而来门诊就诊。查体:除可闻及期前收缩外,未见其他异常。自诉 1 个月前曾患"感冒"。门诊心电图检查结果如图 13-1 所示。

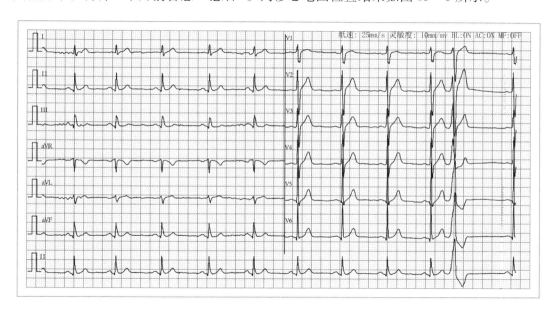

图 13-1 案例一心电图

请问此心电图(图 13-1)的诊断?

心电图所见:

__窦性__ 心律;心房率: __65__ 次/分;心室率: __65__ 次/分。

P-R 间期: __0.16__ s;QRS 波时限: __0.08__ s;Q-T 间期: __0.36__ s。

P 波:各导联形态、时限、振幅均正常。

QRS 波:多数形态、时限、振幅均正常,可见一个提前出现且宽大畸形的 QRS 波,其前无与之相关 P 波,主波方向与 T 波相反,其后为完全性代偿间歇,判断为室性期前收缩(室性早搏)。

ST 段:无抬高或压低。

T 波：形态正常，无低平及倒置。
结论：窦性心律，室性期前收缩。

> **知识点拓展**
>
> 室性期前收缩可见于正常人或器质性心脏病患者。对于年轻人，如果不伴有其他症状、体征和心脏问题时，患有严重心脏疾病的可能性较小，多见于劳累、熬夜、精神压力大等情况，也可见于摄入烟酒、咖啡、浓茶后。由器质性心脏疾病引起的室性期前收缩常见于冠状动脉粥样硬化性心脏病、风湿性心脏病、高血压性心脏病、心肌炎、心肌病等。此例年轻患者，出现心悸症状前半月余曾有"感冒"病史，需要注意完善心肌坏死标志物、核素心肌灌注显像等检查，除外心肌炎可能。

案例二

30 岁女性，公司职员，因心悸、消瘦 2 月余由家人陪同前来就诊。自诉近 2 个月来多汗、睡眠差、大便次数增多，家人诉患者近期易生气，情绪波动大。查体：双眼球轻度突出，心率 85 次/分，可闻及期前收缩，未闻及心脏杂音，双手震颤（＋）。门诊心电图检查结果如图 13-2 所示。

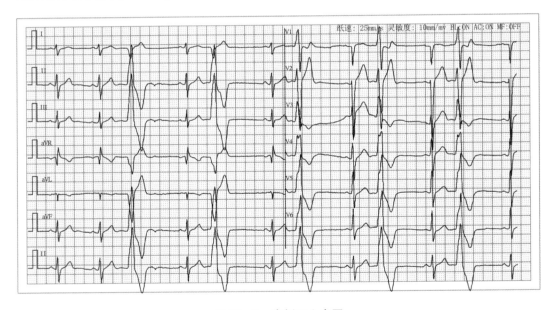

图 13-2 案例二心电图

请问此心电图（图 13-2）的诊断？
心电图所见：
　　窦性　心律；心房率：　71　次/分；心室率：　71　次/分。
P-R 间期：　0.12　s；QRS 波时限：　0.10　s；Q-T 间期：　0.36　s。
P 波：各导联形态、时限、振幅均正常。

QRS 波：窦性 P 波后 QRS 波形态、时限、振幅均正常，可见多个提前出现且宽大畸形的 QRS 波，其前无与之相关 P 波，主波方向与 T 波相反，其后为完全性代偿间歇，判断为室性期前收缩；具有一个窦性心搏后出现一个室性期前收缩的规律，重复三组以上为二联律。

ST 段：无抬高或压低。

T 波：形态正常，无低平及倒置。

结论：<u>窦性心律，室性期前收缩二联律</u>。

> **知识点拓展**
> 室性期前收缩二联律多在器质性心脏病基础上出现，常见于高血压、冠状动脉粥样硬化性心脏病、心肌病、风湿性心脏病、二尖瓣脱垂、甲状腺功能亢进、电解质紊乱等，也可见于洋地黄中毒患者。因此，心电图一旦出现室性期前收缩二联律，提示需要做进一步检查明确病因。

案例三

50 岁男性，建筑工人，反复胸闷胸痛半年余，伴有心悸、黑蒙发作。吸烟史 20 余年，每天约 40 支。既往有高血压病史 8 年，未服药治疗。查体：血压 170/96 mmHg，心率 84 次/分，可闻及期前收缩，二尖瓣听诊区可闻及 3/6 级收缩期吹风样杂音。门诊心电图检查结果如图 13-3 所示。

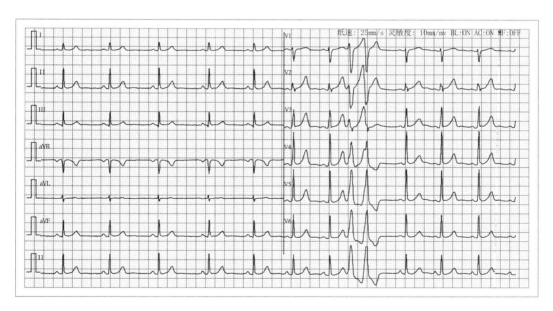

图 13-3 案例三心电图

请问此心电图（图 13-3）的诊断？

心电图所见：

_____窦性_____心律；心房率：__65__次/分；心室率：__65__次/分。
P-R 间期：__0.16__s；QRS 波时限：__0.08__s；Q-T 间期：__0.34__s。
P 波：各导联形态、时限、振幅均正常。
QRS 波：窦性 P 波后的 QRS 波形态、时限、振幅均正常，可见连续 2 个提前出现且宽大畸形的 QRS 波，其前无与之相关 P 波，主波方向与 T 波相反，判断为成对室性期前收缩。
ST 段：无抬高或压低。
T 波：形态正常，无低平及倒置。
结论：窦性心律，成对室性期前收缩。

> **知识点拓展**
> 成对室性期前收缩常见于器质性心脏疾病，可能诱发严重后果，是导致心脏性猝死的重要原因之一。此例患者为中年男性，有长期大量吸烟史，同时合并有高血压，心电图出现成对室性期前收缩，根据患者多个心血管病危险因素（男性、吸烟史、高血压病史），应首先排查是否存在器质性心脏病背景，如高血压心脏病、冠状动脉粥样硬化性心脏病等。除动态观察心电图是否合并心电图缺血样改变外，还需要进一步行心脏多普勒超声了解心脏结构，同时评估行冠状动脉影像学检查的指征。

案例四

38 岁男性，公司职员，因 1 年来晕厥 3 次而就诊。患者家族中有一位叔叔于 40 岁时猝死。查体：血压 110/80 mmHg，心率 152 次/分，心律绝对不整，未闻及心脏杂音。门诊心电图检查结果如图 13-4 所示。

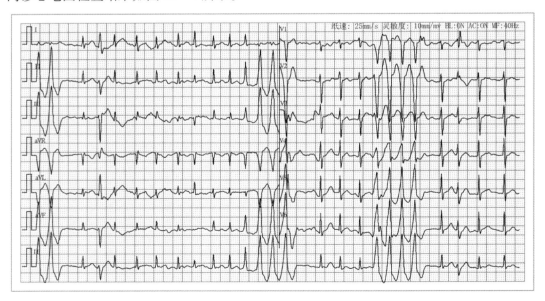

图 13-4 案例四心电图

请问此心电图（图 13-4）的诊断？

心电图所见：

___异位___ 心律；心房率：___/___ 次/分；心室率：___152___ 次/分。

P-R 间期：___/___ s；QRS 波时限：___0.08___ s；Q-T 间期：___0.24___ s。

P 波：P 波消失，以大小不等、形态各异 f 波取代之，频率极快。

QRS 波：多数 QRS 波的形态、时限、振幅均正常；可见多个提前出现且与正常 QRS 波形态不同的宽大畸形 QRS 波，其前无与之相关 P 波，主波方向与 T 波相反，其中有两阵为连续出现的宽大畸形 QRS 波（数量≥3 个），判断为非持续性室性心动过速。

ST 段：无抬高或压低。

T 波：Ⅱ、Ⅲ、aVF 导联可见 T 波低平，振幅不及同导联 R 波的 1/10。

结论：___异位心律，心房颤动伴快速心室率，室性早搏；非持续性室性心动过速，T 波改变___。

> **知识点拓展**
>
> 非持续性室性心动过速是指由心室异位起搏点引起的心动过速，起始和终止突然，心电图表现为频率 150～250 次/分，持续时间小于 30 s 的连续 3 个或 3 个以上室性搏动。若持续 30 s 以上称为持续性室性心动过速。非持续性室性心动过速多见于严重的器质性心脏疾病，特别是急性心肌梗死、心力衰竭，也可见于急性心肌炎、心肌病、电解质紊乱、药物中毒、长 Q-T 间期综合征、心脏手术过程中。

案例五

24 岁女性，既往有反复心悸发作病史 6 年余，此次因再发心悸 1 h 来急诊就诊。患者自诉心悸发作均呈突发突止，每次发作持续数分钟均能自行缓解。本次发作时间较前明显延长，不能缓解，遂来就诊。入院心电图检查结果如图 13-5 所示。

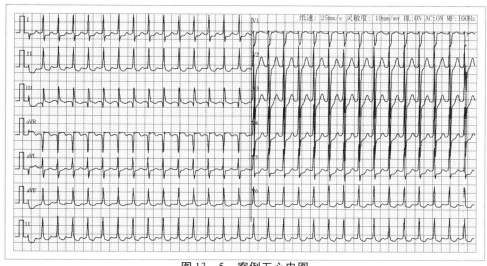

图 13-5 案例五心电图

请问此心电图（图 13-5）的诊断？

心电图所见：

　　__室上性__ 心律；心房率：__/__ 次/分；心室率：__173__ 次/分。

P-R 间期：__/__ s；QRS 波时限：__0.08__ s；Q-T 间期：__0.20__ s。

P 波：各导联未见 P 波。

QRS 波：各导联形态、时限、振幅均正常；QRS 波频率为 173 次/分，律齐。

ST 段：广泛导联可见 ST 段压低，幅度为 0.15～0.25 mV。

T 波：Ⅱ、Ⅲ、aVF、V6 导联可见 T 波双相或倒置。

结论：室上性心动过速，ST-T 改变。

> **知识点拓展**
>
> 　　室上性心动过速是年轻患者最常见的阵发性心动过速类型。室上性心动过速可尝试用刺激迷走神经的方法终止，如 Valsalva 动作、颈动脉窦按摩、刺激咽部诱导恶心、将面部浸于冷水等。如果上述动作无效，可以静脉注射腺苷、维拉帕米、胺碘酮转复心律。如出现血流动力学不稳定，紧急情况下可用同步直流电复律。目前，室上性心动过速的首选治疗手段是择期行经导管射频消融术，患者明确心电图诊断后，应前往有心律失常介入资质的医疗机构就诊，进行综合评估，符合介入治疗条件的患者需通过心腔内电生理检查以进一步明确室上性心动过速的类型，然后接受经导管射频消融治疗。

案例六

60 岁男性，出现活动后气促半年，常见于爬 3～4 层楼梯时出现，平时日常活动无明显受限。有饮酒史 30 余年，每日饮白酒约 250 g。查体：脾大及轻度黄疸。门诊心电图检查结果如图 13-6 所示。

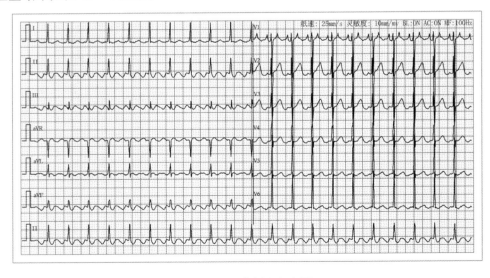

图 13-6　案例六心电图

请问此心电图（图13-6）的诊断？

心电图所见：

　异位　心律；心房率：　300　次/分；心室率：　150　次/分。

P-R间期：　/　s；QRS波时限：　0.04　s；Q-T间期：　0.36　s。

P波：各导联均未见P波，取代之大小相等、形态一致的F波，F波频率为300次/分。

QRS波：各导联形态、时限、振幅均正常，F波与QRS波固定以2：1的比例下传。

ST段：多导联呈下斜型压低，幅度为0.05～0.1 mV。

T波：形态正常，未见低平及倒置。

结论：异位心律，心房扑动2：1传导，ST段改变。

> **知识点拓展**
>
> 　　心房扑动是一种起源于心房的异位心动过速，可转化为心房颤动。心房扑动时心房内产生240～350次/分的规则的冲动，引起快而协调的心房收缩，心室律多数规则（房室传导多为2：1～4：1固定比例下传），少数不规则（房室传导比例不固定），心室率常在140～160次/分。心房扑动分为阵发性和持续性两种类型，其发生率较心房颤动稍低。持续性心房扑动发生于器质性心脏病，如心脏瓣膜病、高血压心脏病、冠心病、甲状腺功能亢进性心脏病、先天性心脏病、心肌病、肺源性心脏病等。阵发性心房扑动可发生于心脏结构正常的患者，心脏外科手术后1周、饮酒过量等情况也常致阵发性心房扑动发生。

案例七

80岁女性，发作性头晕3月余，偶有一过性黑蒙。门诊心电图检查结果如图13-7所示。

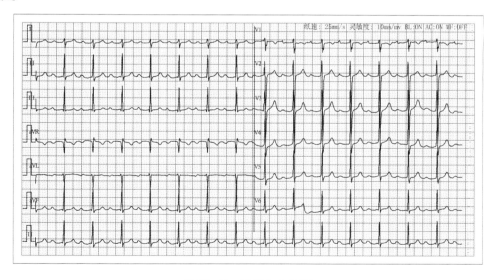

图13-7　案例七心电图

请问此心电图（图13-7）的诊断？

心电图所见：

　　__窦性__ 心律；心房率： __89__ 次/分；心室率： __89__ 次/分。

P-R间期： __0.28__ s；QRS波时限： __0.08__ s；Q-T间期： __0.32__ s。

P波：各导联形态、时限、振幅均正常。

QRS波：各导联形态、时限、振幅均正常。

ST段：无抬高或压低。

T波：形态正常，无低平或倒置。

结论：窦性心律，一度房室传导阻滞。

> **知识点拓展**
>
> 　　一度房室传导阻滞不太影响血流动力学，一般来说临床意义不大。但是此例患者为高龄女性，有头晕、黑蒙症状，需要警惕可能存在高度房室传导阻滞、窦性停搏等严重的缓慢性心律失常，心室率显著缓慢时可引发阿斯综合征。针对此例患者，需要进一步完善动态心电图检查。

案例八

53岁男性，发现血压升高10余年，最高达190/110 mmHg，因无明显头晕、头痛等特殊不适，一直未服药治疗。近期患者父亲因"脑出血"去世，患者在家人劝说下来院就诊。查体：血压178/106 mmHg，心率70次/分，心律齐，心尖部可闻及3/6级收缩期吹风样杂音。门诊心电图检查结果如图13-8所示。

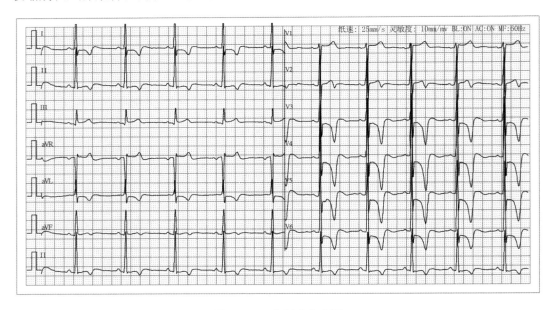

图13-8　案例八心电图

请问此心电图（图 13-8）的诊断？

心电图所见：

__窦性__ 心律；心房率：__60__ 次/分；心室率：__60__ 次/分。

P-R 间期：__0.16__ s；QRS 波时限：__0.08__ s；Q-T 间期：__0.44__ s。

P 波：各导联形态、时限、振幅均正常。

QRS 波：各导联形态及时限均正常；在 V5、V6 导联 QRS 波的正向振幅 > 2.5 mV，且 Rv5 + Sv1 > 4.0 mV。

ST 段：广泛导联 ST 段弓背向上型压低，V5、V6 导联 ST 段压低超过 0.3 mV。

T 波：多导联 T 波倒置，V4～V6 导联深倒置。

结论：窦性心律；左心室肥厚心电图改变，结合临床。

> **知识点拓展**
>
> 左心室肥厚多见于高血压心脏病、心力衰竭、心肌梗死、运动员心脏、主动脉狭窄、肺动脉高压等。此例患者左心室肥厚主要是由于患者未积极控制血压，导致心脏发生代偿性肥厚，严重时将导致发生心力衰竭。目前治疗上应积极调整生活方式，纠正吸烟、长期熬夜、暴饮暴食等不良生活习惯；注意居家监测血压，低盐、低脂饮食，在血压平稳的基础上进行适度体育锻炼、控制体重等。针对此例心电图表现，需要进一步行超声心动图评估心脏结构和心肌厚度。

案例九

75 岁男性，反复出现活动后气促 5 年，既往曾明确诊断为"风湿性心脏病"，并遵医嘱长期服药治疗，此次因自行停药后出现再发气促，并新出现心悸症状而来就诊。门诊心电图检查结果如图 13-9 所示。

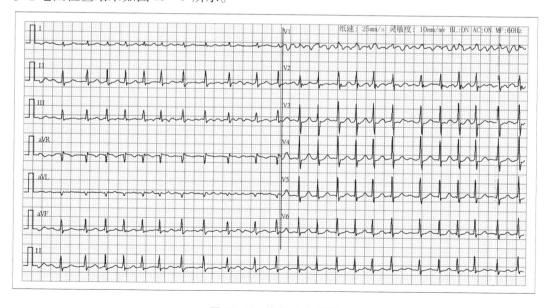

图 13-9　案例九心电图

请问此心电图（图 13-9）的诊断？
心电图所见：
　　__异位__ 心律；心房率：__/__ 次/分；心室率：__131__ 次/分。
　　P-R 间期：__/__ s；QRS 波时限：__0.08__ s；Q-T 间期：__0.28__ s。
　　P 波：各导联均未见 P 波，以形态不一、大小不等、频率不整的 f 波取代之，频率为 350～600 次/分。
　　QRS 波：各导联形态、时限、振幅均正常。
　　ST 段：胸前导联 ST 段上斜型压低，幅度 0.05 mV。
　　T 波：形态正常，无低平或倒置。
　　结论：__异位心律，心房颤动伴快速心室率__。

> **知识点拓展**
> 　　心房颤动是常见的心律失常之一，是指规则有序的心房电活动丧失，代之以快速无序的颤动波，是严重的心房电活动紊乱。心电图特点主要为 P 波消失，心室率绝对不规则，未治疗时通常在 100～160 次/分，QRS 波群形态正常，当发生室内差异性传导时，QRS 波群可呈宽大畸形。心房颤动多发生于器质性心脏疾病患者，常见于高血压性心脏病、冠状动脉粥样硬化性心脏病、风湿性心脏病、心肌病等；也可为心外疾病在心脏的表现，如甲状腺功能亢进症。

案例十

33 岁女性，心悸、胸闷半月余，加重 1 天。门诊心电图检查结果如图 13-10 所示。

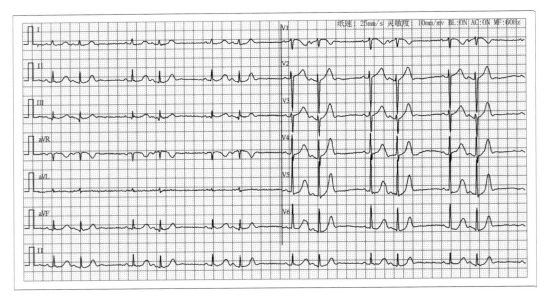

图 13-10　案例十心电图

请问此心电图（图13-10）的诊断？
心电图所见：
　　__窦性__心律；心房率：__71__次/分；心室率：__71__次/分。
P-R间期：__0.16__ s；QRS波时限：__0.06__ s；Q-T间期：__0.36__ s。
P波：第1、3、5、7、9、11为窦性心搏，窦性P波形态、时限、振幅均正常；其后提前出现P'-QRS-T波群，P'波形态与窦性P波不同。
QRS波：在完整的窦性P-QRS-T波群之后，可见提前出现的P'波，跟随的QRS波形态无变化，其后为不完全性代偿间歇；判断为房性期前收缩，具有一个窦性心搏后出现一个房性期前收缩的规律，重复三组以上为二联律。
ST段：无抬高或压低。
T波：形态正常，无低平或倒置。
结论：<u>窦性心律，房性期前收缩二联律</u>。

> **知识点拓展**
> 　　房性期前收缩多为功能性，对正常成年人进行动态心电图监测，约60%有房性期前收缩发生。在各种器质性心脏病如冠状动脉粥样硬化性心脏病、心肌病、慢性肺源性心脏病等患者中，房性期前收缩发生率明显增加，并常引起其他快速型房性心律失常。

案例十一

76岁男性，既往高血压病史30余年，近半月来多次出现头晕不适，自触脉搏发现不规整。门诊心电图检查结果如图13-11所示。

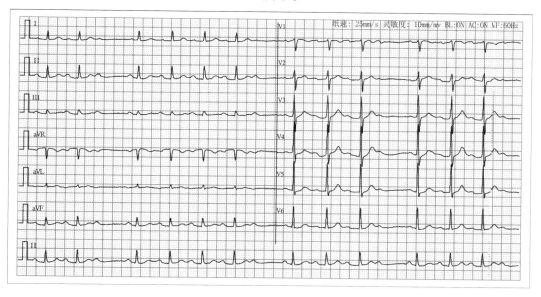

图13-11　案例十一心电图

请问此心电图（图 13-11）的诊断？

心电图所见：

　　__窦性__ 心律；心房率：__93__ 次/分；心室率：__62__ 次/分。

　　P-R 间期：__0.2～0.32__ s；QRS 波时限：__0.08__ s；Q-T 间期：__0.32__ s。

　　P 波：各导联 P 波的形态、时限、振幅均正常；P-P 频率不变，P-R 段有逐渐延长趋势，直至 P 波后脱落一个 QRS-T 波群，脱落后 P-R 段时限恢复到最短（此为文氏现象，可以判断为二度 I 型房室传导阻滞）。

　　QRS 波：各导联形态、时限、振幅均正常，可见部分 P 波后脱落 QRS 波。

　　ST 段：无抬高或压低。

　　T 波：形态正常，无低平或倒置。

　　结论：窦性心律，二度 I 型房室传导阻滞。

> **知识点拓展**
>
> 　　二度房室传导阻滞是电激动自心房传至心室过程中发生部分传导中断，即有代表心室活动的 QRS 波脱漏现象。二度 I 型房室传导阻滞的心电图表现为 P-R 间期逐渐延长直至 QRS 波群脱落（P 波不能下传），RR 间期逐渐缩短直至一个 P 波不能下传，包含受阻 P 波在内的 R-R 间期小于正常窦性 P-P 间期的两倍，通常以 P 波数与 P 波下传数的比例来表示房室传导阻滞的程度。

案例十二

69 岁女性，半年来反复黑蒙不适，先后晕厥共 3 次。门诊心电图检查结果如图 13-12 所示。

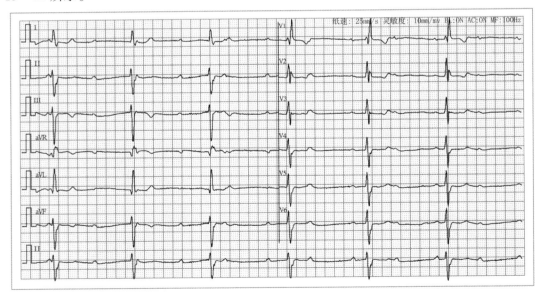

图 13-12　案例十二心电图

请问此心电图（图 13-12）的诊断？

心电图所见：

　<u>窦性</u>　心律；心房率：<u>　68　</u>次/分；心室率：<u>　36　</u>次/分。

P-R 间期：<u>　/　</u> s；QRS 波时限：<u>　0.14　</u> s；Q-T 间期：<u>　0.52　</u> s。

P 波：各导联形态、时限、振幅均正常；P-P 频率为 68 次/分。

QRS 波：V1、V2 呈 rsR′型，肢体导联及 V4～V6 导联 S 波增宽，QRS 时限为 0.14 s，呈完全性右束支传导阻滞图形改变；QRS 波的频率为 36 次/分；P 波与 QRS 波无固定关系。

ST 段：无抬高或压低。

T 波：多导联出现低平或双相，振幅不及同导联 R 波的 1/10。

结论：<u>窦性心律，三度房室传导阻滞，交界性逸搏心律，完全性右束支传导阻滞，T 波改变</u>。

> **知识点拓展**
>
> 三度房室传导阻滞是指心房的正常激动全都不能下传至心室，起保护作用的逸搏机制启动，心室激动是由异位起搏点形成的。心电图特点：①P 波和 QRS 波互不相关、各成节律，心房率快于心室率。②若异位起搏点在房室交界区或其附近，则 QRS 波群形态正常，心室率为 40～60 次/分；若异位起搏点位于心室内，则 QRS 波群宽大畸形，心室率可降至 40 次/分以下。针对此例患者，若除外可逆性因素，下一步需要行永久性心脏起搏器植入治疗。

案例十三

40 岁男性，体检心电图检查结果如图 13-13 所示。

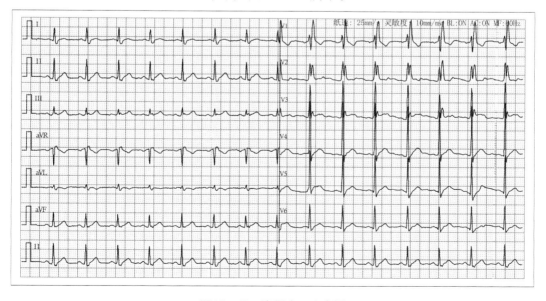

图 13-13　案例十三心电图

请问此心电图（图 13-13）的诊断？

心电图所见：

___窦性___ 心律；心房率：___88___ 次/分；心室率：___88___ 次/分。

P-R 间期：___0.16___ s；QRS 波时限：___0.14___ s；Q-T 间期：___0.36___ s。

P 波：各导联形态、时限、振幅均正常。

QRS 波：在 V1 导联呈 rsR′型，后峰高于前峰，主波方向向上，V1、V2 导联呈类似"M"形，同时肢体导联、V5、V6 导联 S 波增宽；QRS 波时限 > 0.12 s，判断为完全性右束支阻滞。

ST 段：无抬高或压低。

T 波：形态正常，无低平或倒置。

结论：窦性心律，完全性右束支传导阻滞。

> **知识点拓展**
>
> 右束支传导阻滞可提示右心异常，但是在部分健康人的心电图检查结果中发现，右束支传导阻滞也很常见，若无其他异常，单纯右束支传导阻滞无须特殊治疗。

案例十四

25 岁男性，1 个月来先后晕厥 2 次，心电图检查结果如图 13-14 所示。

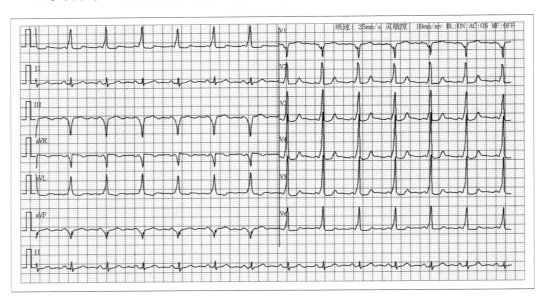

图 13-14 案例十四心电图

请问此心电图（图 13-14）的诊断？

心电图所见：

___窦性___ 心律；心房率：___79___ 次/分；心室率：___79___ 次/分。

P-R 间期：__0.10__ s；QRS 波时限：__0.12__ s；Q-T 间期：__0.44__ s。

P 波：各导联形态、时限、振幅均正常。

QRS 波：QRS 波与 P 波联系紧密，多数导联 P-R 段消失，P-R 间期时长等于 P 波时限；QRS 波增宽，起始部分出现预激波（δ 波），判断为预激综合征。

ST 段：多导联出现水平型压低，幅度大于 0.1 mV。

T 波：形态正常，I、aVL 导联 T 波低平，振幅不及同导联 R 波 1/10。

结论：窦性心律，心室预激图形改变，结合临床。

> **知识点拓展**
>
> 预激综合征是指在正常房室传导系统外存在先天性的附加通道（旁路），使心房激动可能通过此旁路预先激动心室某一部分心肌，导致产生异常的心电生理，可伴发多种快速型心律失常，严重时可导致猝死。心电图的典型特点为 P-R 间期小于 0.12 s，在 QRS 波群的起始部出现一个向上的顿挫波形，被称作"δ 波"，而 QRS 波群终末部分正常。预激综合征的诊断往往需要结合临床病史、家族史等。导管射频消融旁路可根治预激综合征，对于反复出现心动过速或伴发心房颤动/心房扑动的患者，应尽早行射频消融术治疗以避免产生严重不良后果。

案例十五

18 岁女性，常规体检时记录的心电图结果如图 13 - 15 所示。

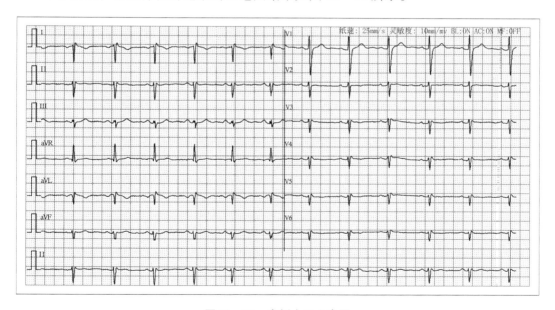

图 13 - 15　案例十五心电图

请问此心电图（图 13 - 15）的诊断？

心电图所见：

___/___心律；心房率：__71__次/分；心室率：__71__次/分。
P-R 间期：__0.16__s；QRS 波时限：__0.08__s；Q-T 间期：__0.36__s。
P 波：在 I 导联倒置，aVR 导联直立，不能判断为窦性心律。
QRS 波：QRS 波在 I 导联主波方向向下，II 导联呈 rSr′ 型，III 导联呈 rs 型，在 aVR 导联主波方向向上，呈 qRs 型，在 aVL 导联呈 Qr 型，在 V1～V6 导联 r 波逐渐降低，S 波逐渐减小，整体 QRS 电压逐渐降低，均不符合正常 QRS 波变化规律，判断为右位心图形改变。
ST 段：不能判断有无异常。
T 波：不能判断有无异常。
结论：右位心。

> **知识点拓展**
>
> 正常心电图在 I、II 导联 P 波直立，QRS 主波向上，aVR 导联 P 波、T 波均倒置，QRS 主波向下。若在肢体导联上出现与上述情况相反的状况，提示可能存在两种情况，即右位心或左手、右手导联接反。仅依据肢体导联不能区分上述两种情况。我们可以通过观察胸前导联来进行区分。正常胸导联的特征：从 V1 到 V6 导联，R 波递增，S 波递减。而根据心电图的成像原理，左右手接反时只影响肢体导联，不影响胸前导联。因此，胸导联正常的是左右手接反的心电图，胸导联异常的是右位心心电图。

案例十六

63 岁男性，胸痛 15 h，位于胸骨后，呈闷痛。起病初期在门诊行心电图检查未提示明显异常，自服胃药（具体药物不详）后胸痛有所减轻但持续不能缓解。次日于门诊行心电图检查，结果如图 13-16 所示。

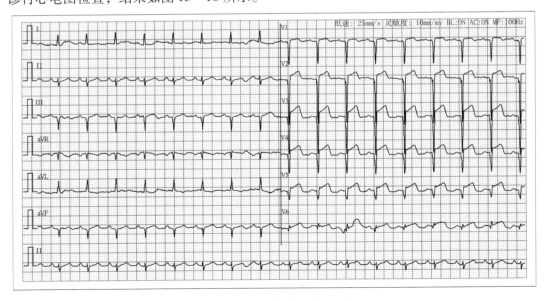

图 13-16　案例十六心电图

请问此心电图（图 13-16）的诊断？

心电图所见：

__窦性__ 心律；心房率： __99__ 次/分；心室率： __99__ 次/分。

P-R 间期： __0.16__ s；QRS 波时限： __0.08__ s；Q-T 间期： __0.32__ s。

P 波：各导联形态、时限、振幅均正常。

QRS 波：Ⅲ、aVF、V1～V5 导联见 QS 型，V6 导联见 qr 型。

ST 段：在 V1～V6 导联，ST 段呈弓背向上型抬高，抬高幅度为 0.1～0.3 mV；在 Ⅰ、aVL 导联，ST 段呈水平及下斜型压低，幅度 >0.05 mV。

T 波：Ⅰ、aVL 导联低平，振幅不及同导联 R 波的 1/10。

结论：窦性心律；急性广泛前壁心肌梗死，陈旧性下壁心肌梗死待排。

> **知识点拓展**
>
> ST 段是诊断冠状动脉病变所致缺血的重要波段。ST 段测量方法：确定基准线（1 个心动周期内 2 个 QRS 波起始部的连线、TP 段延长线或 PR 段均可作为测量基准线）；J 点后 0.04～0.08 s 再做一条水平线与基线相对比。心肌梗死发生时，ST 段抬高可表现为各种形态，典型表现为弓背向上型抬高；ST 段及 T 波呈动态演变，与缺血时间相关。急性心肌梗死的心电图诊断须包括梗死定位。因心电图不同导联与心室各部位及供血的冠状动脉存在对应关系，故可从各导联 ST-T 改变初步推断梗死部位。

参考文献

［1］陈新. 黄宛临床心电图学［M］. 6 版. 北京：人民卫生出版社，2009.

［2］万学红，卢雪峰. 诊断学［M］. 9 版. 北京：人民卫生出版社，2018.

［3］张澍. 实用心律失常学［M］. 2 版. 北京：人民卫生出版社，2019.

（尚斌芳　殷月兰　刘天民　陆文靖）

中英文名词对照表

英文缩写	英文全称	中文全称
24 h U-TP	24-hours urene total protein	24 小时尿总蛋白
α-HBD	α-hydroxybutyrate dehydrogenase	α-羟基丁酸脱氢酶
ACTH	adrenocorticotropic hormone	促肾上腺皮质激素
AFP	alpha-fetoprotein	甲胎蛋白
AFU	α-L-fucosidase	α-L-岩藻糖苷酶
Ala	alanine	丙氨酸
ALB	albumin	白蛋白
ALD	aldosterone	醛固酮
ALP	alkaline phosphatase	碱性磷酸酶
ALT	alanine aminotransferase	丙氨酸转氨酶
AMH	anti-Müllerian hormone	抗米勒管激素
AMM	ammonia	血氨
AMY	amylase	淀粉酶
ANA	anti-nuclear antibodies	抗核抗体
anti-CCP	anti-cyclic citrulline peptide antibodies	抗环状胍氨酸多肽抗体
anti-HAV	antibody to hepatitis A virus	甲肝病毒抗体
anti-HCV	antibody to hepatitis C virus	丙肝病毒抗体
anti-HIV	antibody to human immunodeficiency virus	人类免疫缺陷病毒抗体
anti-Tg	anti-thyroglobulin antibody	抗甲状腺球蛋白抗体
anti-TPO	anti-thyroid peroxidase antibody	抗甲状腺过氧化物酶抗体
ApoA1	apolipoprotein A1	载脂蛋白 A1
ApoB	apolipoprotein B	载脂蛋白 B
APTT	activated partial thromboplastin time	活化部分凝血活酶时间
ARDS	acute respiratory distress syndrome	急性呼吸窘迫综合征

续上表

英文缩写	英文全称	中文全称
ASL	arterial spin labeling	动脉自旋标记
ASO	anti-streptolysin O	抗链球菌溶血素 O 测定
AST	aspartate aminotransferase	天冬氨酸转氨酶
BASO	basophil count	嗜碱性粒细胞计数
CA125	cancer antigen 125	癌抗原 125
CA15-3	cancer antigen 15-3	癌抗原 15-3
CA19-9	cancer antigen 19-9	癌抗原 19-9
CA72-4	cancer antigen 72-4	癌抗原 72-4
CCA	common carotid artery	颈总动脉
CEA	carcino-embryonic antigen	癌胚抗原
CHE	cholinesterase	胆碱酯酶
Cho	choline	胆碱
CK	creatin kinase	肌酸激酶
CK-MB	creatin kinase-MB	肌酸激酶同工酶
Cl	chlorine	氯
C-P	c-peptide	C－肽
CPR	curved planar reformation	曲面重建
CREA	creatinine	肌酐
CRP	c-reactive protein	C 反应蛋白
CT	computer tomography	计算机断层扫描
CTA	CT angiography	CT 血管造影
CTn I	cardiac troponin I	肌钙蛋白 I
CYFRA21-1	cytokeratin-19-fragment CYFRA21-1	细胞角蛋白 19 片段
CysC	cystatin C	胱抑素 C
DBIL	direct bilirubin	直接胆红素
DR	digital radiography	数字化 X 线摄影术
DSA	digital subtraction angiography	数字减影血管造影
DTI	diffusion tensor imaging	弥散张量成像
DTPA	diethylene triamine pentaacetic acid	二乙烯三胺五乙酸
DWI	diffusion weighted imaging	扩散加权成像
E2	estradiol	雌二醇

续上表

英文缩写	英文全称	中文全称
EBV-DNA	Epstein-Barr virus DNA	EB 病毒 DNA
ECG	electrocardiogram	心电图
EDV	end diastolic velocity	舒张末期流速
EOS	eosinophil count	嗜酸性粒细胞计数
EPI	echo planar imaging	平面回波成像
ERCP	endoscopic retrograde cholangio pancreatography	逆行性胰胆管造影
ESR	erythrocyte sedimentation rate	红细胞沉降率
FDG	fluorodeoxyglucose	氟代脱氧葡萄糖
FIB	fibrinogen	纤维蛋白原
FLAIR	fluid attenuated inversion recovery	流体衰减反转恢复
FNH	focal nodular hyperplasia	局灶性结节增生
f-PSA	free-prostate specific antigen	游离前列腺特异性抗原
FS	fat suppression	脂肪抑制
FSE	fast spin echo	快速自旋回波
FSH	follicle-stimulating hormone	促卵泡激素
FT3	free–triiodothyronine	游离三碘甲状腺原氨酸
FT4	free-thyroxine	游离甲状腺素
GGO	ground glass opacity	磨玻璃结节
GGT	L-γ-glutamyl transferase	γ-谷氨酰转肽酶
HbA1c	glycated hemoglobin	糖化血红蛋白
GLU	glucose	葡萄糖
GRE	gradient echo	梯度回波
GSP	glycated serum protein	糖化血清蛋白
Gy	grayunit	戈瑞
HBcAb	antibody to hepatitis B Core antigen	乙肝病毒核心抗体
HBeAb	antibody to hepatitis B e antigen	乙肝病毒 e 抗体
HBeAg	hepatitis B e antigen	乙肝病毒 e 抗原
HBsAb	antibody to hepatitis B surface antigen	乙肝病毒表面抗体
HBsAg	hepatitis b surface antigen	乙肝病毒表面抗原
HCT	hematocrit	血细胞比容
CT	calcitonin	降钙素

续上表

英文缩写	英文全称	中文全称
HCY	homocysteine	同型半胱氨酸
HDL	high density lipoprotein	高密度脂蛋白胆固醇
HGB	hemoglobin	血红蛋白
HGH	human growth hormone	生长激素
HRCT	high resolution CT	高分辨 CT
Hs-CRP	high-sensitivity-C-reactive protein	超敏 C 反应蛋白
HU	hounsfield	亨氏单位
Hz	hertz	赫兹
ICA	internal carotid artery	颈内动脉
INR	international normalized ratio	国际标准化比值
INS	insulin	胰岛素
IR	inversion recovery	反转恢复
K	kalium	钾
LAD	left anterior descending	前降支
LBBB	left bundle branch block	左束支传导阻滞
LCA	left coronary artery	左冠状动脉
LCX	left circumflex	回旋支
LDH	lactate dehydrogenase	乳酸脱氢酶
LDL	low density lipoprotein	低密度脂蛋白胆固醇
LH	luteinizing hormone	黄体生成激素
LM	left main	左主干
LMB	left marginal branch	左边缘支
LP（a）	lipoproteins a	脂蛋白 a
LPS	lipase	脂肪酶
LYM	lymphocyte count	淋巴细胞计数
MCH	mean corpuscular hemoglobin	平均红细胞血红蛋白含量
MCHC	mean corpuscular hemoglobin concentration	平均红细胞血红蛋白浓度
MCV	mean corpuscular volume	平均红细胞体积
MDP	methylene diphosphonate	亚甲基二磷酸盐
mGGO	mixed ground glass opacity	混杂磨玻璃结节
MIBI	methoxyisobutylisonitrile	甲氧基异丁基异腈

续上表

英文缩写	英文全称	中文全称
minIP	minimum intensity projection	最小密度投影
MIP	maximum intensity projection	最大强度投影
MONO	monocyte count	单核细胞计数
MP IgM	mycoplasma pneumonia IgM antibody	肺炎支原体 IgM 抗体检测
MPR	multiplanar reformation	多平面重建
MRA	magnetic resonance angiography	磁共振血管成像
MRCP	magnetic resonance cholangio pancreatography	磁共振胰胆道造影
MRI	magnetic resonance imaging	磁共振成像
MRS	magnetic resonance spectroscopy	磁共振波谱
MRU	magnetic resonance urography	磁共振尿路造影
MYO	myoglobin	肌红蛋白
Na	natrium	钠
NAA	N-acetic acid aspartate	N-乙酸门冬氨酸
NEU	neutrophil count	中性粒细胞计数
NM	nuclear medicine	核医学
NSE	neuron-specific enolase	神经元特异性烯醇化酶
NSN	non-solid nodule	非实性结节
NSTEMI	non-ST segment elevation myocardial infarction	非 ST 段抬高型心肌梗死
NT-pro-BNP	n-terminal pro-B type natriuretic peptide	氨基末端 B 型脑钠肽前体
P	phosphorus	无机磷
PA	prealbumin	前白蛋白
PC	phase contrast	相位对比
PCO_2	partial pressure of carbon dioxide	二氧化碳分压
PCT	procalcitonin	降钙素原
PDW	platelet distribution width	血小板分布宽度
PdWI	proton density weighted image	质子加权图像
PET	positron emission tomography	正电子发射体层显像
PGⅡ	pepsinogen Ⅱ	胃蛋白酶原Ⅱ
pGGO	pure ground glass opacity	单纯磨玻璃结节
PGI	pepsinogen I	胃蛋白酶原I
pH	potential of hydrogen	酸碱度

续上表

英文缩写	英文全称	中文全称
PLT	platelet count	血小板计数
PO_2	partial pressure of oxygen	氧分压
PRL	prolactin	催乳素
PROG	progesterone	孕酮
ProGRP	pro-gastrin-releasing peptide	胃泌素释放肽前体
PSN	part-solid nodule	部分实性结节
PSV	peak systolic velocity	收缩期峰值流速
PT	prothrombin time	凝血酶原时间
PWI	perfusion weighted imaging	灌注加权成像
RBBB	right bundle branch block	右束支传导阻滞
RBC	red blood cell count	红细胞计数
RCA	right coronary artery	右冠状动脉
REN	renin	肾素
RET	reticulocyte count	网织红细胞计数
RET%	reticulocyte ratio	网织红细胞百分比
RF	rheumatoid factor	类风湿因子
SAA	human serum amyloid A protein	血清淀粉样蛋白A
SAM	systolic anterior motion	收缩期前向运动
SO_2	blood oxygen saturation	血氧饱和度
SCC-Ag	squamous cell carcinoma antigen	鳞状细胞癌相关抗原
SE	spin echo	自旋回波序列
SN	solid nodule	实性结节
SPECT	single-photon emission computed tomography	单光子发射计算机断层成像术
SSD	surface shaded display	表面遮盖成像
STEMI	ST segment elevation myocardial infarction	ST段抬高型心肌梗死
SWI	susceptibility weighted imaging	磁敏感加权成像
T	testosterone	睾酮
T_1WI	T_1 weighted iamge	T_1加权像
T_2WI	T_2 weighted iamge	T_2加权像
T3	triiodothyronine	三碘甲状腺原氨酸
T4	thyroxine	甲状腺激素

续上表

英文缩写	英文全称	中文全称
TBA	total bile acid	总胆汁酸
TBIL	total bilirubin	总胆红素
TC	total cholesterol	总胆固醇
TF	transferrin	血清转铁蛋白
TG	triglyceride	甘油三酯
Tg	thyroglobulin	甲状腺球蛋白
TOF	time of flight	时间飞跃
Tota Ca	total calcium	总钙
TP	total protein	总蛋白
TPPA	treponema pallidum particle assay	梅毒螺旋体颗粒凝集试验
TPSA	total-prostate specific antigen	总前列腺特异性抗原
TRUST	syphilis toluidine red unheated serum test	梅毒甲苯胺红不加热血清试验
TSH	thyroid stimulating hormone	促甲状腺激素
TT	thrombin time	凝血酶时间
UA	uric acid	尿酸
U-MALB	urinary microalbumin	尿微量白蛋白
VRT	volume rendering technique	容积再现技术
WBC	white blood cell count	白细胞计数
WES	wall-echo-shadow	囊壁-结石-声影
WL	window level	窗位
WR	Widal reaction	肥达反应
WW	window width	窗宽